노화학
사전

노화학 사전

우리 몸에서 일어나는 노화의 모든 것

초판 1쇄 발행 2022년 9월 15일
초판 2쇄 발행 2022년 12월 20일

지은이   최현석
펴낸이   이영선
책임편집   김선정

편집   이일규 김선정 김문정 김종훈 이민재 김영아 이현정 차소영
디자인   김회량 위수연
독자본부   김일신 정혜영 김연수 김민수 박정래 손미경 김동욱

펴낸곳 서해문집 | 출판등록 1989년 3월 16일(제406-2005-000047호)
주소 경기도 파주시 광인사길 217(파주출판도시)
전화 (031)955-7470 | 팩스 (031)955-7469
홈페이지 www.booksea.co.kr | 이메일 shmj21@hanmail.net

ISBN 979-11-92085-64-7 93510

우리 몸에서 일어나는 ──── 노화의 모든 것

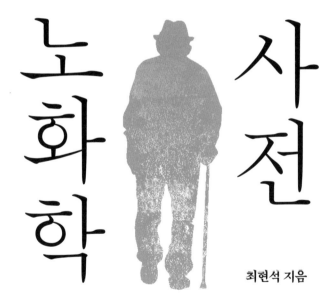

노화학 사전

최현석 지음

서해문집

머리말

저는 노화학을 몇 십 년간 연구한 전문가는 아닙니다. 평소 궁금했던 것을 자료를 찾아 정리했는데, 책을 쓰면서 참고했던 책들이 꽂힌 책꽂이를 보니 먼저 가장 두꺼운 《노인의학》이 보이고, 가장 많이 참고했던 《임상의사를 위한 노화학》을 비롯해 《늙어감의 기술》, 《늙어도 늙지 않는 법》, 《석세스에이징》, 《나이 듦의 반전》, 《노화의 종말》, 《늙지 않는 비밀》 등이 보입니다. 현재 시중에는 대중을 위한 노화 관련 책이 많이 나오고 있지만 대부분 노화를 담담하게 받아들이기보다는, 위에 언급한 책 제목들처럼 노화를 극복하거나 되돌리려는 노력을 격려하는 내용입니다. '안티에이징'도 그중 하나입니다만, 모두 부질없는 일입니다.

노화학은 어렵습니다. 확실히 밝혀진 것이 많지 않고, 노화과정을 되돌리는 방법도 없기 때문입니다. 의학은 인간에게 직접적으로 도움이 되어야 하는 매우 실용적인 학문인데, 치료 방법이 없는 분야는 금전적인 투자를 하지 않기 때문에 발전하지 않습니다. 만약 노화과정을 멈추거나 되돌릴 수 있는 약이 개발되고 실용화된다면 노화학도 급속히 발전하겠지만 그럴 가능성은 별로 없어 보입니다.

노화과정에 대한 설명은 의사들에게는 익숙하지 않은 생화학적 개념들이 돌고 도는 순환논리 같지만, 그래도 앞뒤 맥락을 잘 따라가다 보면 뭔가 이해된다는 느낌을 갖게 됩니다. 또 단어의 뜻만 알아도 이해가 된다고 느낍니다. 이 책에는 화학물의 명칭이 많이 나옵니다. 종류 자체가 많을 뿐만 아니라 같은 용어를 여러 가지로 번역하기 때문에 매우 혼동됩니다. 그래서 가능한 한 용어 설명을 많이 하려고 노력했는데, 어쩌면 이런 용어를 이해하려다가 지쳐서 실제 알고 싶었던 것을 포기할지도 모르겠습니다. 그러나 이것이 제가 노화과정을 이해하려는 방식이었습니다. 노화를 설명하는 과학은 어쩌면 말장난일지 모릅니다. 사람 개체가 80년을 살다가 가는 것처럼, 개체를 구성하는 생체분자들도 생성되었다가 저마다의 수명을 마치면 분해되어 신기루처럼 사라집니다.

요양병원을 운영하면서 치매 환자들이나 중풍·골절로 걷지 못하는 환자들과 매일 찬송가를 부릅니다. 제가 세 곡만 알기 때문에 매일 똑같은 찬송가만 부릅니다. 병을 낫게 해달라는 기도도 같이 짧게 합니다. 기도문은 천주교에서 사용하는 〈아플 때 드리는 기도〉의 기도문 세 가지인데 매일 똑같습니다. 논리적으로는 부처님의 가르침이 더 좋지만 기도할 때는 예수님이 더 좋습니다. 죽음이 다가오고 있는 환자들에게 병을 낫게 해달라는 기도는 거짓인 것 같고 잘 죽게 해달라는 기도가 더 논리적이지만, 낫게 해달라는 기도를 할 때가 더 마음이 편합니다.

　노화를 맞이하는 것도 그냥 기다리는 것보다는, 되돌리려는 노력의 부질없음을 알면서도 그렇게 노력하면서 서서히 노쇠해가는 것이 더 마음이 편할지도 모릅니다. 노화에 반항해봐야 소용없다는 것을 깨닫기 위해 이토록 어려운 화학방정식을 공부할 필요는 없겠지만, 이런 공부를 하면서 늙어가는 제 육신을 바라보는 마음은 조금 편안해집니다. 유물론자가 마음을 평안히 할 수 있는 방법이 바로 공부일지도 모르겠습니다.

차례

004   머리말

I 부   늙는다는 것—뇌에서 근골격까지

01 노인증후군

022	노화	노화는 되돌릴 수 없다
025	질병	노화와 질병은 구별 불가능하다
026	노인증후군	마지막 공통 경로
028	다약제	노인이 복용하는 약은 노인에게 연구된 바 없다
030	항상성협착	내적 환경 유지의 실패
032	노쇠	노인의 8%는 노쇠에 있다
035	보행장애	누워 있는 노인 환자는 3일 만에 근육이 10% 감소한다
036	낙상	여자가 2배 더 많지만 사망은 남자가 많다
038	노인비만	근육이 감소하는 비만은 위험하다
040	소모증후군	악액질 단계에서 영양공급은 해롭다

02 유해환경

044	자외선	자외선은 광(光)생성물을 만든다
046	방사선	피폭량의 50%는 의료행위에서 발생
049	흡연	노인의 흡연율이 낮은 것은 흡연자가 사망하기 때문이다
050	음주	조기치매의 10%가 과도한 음주와 관련 있다

03 신경

054 뉴런 　뇌졸중이 회복되는 것은 뇌세포의 재편성 때문

056 대뇌 　겉은 회색, 안쪽은 백색

059 뇌 노화 　뇌의 부피는 40세 이후 10년마다 5%씩 감소

061 말초신경 　두께에 따라 6종류가 있다

063 신경전달물질 　100개 이상의 신경전달물질이 있다

065 아세틸콜린 　감소가 심할수록 치매가 심하다

066 글루타메이트 　나이가 들면 글루타메이트 흥분독성으로 뉴런이 죽는다

068 가바 　신경안정제가 작용하는 경로

069 모노아민 　우울증과 파킨슨병의 원인

071 주의력 　전두엽과 바닥핵의 기능

073 지능 　유동성지능은 60대 중반부터 감소한다

075 지혜 　나이는 지혜의 필수조건이지만 충분조건은 아니다

076 창조성 　40대에 최고치

078 언어 　노인은 문장이 짧아진다

079 기억 　정상적인 노화의 기억력 감소와 치매의 감별은 어렵다

084 수면 　노인은 수면의 효율성이 떨어진다

086 우울증 　노인우울증은 가성치매를 유발한다

088 섬망 　섬망은 아세틸콜린의 이상 때문

04 감각

092 후각 　55세 이후 급격히 감소한다

093 시각 　노안은 45세부터 나타난다

096 미각 　노인의 미각은 4.7배의 자극을 필요로 한다

098 청각 　청력감소는 30대부터 시작된다

101 평형감각 　노인이 30%는 어지럽음을 느낀다

105 피부감각 　노인은 냉감은 유지되고 열감은 떨어진다

107 통증 　노인의 50%는 만성통증이 있다

109 가려움 　만성가려움증은 외부자극과 무관하다

05 피부

114	표피	동양인은 백인보다 피부주름이 10년 늦게 생긴다
116	외인성 노화	얼굴 피부노화의 80%는 자외선 때문
117	주름	피부 콜라겐은 40세 이후 급감한다
119	욕창	움직이지 못하면 욕창은 필연적이다

06 순환

123	혈관	혈관의 판막은 정맥에만 있다
125	림프관	노화된 림프관은 펌프기능이 감소한다
127	내피	내피세포의 노화는 산화질소 생산의 감소를 초래한다
128	혈압	70대의 70%가 고혈압
130	동맥경화	동맥경화증은 혈관노화의 결과다
131	죽상경화	죽상경화증은 국소적으로 발생한다
133	이상지혈증	혈중 콜레스테롤은 20대부터 증가한다
134	심장	노인은 운동할 때 심박출량이 제대로 증가하지 못한다

07 호흡

138	호흡근	70대의 횡격막 강도는 25% 감소한다
140	폐기능	폐활량은 30세 이후 감소한다
143	기도	남성 노인의 46%는 만성폐쇄성폐질환이 있다
145	폐포	노인 폐포의 20%는 파괴된다
146	감기	노인 감기의 합병증은 만성질환의 악화
146	독감	독감 사망의 90%가 노인
148	음성	노인의 20~30%는 노인음성을 가진다

08 구강

152	타액	타액은 25세부터 감소한다
153	치주조직	노인은 치근이 노출된다
155	치아결손	노인의 39~61%는 치아가 20개 미만이다

157 입냄새 혀의 상태가 가장 많은 영향을 미친다

09 소화

160 인두 노화에 따른 연하장애는 45세부터 나타난다

162 식도 노인성식도는 수축과 이완이 불완전해진다

163 위 노인은 위배출시간은 길어지고 복부팽만감은 줄어든다

165 소장 노화에 따른 변화가 경미한 기관

166 대장 대장은 소장과 달리 노화의 영향이 크다

167 항문 변실금과 분변매복은 동시에 나타나기도 한다

169 간 노인은 간이 20~40% 줄어든다

170 담도 담석증은 나이에 비례해서 증가한다

171 췌장 외분비췌장은 노화의 영향이 거의 없다

10 혈액

173 조혈모세포 노화된 조혈모세포는 쉽게 암세포로 전환된다

175 빈혈 나이가 들수록 원인불명의 빈혈이 많아진다

176 혈전 노인은 혈전 성향과 출혈 성향이 동시에 증가한다

11 면역

180 림프기관 노인의 흉선은 지방조직으로 대체된다

182 백혈구 면역노화의 큰 특징은 T세포의 퇴화

184 항체 노인은 병원균에 대한 항체는 감소하고 자가항체는 증가한다

186 보체 노화로 인해 비정상적으로 활성화된다

188 사이토카인 IL-6와 TNF-α는 노화로 증가한다

189 염증 노화 관련 만성질환에는 무균성 염증이 많다

191 마이크로바이옴 장내세균의 다양성 감소는 노쇠와 관련 있다

194 감염병 노인은 감염병으로 인한 사망률이 3~4배 높다

195 백신 노인에게는 백신 효과가 감소한다

12 내분비

198 시상하부 신경계와 내분비계를 통합한다

199 뇌하수체 노인은 시상하부–뇌하수체 축의 피드백시스템이 와해된다

201 성장호르몬 노인의 성장호르몬 치료는 유해하다

203 갑상선 갑상선호르몬 농도가 낮을수록 수명이 길다

204 부신피질 40세 이후 부신멈춤이 나타난다

208 부신수질 노인은 혈중 에피네프린은 증가하지만 교감신경계 활성은 감소한다

209 장내분비세포 위장관과 췌장에서 내분비기능을 하는 세포

211 인슐린 혈당은 나이에 따라 증가한다

13 생식

216 난소 노화의 기점은 35세

219 고환 노화의 기점은 40세

220 음경 음경은 나이 든다고 짧아지지 않는다

222 전립선 전립선비대증은 40세에 시작된다

223 골반바닥 노인은 골반바닥의 해먹 역할이 와해된다

14 비뇨

226 신장 신장기능은 30대 이후 감퇴한다

227 수분대사 노인은 수분조절 능력이 떨어진다

230 나트륨 균형 노인의 8%는 저나트륨혈증이다

231 칼륨 균형 노인은 과일과 야채 섭취가 부족하면 저칼륨혈증이 잘 발생한다

232 배뇨 노인의 배뇨조절장애는 뇌기능 저하가 주요 원인이다

15 근골격

236 뼈 골량은 30세 이후 감소한다

239 연골 혈관이 없기 때문에 재생되지 않는다

241   관절   75세 이상 노인의 80%는 골관절염이 있다

243   골격근   근육은 40세부터 감소한다

Ⅱ부   보이지 않는 세계—늙어감의 화학방정식

16 모델생물

251   효모   유전자의 23%가 인간과 상동유전자

253   초파리   유전자의 60%가 인간과 상동유전자

254   꼬마선충   유전자의 60~80%가 인간과 상동유전자

255   생쥐   유전자의 99%가 인간과 상동유전자

257   표준인간   인간을 구성하는 주요 분자는 핵산, 단백질, 당, 인지질

17 원자

260   수소   노인은 수소이온을 잘 배출하지 못한다

262   탄소   생명체의 기초가 되는 원소

264   질소   단백질을 많이 먹는다고 근육이 커지는 것은 아니다

266   산소   강한 에너지의 원천이자 노화의 주범

270   인   단백질의 비정상적 인산화는 노화를 유발한다

272   황   노화 관련 질환을 유발하는 산화형 글루타티온

274   칼슘   노화로 뼈 이외의 여러 조직에 침착된다

276   철   철이 부족하면 인지기능 저하가 빈혈보다 먼저 나타난다

18 분자

280   생체분자   노화에 따른 변화는 고분자에서 나타난다

282   화학결합   유기물은 공유결합으로 만들어진다

285   탄화수소   지질은 석유와 동일한 탄화수소다

287   작용기   생체분자의 화학반응을 결정

289   유기산   인체 유기산의 대부분은 카복실산

292   화학반응   라디칼반응과 산화반응은 노화를 유발한다

19 단백질

296   단백질 구조   분자기계 역할을 하도록 진화했다

298   분자샤프롱   분자샤프롱의 노화는 단백질 질 관리를 와해시킨다

300   섬유   나이 들수록 콜라겐과 엘라스틴의 생산이 감소한다

303   세포골격단백질   세포의 형태는 필라멘트에 의해 유지된다

305   막수송단백질   운반체 펌프단백질의 ATP 소비는 체온 유지의 근원

306   헴   헴은 철과 빌리루빈으로 대사된다

308   효소   효소는 5,000종 이상의 생화학반응을 촉매한다

311   단백질항상성   단백질 분자의 평균수명은 3개월이다

20 탄수화물

316   당질체   이당류는 인체 내부에는 존재하지 않는다

319   당화   음식의 풍미를 유발하는 마이야르 반응은 단백질의 노화를 유발한다

21 지질

322   지방산   노화된 세포막은 불포화지방산이 감소한다

326   글리세리드   인체에 있는 대부분의 지방은 불활성 상태로 존재한다

327   인지질   죽어가는 세포는 세포막 이중층의 비대칭성을 잃는다

328   콜레스테롤   콜레스테롤이 낮으면 심부전과 뇌졸중이 줄어든다

331   담즙산   장과 간을 하루 5~10회 순환

22 에너지대사

334   에너지전환   전자의 이동

337   산화적 인산화   ATP는 양성자의 이동으로 합성된다

338   에너지소비   기초대사율은 나이가 들수록 감소한다

340   **탄수화물대사**   세포가 가장 많이 이용하는 연료는 포도당

342   **지방대사**   지방산과 석유의 산화로 생산되는 에너지의 양은 동일하다

345   **아미노산대사**   근육조직의 분해로 에너지를 얻으면 생존이 어렵다

347   **케톤체대사**   지방산의 40%는 케톤체로 전환되어 에너지원이 된다

348   **젖산대사**   암세포는 젖산발효를 한다

23 신호전달

352   **신호전달경로**   인체에서 신호는 한 방향으로만 전달된다

355   **영양소 감지**   TOR가 억제되면 수명이 연장된다

358   **AMPK**   AMPK의 이상은 노화를 유발한다

359   **FOXO**   FOXO의 활성화는 수명을 연장시킨다

360   **인슐린/IGF-1**   인슐린/IGF-1의 적절한 감소는 수명을 연장시킨다

363   **식욕**   나이가 들수록 식욕부진이 많다

365   **식이제한**   동물실험에서는 수명을 연장시키지만, 인간에게는 불확실하다

24 유전자

370   **유전체**   인간게놈프로젝트는 2005년에 완료되었다

374   **후성조절**   용불용설이 틀린 것이 아니었다

377   **텔로미어**   텔로미어의 길이는 노인 사망을 예측할 수 있는 지표

379   **돌연변이**   유전자 불안정성은 암과 노화의 원인

382   **조로증후군**   어린 나이에 진행되는 노화는 유전자 돌연변이 때문이다

383   **암**   암이 진단되는 평균 나이는 68~74세

386   **시르투인**   시르투인의 활성화는 수명을 연장시킨다

25 세포

390   **세포소기관**   자가포식의 와해는 노화를 유발한다

393   **미토콘드리아**   미토콘드리아의 DNA 손상은 노화를 유발한다

395   **세포 종류**   세포의 수명은 평균 7~10년

397   복제노화   세포는 50회 분열하면 죽는다

399   줄기세포   나이가 들수록 고갈된다

401   세포사멸   나이가 들수록 세포사멸의 효율이 떨어진다

26 조직

404   상피조직   표피 각질세포의 수명은 20일

407   신경조직   신경세포는 재생되지 않는다

409   결합조직   결합조직은 식물의 세포벽과 유사한 역할을 한다

412   지방조직   렙틴은 지방세포가 분비하는 아디포카인이다

414   참고문헌

454   찾아보기

I 부

늙는다는 것

뇌에서
근골격까지

인간의 삶은 발달(發達, development), 성숙(成熟, maturation), 노화(老化, senescence)의 3단계로 나눌 수 있다. 발달은 신체의 기능이 향상되고 있는 단계로, 성장이 최대치가 되고 생식력이 최고에 이르면 끝난다. 성숙은 발달이 끝나고 신체가 최적 기능을 하는 기간이다. 생명체가 분자들과 세포의 무질서에 저항하는 능력이 약해지기 시작하면 성숙기는 종료되고, 노화 단계로 넘어가 죽음으로 끝난다.

세 단계의 상대적인 기간은 생물 종에 따라 다양하다. 매미는 유충으로 땅속에서 16년이라는 긴 발달 단계를 거친 뒤 짧은 성숙과 노화 단계를 거쳐 죽는데, 이런 패턴을 보이는 생명체는 성숙기를 마치자마자 한꺼번에 자손을 모두 낳는다. 반면 인간은 성숙 단계가 생의 대부분을 차지하며 이 시기에 생식이 반복되고, 생식이 끝난 뒤에도 점진적으로 노화가 일어난다. 인간의 수명에서 30%는 발달 단계,

50%는 성숙 단계, 20%는 노화 단계에 해당한다. 약 25세까지는 성장 단계이고, 40년의 성숙 기간을 거쳐 65세가 되면 노쇠 단계에 진입한다. 신체 기능은 일단 최정상에 오르면 쇠퇴하기 때문에, 성숙 기간이라고 하더라도 발달 단계가 끝나는 30세 이후에는 연간 1%씩 서서히 감소한다.

노화

노화는 되돌릴 수 없다

1900년대 초반까지만 해도 의학에서 노화는 중요하지 않았다. 의학이 발전하고 수명도 늘어났다고는 하지만 대부분의 사망은 결핵, 인플루엔자, 설사 등과 같은 전염병이었으며, 출산으로 사망하는 여성도 여전히 많았기 때문이다. 의학에서 노화를 연구할 필요성이 인정된 것은 1937년 미국 매사추세츠에서 노화 연구를 위해 과학자들이 첫 번째 모임을 가진 뒤였다. 이후 1942년에 미국 노인병학회가 설립되었으며, 1974년에는 미국 국립보건원(NIH)에 국립노화연구소(NIA, National Institute on Aging)가 설립되었다.

노화 생물학에 대한 연구는 지난 수십 년 동안 폭발적으로 발전했다. 노화 연구의 초기 단계에서는 노인의 건강을 향상시키는 것에 관심이 있었고, 노화는 나쁜 것이므로 노화에서 관찰되는 모든 것을 되돌려야 한다는 생각이 지배적이었다. 그러나 연구결과가 쌓일수록 이는 도달할 수 없는 희망이라는 것이 명확해지고 있다.

생후 시간의 축적을 가령(加齡, ageing, aging)이라고 하고, 성숙기 이후의 생체변화는 노화(老化, senescence)라고 정의할 수 있다. 그러나 통상적으로 노화란 aging과 senescence를 모두 포함하는 개념이다. 영어 aging도 senescence의 개념을 포함하고 있다.

노화를 진단할 수 있는 생물학적 표지자(biologic marker)는 없으며, 다음과 같이 다양한 정의가 가능하다.

(1) 사람마다 차이가 있지만 불가피하다.

(2) 환경변수와 관계없다.

(3) 내인적인 과정이다.

(4) 비가역적인 변화다.

(5) 서서히 진행한다.

(6) 변화는 누적된다.

(7) 생식능력이 상실된다.

(8) 분자, 세포, 조직, 기관 등 모든 차원에서 발생한다.

(9) 질병에 대처하는 능력이 감소한다.

(10) 죽음 가능성이 증가한다.

노년기가 언제 시작하는지에 대한 사회적인 합의는 19세기 중반부터 시도되었다. 벨기에 수학자 케틀레(A. Quetelet, 1796~1874)는 〈인간에 대한 논문〉에서 60~65세 정도의 나이가 되면 에너지를 잃고 생존확률이 매우 적다고 했는데, 이 주장은 당시 유럽 지역에서 널리 받아들여졌다. 현재 노인을 위한 사회보장제도의 기틀을 만든 독일

재상 비스마르크(O. Bismarck, 1815~1898)는 1889년 노령연금제도를 도입하면서 대상자의 나이를 70세 이상으로 규정했다가 1916년에 65세로 낮추었다. 이 제도가 유럽과 미국 등 여러 나라에 급속히 퍼져나가면서 '65세 이상'이 노인의 연령 기준으로 굳어졌다. 나이 든 사람에 대한 호칭은 할아버지, 할머니, 어르신, older person, aged, elderly, senior citizen, golden age 등으로 다양한데, 보통 노인이라고 하면 65세 이상인 사람을 말한다.

현재 우리나라의 사회보장제도에는 복지서비스 대상자의 요건 중 연령이 기준에 포함되는 경우가 많다. 각 법마다 노인을 정의하는 연령 기준은 조금씩 다르며, 일부는 60세를 기준으로 하고 대부분은 65세 이상을 기준으로 한다. 〈노령연금법〉에 해당하는 노령(老齡)의 기준은 65세이고, 〈고령자고용법〉에서는 고령(高齡)의 기준이 55세 이상이다. 그러나 2020년 노인실태조사에 따르면 노인이 생각하는 주관적인 노인의 기준은 평균 70.5세였다.

노화를 바라보는 관점은 보통 신체의 기능이 얼마나 망가졌는가 하는 것이지만 그래도 쓸모 있는 부분이 꽤 남아 있지 않은가와 같이 잔여기능의 유용성을 보는 관점도 있다. 전자는 노쇠(frailty)의 개념이고 후자는 성공노화(successful aging)의 시각이다. 성공노화란 나이에 따른 생리적 변화가 최소한인 노화를 가리키지만, 대부분의 질병은 노화에 따라 증가하며 결국은 누구나 노쇠해서 죽는다. 즉 노화는 건강한 성인이 질환에 취약해지는 과정이라고도 할 수 있으며 나이가 들수록 점점 더 정상과 질병을 구분하기 어려워진다. 정상적 노화, 생리적 노화, 1차 노화(primary ageing)라는 개념은 질병을 포함하지 않고, 단지 시간에 따른 신체 구조나 기능의 변화를 의미하며, 그런 점에서 병적 노화 또는 2차 노화(secondary ageing)와 구별된다. 하지만 순수하게 노화에 따른 변화만 있고 질병은 없는 1차 노화에 해당하는 노인은 없다.

질병

노화와 질병은 구별 불가능하다

질병(질환, disease)은 신체의 정상적인 구조나 기능에서 벗어나 생명기능의 수행을 방해하는 것을 말한다. 통증이나 가려움증과 같이 환자가 호소하는 것을 증상(症狀, symptom)이라 하며, 비정상적인 맥박이나 체온 등과 같이 신체검진에서 나타나는 질환의 증거들을 징후(徵候, sign)라 한다. 이러한 증상과 징후들의 집합으로서 원인을 밝히지 못하거나 단일 질환이 아닐 때 사용하는 개념이 증후군(症候群, syndrome)이다. 질병, 질환, 증후군 이외에도 장애(disorder), 이환(morbidity), sickness, illness 등의 용어가 비슷한 의미로 사용된다. 각 용어마다 미묘한 차이가 있어 문맥에 따라 다르게 사용되기는 하지만, 모두 건강하지 못한 상태를 지칭한다.

사람들은 질병과 노화를 구별하고자 한다. 그러나 현실적으로 노화에 따른 조직과 기관의 변화는 증상이 나타나는 지점에서 질병으로 진단된다. 퇴행성질환이라는 범주에서 보듯이 노화와 질병은 밀접하게 연관된 현상이고, 노인들은 예측 가능하고 점진적인 퇴행적 변화를 겪기 때문에 언제 어떤 질병을 앓을지 예상할 수 있다.

3개월 이상 병적인 상태에 있는 것을 만성질환이라고 정의하는데, 2020년 노인실태조사에 따르면 우리나라 노인의 만성질환 유병률(有病率, prevalence)은 84%였다. 고혈압이 57%로 가장 많았고 그 외에 당뇨병, 관절염, 골다공증, 고지혈증, 요통, 죽상경화증 등이 뒤를 이었다. 유병률이란 어떤 집단에서 병을 가지고 있는 사람의 분율(proportion)을 말한다.

노인증후군
마지막 공통 경로

노인에게는 여러 질병이 같이 있는 경우가 많고, 질병의 경과 중에 새로 병이 추가된다. 또 복용하는 약이 많아 예상치 못한 부작용이 많아지며 기존의 질병으로 설명되지 않는 비전형적인 증상을 보이는 경우도 많다. '노인증후군(geriatric syndrome)'이란 기존의 질병 개념으로 설명하기 어려운 노인건강 문제를 규정하기 위해 도입된 개념이다. 1991년 미국의 노인의학자 레우벤(D. Reuben)은 노인증후군을 '노쇠한 노인이 급성 손상으로 간헐적으로 경험하는 기능저하 상태'로 정의했다. 이는 초창기의 정의였으며 이후 여러 정의가 있었지만 지금까지도 확실히 정립되지 못하고 있다.

2000년 미국노인병학회의 교육위원회그룹(Education Committee Writing Group)에서는 의과대학생들이 수련받아야 할 13가지 노인증후군을 다음과 같이 제시했다.

(1) 치매(dementia)

(2) 부적절한 처방(inappropriate prescribing of medication)

(3) 실금(incontinence)

(4) 우울증(depression)

(5) 섬망(delirium)

(6) 의인성 문제(iatrogenic problem)

(7) 낙상(fall)

(8) 골다공증(osteoporosis)

(9) 청력상실과 시력상실을 포함한 감각변화(sensory alterations, including hearing and visual impairment)

(10) 건강유지 실패(failure to thrive)

(11) 보행불능(immobility and gait disturbance)

(12) 욕창(pressure ulcer)

(13) 수면장애(sleep disorder)

노인증후군은 다발적인 원인이 작용하여 노인의 삶의 질을 떨어뜨리고 무능하게 만드는 상태이다. 딱히 기존의 질병 범주에 넣어 진단하고 설명하기 힘들어, 확실한 진단명 없이 증상을 치료·관리해야 하는 경우가 많다. 또 노화의 말기적 현상으로 여러 신체기관의 전반적인 기능이 동시에 감퇴하여 일상생활을 타인에게 의존하게 된다. 그래서 노인증후군이라는 말 대신 '마지막 공통 경로(final common pathway)'라고 표현하기도 한다.

다약제

노인이 복용하는 약은 노인에게 연구된 바 없다

약(藥, drug)이란 생체기능을 변동시킬 수 있는 화학물질을 말한다. 약제(藥劑)란 여러 가지를 섞어 조제했다는 의미이고, 약물(藥物)은 약의 재료가 되는 물질이라는 뜻인데, 모두 같은 의미이다.

약에 대한 학문인 약리학(藥理學, pharmacology)의 세부 분야로 약력학(藥力學, pharmacodynamics)과 약동학(藥動學, pharmacokinetics)이 있다. 약력학은 약에 대한 역학이란 의미로 약물이 일으키는 생체반응을 연구하는 것이고, 약동학은 약의 이동에 대한 학문으로 약물의 흡수-분포-대사-배설을 연구한다.

약력학과 약동학은 약물의 용량과 투약 횟수를 정하는 기준이 되는데, 대부분은 질병이 없는 건강한 사람을 대상으로 연구해서 데이터를 얻는다. 따라서 현재 노인에게 처방되는 약의 대부분은 노인이나 해당 질병을 가진 노인을 대상으로 연구하여 개발한 것이 아니다. 따라서 노인에게 투약되는 약의 효과와 부작용도 판단하기가 쉽지 않다.

65세 이상 노인의 75%는 약을 복용하고 있으며, 노인에게 처방되는 약은 전체 처방약의 1/3을 차지한다. 노인은 평균 4~5개 이상의 처방약과 2개의 비처방약을 복용하고 있다. 노인이 많이 복용하는 약은 고혈압약, 당뇨약, 심혈관계 약물, 진통소염제, 변비/소화불량/속쓰림에 대한 소화기 약물, 전립선비대증/요실금에 대한 비뇨기 약물, 항우울제, 수면제 등이다. 2020년 노인실태조사에 따르면 노인의 82%는 조사 시점 기준으로 의사에게 처방받은 약을 3개월 이상 복용하고 있었다. 56%는 1~2종류의 약을 복용하고 있었으며, 21%는 3~4종류, 4%는 5종류 이상을 복용하고 있었다.

이와는 다른 자료인 2010년에서 2011년까지 2년간의 건강보험심사평가원의 자료를 통해 다약물 복용의 실태를 보면 65세 이상 노인의 86%가 6가지 이상의 약을 복용하고, 45%는 1가지 이상을 복용하고 있으며, 21가지 이상의 약을 복용하는 사람도 3%였다.

노인은 여러 질환을 가지고 있어서 여러 병원에서 각각의 병을 따로 치료받게 되는 경우가 많다. 그렇다 보면 비슷한 작용을 하는 약을 중복하여 복용하거나, 함께 복용하지 말아야 할 약도 같이 복용하는 경우가 발생한다. 많은 의사들이 질환이나 증상에 따라 약을 처방하므로, 증상이 많은 노인 환자들은 약이 많아진다. 또 약국에서 처방전 없이 살 수 있는 약들이나 건강보조식품을 함께 먹는 경우도 많다. 다약제(多藥劑, multidrug, polypharmacy)란 5가지 이상의 약을 오랫동안 복용하는 것을 말하는데, 여러 약을 같이 복용하게 되면 약 개수 증가에 따라 부작용이 기하급수적으로 증가한다. 그뿐 아니라 약이 너무 많아 꼭 복용해야 할 약을 복용하지 못하는 경우도 생긴다.

노인에게 약 부작용이 잘 생기는 원인으로는 과대반응(exaggerated effect)이 있다. 예를 들어 항우울제는 노인에게 기립성저혈압을 잘 일으킨다. 젊은 사람이라면 이런 부작용이 있다 해도 혈관수축과 같은 보상작용이 잘 작동해 별문제가 없지만 노인은 이런 기능이 떨어져 부작용이 훨씬 심하게 나타난다. 또 노인은 여러 기관의 기능이 저하된 경우가 많다. 신기능이 좋지 않으면 통상적인 용량의 진통소염제가 급성신부전을 유발하기도 하고, 전립선 증상이 있으면 감기약에 포함된 소량의 항히스타민제에 의해서도 소변을 볼 수 없는 부작용이 나타나기도 한다. 노인이 입원하는 원인의 20%는 약의 부작용과 관련이 있는데, 자주 관찰되는 약물 부작용은 항콜린성 증상(구강건조, 시야장애, 빈맥, 배뇨곤란), 소화기장애(변비, 설사), 기립성저혈압, 정신 상태 변화 등이다.

항상성협착

내적 환경 유지의 실패

생명체를 구성하는 생체분자들의 종류와 농도는 주변 환경과 다르고, 생명체는 끊임없이 변화하는 환경에 대처하여 내부 환경을 일정하게 유지한다. 생리학의 아버지라고 불리는 프랑스 과학자 베르나르(C. Bernard, 1813~1878)는 생명을 유지하려면 외부 환경의 변화에도 불구하고 내부 환경이 일정하게 유지되어야 한다고 했다. 이를 미국의 생리학자 캐논(W. Cannon, 1871~1945)은 '항상성(恒常性, homeostasis)'이라고 개념화했다.

항상성이란 다양한 자극에 반응하여 개체의 상태를 일정하게 유지하려는 성질을 의미한다. 그리고 주변 환경에 의해 깨진 평형 상태를 원래대로 복구하여 최적화된 상태로 만들려고 하는 것을 항상성 유지라 한다. 대부분의 생명현상은 항상성 유지와 관련되어 있다. 체온이 일정하게 유지되는 것, 혈당이 적정 수준으로 조절되는 것, 혈액의 산도(pH)가 7.4 수준으로 유지되는 것 등이 그 예이다.

외부의 충격요인은 항상성을 교란하는 스트레스로 작용한다. 스트레스(stress)는 모호한 개념이기는 하지만, 적응하기 어려운 환경에 처할 때 느끼는 심리적이고 신체적인 긴장 상태라고 정의할 수 있다. 인체는 스트레스에 대해 능동적으로 반응함으로써 항상성을 유지한다. 알로스타시스(allostasis)는 일상적인 스트레스에 대한 반응으로서 항상성 유지를 위해 능동적인 반응을 나타내는 개념인데, 알로스타시스의 과부하는 질병을 유발한다. 예를 들면 스트레스 상황에서 신체는 카테콜아민을 분비하여 심장박동과 혈압을 증가시켜 그 상황에 적응하도록 한다. 그러나 만성적으로 박동이 빨라지고 혈압이 증가하면 이는 심혈관계의 손상을 초래하고 결국 죽상경화, 뇌졸중, 협심증 등과 같은 질환을 일으킨다.

항상성경직(homeostenosis)은 노화와 관련된 생리학적 변화를 이해하기 위한 개념이다. 항상성을 뜻하는 homeostasis와 협착을 의미하는 stenosis를 결합한 것으로 항상성협착이라고 번역하기도 하는데, 항상성 유지능력이 감소된 상태를 말한다. 일시적이고 경미한 스트레스 상황이라도 항상성경직 상태에서는 항상성 유지가 어려워진다. 예를 들면 춥거나 더운 환경에 노출되었을 때, 갑자기 일어났을 때, 갑작스러운 탈수 상태 등에 반응하는 예비능력이 감소한다. 노인에게 급성질환이나 약물부작용으로 인한 섬망(delirium)이 잘 발생하는 것도 항상성경직 현상 때문이다. 영양 및 대사과정에서도 노인은 한 번 영양 불균형이 발생하면, 이후에 영양을 보충하거나 교정을 해도 이전 상태로 회복하기 어렵다.

노쇠

노인의 8%는 노쇠에 있다

노쇠(老衰)란 늙어서 쇠약하고 기운이 별로 없다는 뜻으로, 의학에서 frailty의 번역어로 사용된다. Frailty는 연약하고 부서지기 쉽다는 의미인데, aging이나 senescence와는 다른 의미로 2000년대부터 의학에서 사용되고 있다. 우리말로 노쇠, 허약, 노약, 취약 등으로 번역되었으나 대한노인병학회에서는 '노쇠'라는 용어로 통일하고 있다.

노쇠는 기력저하와는 다른 개념이다. 기력저하에 대한 엄밀한 정의는 없지만, 보통 체력이 떨어지는 느낌이나 피로감이 있을 때를 가리킨다. 일의 집중력이 떨어지고 많은 휴식이 필요하며 우울해지는 상태로서 빈혈, 심부전, 만성폐쇄성폐질환, 수면무호흡증, 갑상선기능저하증, 당뇨병, 류마티스, 암, 감염병, 만성피로증후군, 영양결핍, 우울증 등 여러 질환이 원인일 수 있다.

서서히 노화가 진행되다가 어느 순간 갑자기 기력이 떨어지고 움직임이 둔해지며, 평소 하던 것을 하지 못하게 되고 체중도 감소하는데, 이때 노쇠했다고 말할 수 있다. 1999년 캐나다의 노화학자 록

우드(K. Rockwood)는 일상활동 정도, 대소변 조절능력, 인지기능 등을 기준으로 노쇠를 처음 증후군으로 규정했다. 이후 노쇠를 어떻게 정의할 것인가를 두고 다양한 기준들이 제시되었는데, 공통적인 것들을 추려보면 이동능력, 근력, 지구력, 균형능력, 영양 상태, 신체활동량, 인지기능, 우울증 등이다.

현재 노쇠를 진단하는 기준으로 가장 많이 사용되고 있는 것은 록우드 기준과 프리드(Fried) 기준이다. 2001년 미국 공중보건학자 프리드(L. Fried)는 체중감소, 탈진(exhaustion), 근력감소, 보행속도 감소, 신체활동 감소 등 5가지를 평가해서 노쇠를 진단하는 방법을 제시했다. 다음 5가지 질문에 ○ 또는 ×로 답하고, ○으로 답한 것이 3개 이상이면 노쇠, 1~2개이면 노쇠 전단계(전노쇠, pre-frail), 하나도 없으면 비노쇠(non-frail) 혹은 건강 양호(robust)로 진단하는 것이다.

☐ 근력(손아귀 쥐는 힘)이 약하다.

☐ 걷는 속도가 느리다.

☐ 평소 신체활동량이 적다.

☐ 기력이 없다고 느낀다.

☐ 이유 없이 몸무게가 감소한다.

노쇠는 근본 원인이 노화인 만큼, 연령이 높아질수록 증가한다. 미국에서 1989년부터 65세 이상의 노인 5,317명을 관찰한 연구(CHS, Cardiovascular Health Study)에 따르면 65세 이상 인구의 7%가 노쇠로 진단되며, 80세 이상에서는 20%에서 노쇠가 진단되었다. 미국의 65세 이상 여성 40,657명을 대상으로 한 연구(WHI, Women's Health Initiative)에 따르면 16%가 노쇠인 것으로 보고되었다. 우리나라에서는 2008년 전국노인실태조사에서 65세 이상 인구의 8%가 노쇠이고, 49%가 전노쇠로 나타났다. 85세 이상은 20%가 노쇠, 62%가 전노쇠에 해당했다.

노쇠가 어떻게 발생하는지는 명확하게 규명되지 못했다. 다만 염증반응, 내분비계 변화, 혈액응고계 변화 등이 역할을 하는 것으로 추정된다. 일상생활에는 별로 문제가 되지 않는 정도의 치주질환이나 만성 신질환 같은 염증질환이 노쇠의 원인이 될 수 있다. 노쇠한 노인에게는 혈중 D-이합체(D-dimer)가 흔히 증가되어 있는데, 이는 혈액응고계가 활성화되었다는 것을 의미한다. 노쇠 노인의 내분비계 변화는 인슐린유사성장인자-1(Insulin like growth factor-1)나 디하이드로에피안드로스테론(DHEA, dehydroepiandrosterone)이 감소하고, 코티솔 농도의 일중변동이 저하되어 있다.

노쇠는 여성이 남성보다 2배 정도 많다. 또 심혈관질환, 호흡기질환, 관절염, 당뇨병, 우울증 등 만성질환이 많을수록 노쇠가 많고, 거동하지 못하거나 영양결핍 상태에서 많아진다. 이러한 요소들이 악순환의 고리를 이루면 노쇠가 급속히 진행되며 노쇠는 낙상, 손상, 신체장애, 입원, 사망 등의 위험성도 증가시킨다.

어떤 원인에서든 일단 노쇠한 노인은 여러 신체기능이 떨어져 타인에게 일상생활을 의존하게 되므로 삶의 질이 떨어진다.

보행장애 ———————————

누워 있는 노인 환자는 3일 만에 근육이 10% 감소한다

정상적인 보행을 위해서는 대뇌피질, 기저핵, 뇌간, 연수, 소뇌, 척수, 말초신경, 근육 등이 정상적으로 작동해야 한다. 전두엽은 보행을 계획하고, 기저핵은 보행의 자동화에 관여하며, 뇌간은 여러 신경계의 통합기능을 한다. 소뇌는 자연스럽고 정확한 운동을 가능하게 하고, 척수는 뇌의 명령을 전달하고 걷는 패턴을 생성한다. 최종적으로 말초신경과 근육의 작용으로 보행이 이루어지는데, 평형감각과 시각을 비롯한 감각신경계를 통한 피드백과 심혈관계와 골관절계의 협동이 필요하다.

나이가 들면 보행 양상이 변한다. 약간 구부정한 자세를 취하면서 보행속도가 떨어지고 다소 뻣뻣한 자세로 걷게 된다. 보행속도는 연령에 비례하여 줄어들지만 이는 보폭이 감소하기 때문이고, 분당 걸음 수는 100~110회로 젊은 사람과 크게 다르지 않다. 보행 시 양발의 간격이 넓어지며 양발이 지면에 동시에 닿아 있는 시간이 늘어나고, 지면으로부터 발의 상승은 감소한다. 또 방향을 바꿀 때 몸 전체를 동시에 돌리는 양상을 보인다. 보행에 사용하는 관절의 움직임은 줄어들어 골반의 회전운동이 감소하고 고관절, 어깨, 팔꿈치의 움직임도 작아진다.

보행장애(步行障礙, disorder of gait)는 60대의 15%, 70세 이상의 35%, 85세 이상의 80%에서 나타나는데, 보행장애가 있으면 치매와 뇌혈관질환이 발생할 가능성이 높아진다. 2013년 미국의 신경과의

사 버기즈(J. Verghese)는 운동인지위험증후군(motoric cognitive risk syndrome)이라는 개념을 제안하면서 인지기능과 움직임의 노화를 통합적으로 진단하고자 했다. 거동장애증후군(dysmobility syndrome)은 2013년 미국의 노인의학자 빈클리(N. Binkley)가 노인의 건강 문제를 거동(mobility)의 관점에서 진단한 개념이다. 빈클리는 골다공증, 근량, 근력, 보행속도, 체지방지수, 낙상 과거력 등을 평가하여 거동장애증후군으로 진단하자고 제안했다. 빈클리의 거동장애증후군은 일본정형외과학회가 2007년에 제시했던 로코모티브증후군(locomotive syndrome)과도 유사하다.

2015년 미국 국민건강 및 영양조사(NHANES)의 자료를 바탕으로 거동장애증후군을 조사한 결과 50세 이상 성인의 22%, 70세 이상에서는 44%가 해당되었다. 거동장애증후군에 해당하는 사람들은 사망률이 높았으며, 거동이 힘들어 누워 있게 되면 단백질 합성이 감소하여 근육 손실이 급속히 진행된다. 침상 안정 시 젊은이의 경우 하지의 제지방량이 1개월에 2%가량 감소하지만 노인은 10일 만에 10%가 감소한다. 특히 질병으로 입원해서 누워 있는 노인은 3일 만에 10%가 감소한다.

낙상

여자가 2배 더 많지만 사망은 남자가 많다

낙상(落傷, fall)은 노인에게서 잘 일어나고 넘어졌을 때 다칠 가능성도 높다. 2020년 노인실태조사에 따르면 65세 이상 노인의 7%가 지난 1년 동안 낙상을 경험했으며, 평균 횟수는 1.6회였다. 낙상의 20~30%는 신체에 손상을 초래하는데, 가장 심각한 것은 골절이다.

낙상은 남자보다 여자에게 2배 정도 더 많이 발생하고 낙상으로 인한 골절도 여자가 2배 더 많지만, 낙상으로 인한 사망은 남자가 더 많다. 사망원인은 뇌출혈, 고관절골절, 척추손상, 골반손상 순인데, 남자는 뇌출혈이 많고 여자는 고관절골절이 많다.

낙상이 잘 발생하는 상황은 다약제 복용, 시력감소, 근력감소, 부정맥, 기립성저혈압, 발 질환, 신발 문제, 골다공증, 신체기능 저하, 낙상에 대한 두려움, 인지기능 저하, 신경질환, 배뇨장애, 미끄러운 바닥, 보행장애물 등이다. 25~50%의 노인이 낙상하게 될까 봐 두려움을 느끼며, 사소한 경우라도 낙상을 한 번 경험한 노인은 심리적으로 위축되어 활동성이 떨어진다. 이러한 두려움은 낙상의 결과인 동시에 위험요인이 되기도 한다. 또 넘어질까 봐 활동량이 줄어들면 근력, 균형감각, 반사작용 등이 감소하여 악순환의 고리에 빠진다. 실제로 장차 일어날 낙상을 가장 예측하기 쉬운 요인 중 하나는 낙상 경험이다. 한번 낙상을 경험했던 사람은 낙상 위험이 3배 증가하며, 낙상 경험자의 50%는 추가적인 낙상을 경험한다.

노인비만

근육이 감소하는 비만은 위험하다

근육, 뼈, 지방은 성장과 노화과정에서 서로 긴밀하게 관련되어 있고 외모와 활동량을 결정한다. 골량(bone mass)은 30세에 최대가 되었다가 이후 감소하고, 근량(muscle mass)은 30대에 정점을 이룬 뒤 40세 이후부터 감소한다. 지방량(fat mass)은 60대까지 증가하다가 60~70세 이후 감소하는데, 노화가 진행되면서 지방, 근육, 뼈의 상대적인 비율과 함께 지방의 분포양상도 변하며 복부 내장, 근육세포 안팎, 골수에서 지방이 증가한다.

비만(肥滿, obesity)은 체중(kg)을 키(m)의 제곱으로 나눈 체질량지수(BMI, body mass index)와 복부의 지방량으로 진단한다. 세계보건기구(WHO)가 정한 아시아-태평양 지역 주민의 비만 기준은 체질량지수 25kg/㎡ 이상이며, 대한비만학회가 제시한 복부비만의 기준은 남성의 경우 허리둘레 90cm 이상, 여성은 85cm 이상이다.

우리나라 성인의 비만율은 체질량지수 기준으로는 33%, 복부비만을 기준으로 하면 26%이다. 체질량지수를 기준으로 비만이 가장 많은 연령대는 남성은 40대, 여성은 60대이며, 복부비만은 남녀 모두 60대에 가장 많다. 연령에 따른 비만 추이를 보면 체질량지수 비만은 나이가 들수록 증가하다가 60세부터는 감소하고, 복부비만은 70세까지 증가하다가 이후 감소한다. 2020년 노인실태조사에 따르면 체질량지수 기준으로 우리나라 65세 이상 노인의 25%가 비만에 해당한다.

성인의 비만은 당뇨병, 이상지혈증, 심혈관질환, 암 등의 질환을 유발한다는 것이 확실하지만, 65세 이상 노인의 비만은 논란 중이다. 노인에게도 비만은 골관절염으로 일상생활에 장애를 초래하고 신체 기능의 저하와 만성통증의 위험을 증가시키지만, 반면 비만일수록 골밀도가 증가하고 낙상했을 때 지방이 쿠션 역할을 하여 골절 예방 효과가 있기 때문이다. 또 심장질환이 있는 경우, 비만이 심하지 않다면 오히려 사망률이 낮아진다. 이렇게 비만이 유해하기보다는 오히려 건강에 좋은 현상을 비만 패러독스(obesity paradox)라고 하는데, 고령이거나 심폐능력이 떨어진 사람들에게서 더 잘 나타난다. 그러나 비만 패러독스 현상은 지방량이 아닌 체중과 사망률의 관계를 관찰한 연구결과이므로, 노인은 무조건 체중을 늘리는 것이 좋다는 등의 건강지침이 될 수는 없다.

비만은 근감소증(sarcopenia)이나 골다공증과는 배타적인 관계에 있다고 간주되었지만, 비만과 근감소증, 골다공증이 공존하는 경우도 많으며 공통 요소들이 존재한다는 것이 밝혀지고 있다. 체중이 무거울수록 골량이 높고 체질량지수가 높아도 골량이 높은 것이 사실이지만, 비만인 사람은 골수에 지방이 많아지고 아디포카인(adipokine)의 작용으로 골량이 줄어든다는 증거들이 발견되면서 비만과 골다공증의 관계는 논란 중이다.

근육과 뼈의 관계에서 근육의 기계적인 자극과 근육세포가 분비하는 사이토카인인 마이오카인(myokine)은 뼈의 성장을 자극한다. 지방세포에서 분비되는 사이토카인인 아디포카인은 지방량에 비례해서 많아지는데, 염증을 유발하는 경우가 많아 근감소증을 불러온다.

1998년 미국의 노인의학자 바움가트너(R. Baumgartner)는 노인이 근감소증과 비만을 동시에 가지고 있는 상태를 근감소성 비만(sarcopenic obesity)이라고 명명했는데, 노인에게 근감소성 비만이 흔하다는 것이 밝혀지고 있다. 또 노인은 근감소증과 골다공증이 같이 있는 근-골다공증(sarco-osteoporosis)도 많고, 비만과 골다공증, 근감소증의 3가지를 모두 지닌 골근감소 비만(osteosarcopenic obesity)도 많아지고 있다.

소모증후군

악액질 단계에서 영양공급은 해롭다

의도적인 노력을 하지 않았는데도 체중이 줄어드는 것, 즉 비의도적인 체중감소(unintentional weight loss)가 6~12개월 사이에 5% 이상일 경우를 체중감소(weight loss)라고 정의한다. 매년 노인들의 13%에게서 체중감소가 관찰되며, 노인요양시설에 있는 노인들은 60%가 체중이 감소한다. 또 노인의 15~20%는 향후 5~10년 동안 체중감소를 겪는다.

노인 체중감소 원인의 1/3은 암이다. 그 외에 연하장애, 구강질환, 식욕부진 등으로 음식섭취가 줄었을 때에도 체중이 감소한다. 또 새로운 급성질환의 발병이나 만성질환의 악화, 치매, 변비, 욕창, 통증, 약물 부작용, 낙상, 거동불능, 우울증을 비롯하여 가난과 사회적 소외 같은 경제·사회적 요인도 체중감소의 원인이 된다. 노인의 체중감소는 단일 원인보다는 여러 원인이 복합적인 경우가 많고, 검사를 해도 원인을 밝히지 못하는 경우가 25% 정도 된다.

체중이 감소한 상태에서 영양섭취가 제대로 이루어지지 않으면 골격근 단백질을 에너지원으로 사용하여 근육이 감소하는 소모증후군(wasting syndrome)으로 진행한다. 소모(wasting)란 근육과 지방조직이 사라져 없어지는 상태를 말하는데, 영양실조(영양불량, malnutrition)와 악액질(惡液質)에서 나타나는 현상이다.

영양실조는 악액질의 전단계에 해당하는데, 칼로리 또는 필수영양소가 결핍된 상태로 정의된다. 영양실조는 소모증(marasmus), 콰시오코르(kwashiokor), 미량원소 영양실조 등으로 분류하는 방법도 있고, 체중을 기준으로 경도, 중등도, 중증 등으로 분류할 수도 있다. 소모증은 지방과 단백질이 소실되는 병으로 주로 말기 암환자나 말기 만성질환자에게 발생하고, 콰시오코르는 부종을 동반한 단백질 영양실조로서 주로 급성으로 발생하는 중병에서 나타난다. 소모증은 전반적인 칼로리 결핍을 의미하고 콰시오코르는 단백질 결핍을 의미하지만 보통은 복합적으로 나타나기 때문에 단백열량 영양실조(protein-energy malnutrition, PEM)라고 한다.

악액질이라고 번역되는 cachexia는 나쁨(bad)을 뜻하는 그리스어 kakos와 상황(condition)을 뜻하는 hexis를 결합한 용어로서 식욕부진, 체중감소, 근육감소, 염증반응 등을 특징으로 하는 만성소모성 증후군을 말한다. 암환자에게 나타나는 만성소모(chronic wasting) 상태를 설명하기 위해 1858년에 고안된 개념으로, '극도쇠약'이라고 번역하기도 한다. 현재는 암뿐만 아니라 만성폐쇄성폐질환, 만성심부전, 만성신부전, 만성간질환 등과 같은 만성질환에서 만성염증에 의한 체중감소와 근육감소를 특징으로 하는 대사증후군으로 간주되고 있다.

노인은 항상성협착이 있어 일시적이라고 하더라도 식욕부진이 체중감소로 이어지면 단백열량 영양실조로 진행하고, 영양실조는 다시 체중감소와 근감소증을 유발하고 악액질로 진행한다. 악액질 단계에 이르면 영양공급이 효과가 없으며, 오히려 생명을 단축시킬 수도 있다.

인체는 환경에 존재하는 다양한 화학적·물리적 요인과 상호작용을 하는데, 환경 변화와 과학 발전에 따라 새로운 요인이 추가되기도 하고 변경되기도 한다. 인체는 외부 물질과의 접촉, 온도, 전기, 방사선 등에 의해서 화학적·물리적 손상을 입으며 피부, 폐, 소화관 등의 상피조직을 통해 화학물질과 병원체가 인체에 침투하기도 한다. 인체의 면역조직은 병원체에 대한 방어를 담당하며, 공기의 유해물질은 기침을 통해 외부로 배출된다. 일단 혈액으로 흡수된 독성물질은 간의 시토크롬 P450 시스템과 포합(conjugation) 과정으로 비활성화되어 담즙, 소변, 땀, 호흡 등으로 배출된다.

자외선

자외선은 광(光)생성물을 만든다

　　태양광선은 파장에 따라 자외선, 가시광선, 적외선으로 구분한다. 지구 대기권에 진입하는 태양광선의 50%는 적외선이며 40%가 가시광선, 10%는 자외선으로 구성되지만 지표면에 도달할 때는 자외선이 3%로 줄어들고, 44%가 가시광선, 53%는 적외선이다.

　　자외선의 파장은 100~400nm이며, 가시광선은 400~760nm, 적외선은 760nm~1㎜이다. 광자의 에너지(E=ħν, ħ:플랑크상수, ν:진동수)는 진동수에 비례하고 파장에 반비례하기 때문에 가시광선의 광자들은 1.6eV(빨간빛)와 3.0eV(보랏빛) 사이의 에너지를 가지며, 자외선 광자들은 훨씬 많은 에너지를 가지고 있다. 가시광선은 망막에 감지되고 적외선은 온열효과를 통해 피부가 감지하지만, 자외선은 인체가 감지하지 못한다.

　　자외선은 파장에 따라 자외선A(320~400nm), 자외선B(280~320nm), 자외선C(100~280nm)로 구분된다. 태양광선이 오존층을 지나면서 자외선(100~400nm)의 95%가 흡수되는데, 자외선C는 완전히 흡수되고, 자외선B는 대부분 흡수되는 반면 자외선A는 흡수되지 않는다. 따라서 지상에 도달하는 자외선의 95%는 자외선A이며, 5%는 자외선B이다. 그런데 자외선B는 유리창에 의해서도 제거되므로 실내에 들어온 태양광선의 자외선은 대부분 자외선A이다.

　　자외선B는 비록 양은 적지만 자외선A의 에너지(3.1~3.9eV)보다 강한 3.9~4.4eV의 에너지를 지니며, 인체에 미치는 영향도 크다. 식물의 성장에 미치는 영향도 주로 자외선B를 통해서 나타난다.

전자기파를 흡수하는 피부의 입자를 발색단(chromophore)이라고 하는데, 표피와 진피의 DNA, 방향족아미노산(트립토판, 티로신, 페닐알라닌) 등이다. 발색단 분자들은 자외선이나 가시광선을 받으면 에너지를 흡수하여 흥분상태(excited state)가 된다. 흥분된 발색단의 에너지가 주변의 산소에 전달되면 활성산소가 발생하며, 형광(fluorescence)이나 열을 방출하고 광화학반응을 유발하여 광생성물(photoproduct)을 만든다. 자외선B는 자외선A에 비해 훨씬 강하지만 표피까지만 투과하는 반면, 자외선A는 진피까지 통과하며 양도 훨씬 많기 때문에, 진피조직의 손상은 주로 자외선A에 의해 나타난다.

자외선B가 생산하는 광생성물의 대표적인 예는 피부에 있는 7-디하이드로콜레스테롤(7-dehydrocholesterol)이 비타민D3 전구물질(previtamin D3)로 전환되는 것과 DNA 나선구조에 CPD(cyclobutane pyrimidine dimer)가 생성되는 것이다. 비타민D3의 합성은 건강에 필수적인 것이지만, CPD는 돌연변이를 일으켜 피부암을 유도한다. 또 자외선B는 지질의 과산화(peroxidation)를 일으키는데, 세포막의 포스파티딜콜린을 산화시켜 면역억제를 유도한다. 뿐만 아니라 화상, 색소침착(tanning), 염증 및 DNA 손상과 암을 유발하기도 한다.

방사선

피폭량의 50%는 의료행위에서 발생

방사선(放射線, radiation)이란 말 자체는 사방으로 퍼지는 전자기파라는 뜻이지만, 원자로부터 전자를 이탈시킬 수 있는 에너지를 가진 전리방사선(ionizing radiation)을 의미한다. 방사성물질(radioactive substance)이 붕괴하면서 방출하는 파동(wave) 또는 입자의 흐름이라고 정의할 수도 있다.

방사선은 1896년 프랑스의 물리학자 베크렐(H. Becquerel, 1852~1908)이 처음 발견했다. 그는 종이에 싸서 암실에 두었던 우라늄 광석이 옆에 있던 사진건판에 영상을 만든 것을 발견하고, 우라늄 광석에서 종이를 투과하는 강한 빛이 나왔다고 생각했다. 당시는 뢴트겐(W. Röntgen, 1845~1923)이 X-선을 발견한 지 1년 정도 지났을 무렵이었으므로 종이를 투과하는 빛이 있을 수 있다고 생각했던 것이다. 그런데 X-선은 높은 에너지의 전자를 금속에 쏘았을 때 나오는 데 비해, 이것은 에너지 공급이 없어도 스스로 빛을 방출한다는 점이 달랐다. 이후 우라늄 광석에 들어 있는 특별한 원소만이 방사선을 낼 수 있다는 것을 밝히고, 방사능(radioactivity)이라는 용어를 처음으로 사용한 것은 퀴리 부인(M. Curie, 1867~1934)이었다.

영국의 물리학자 러더퍼드(E. Rutherford, 1871~1934)는 원자핵을 처음 발견하고 생물학의 세포핵에서 이름을 가져와 nucleus(핵)라고 명명했다. 그리고 투과력에 따라 방사선을 알파선(α-ray), 베타선(β-ray), 감마선(γ-ray)으로 구분했다. 알파선은 헬륨 원자핵의 흐름이고, 베타선은 전자의 흐름이며, 감마선은 전자기파이다. 지금은 X-선과 중성자선도 방사선에 포함시킨다. 중성자선은 원자핵을 구성하는 중성자가 튀어나온 것이며, X-선은 감마선과 같은 전자기파이지만 파장이 다르다.

대부분의 원소들은 자연 상태에서 양성자의 수는 같지만 중성자의 수가 다른 동위원소의 형태로 존재한다. 자연계에서 발견되는 동위원소는 3,300개 정도인데, 대다수의 동위원소는 안정적이지만 일부 동위원소의 핵은 불안정해서 방사성 붕괴(radioactive decay)가 일어난다. 이런 원소들을 방사성 동위원소(radioisotope)라고 한다. 원자핵에서 양성자의 개수에 비해 중성자가 너무 많거나 적으면 원자핵은 불안정해진다.

인체는 태양과 초신성의 대폭발 잔해에서 날아오는 우주방사선(cosmic ray)에 피폭되고 있으며 토양과 암반, 건축자재 등에 의해서도 피폭된다. 또 음식이나 공기에도 방사성물질이 있다. ^{40}K는 음식을 통해 인체에 들어오며, 대기 중에 존재하는 ^{14}C는 호흡을 통해 몸에 들어온다. 몸의 구성성분이 된 ^{40}K와 ^{14}C는 체내에서 방사성 붕괴를 한다. 이렇게 항상 존재하는 자연방사선을 배경방사선(background radiation)이라고 하고, 인간이 만든 핵폭탄, 핵발전소, 의료행위 등에서 나오는 것은 인공방사선이라고 한다.

미국인을 대상으로 조사한 결과 인체가 받는 피폭량의 49%는 X-선, CT 스캔, 핵의학 등 의료행위를 통해 발생했다. 나머지 49%는 자연방사선에서 유래하고, 2%는 원자력과 소비제품에서 발생한다. 자연방사선은 라돈, 토양, 암석, 우주선, 인체 내부 등에서 발생하는데, 이 중 제일 많은 것이 라돈(Rn)으로, 전체 피폭량의 32%를 차지한다. 결국 현대인의 피폭 원인 대부분은 의료행위와 라돈이라고 할 수 있다.

라돈-222(^{222}Rn)는 냄새나 색이 없고 화학적으로도 반응성이 없는 비활성 기체이다. 반감기는 3.8일로 알파선을 방출하며 붕괴하여 폴로늄-218(^{218}Po)을 생성하고, 이것이 인체에 해를 끼친다. 라돈은 우라늄-238(^{238}U)의 다단계 분해과정에서 나오는 방사성물질 중 하나인데, 다른 암석물질과 달리 기체여서 대기로 날아간다는 것이 차이점이다. 토양과 암석, 특히 화강암과 셰일(shale) 같은 광물질에서 자연적으로 방출되는데, 실외에서는 문제가 되지 않지만 콘크리트로 지어진 집에서는 라돈이 그 안에 갇혀 있다가 호흡기를 통해 인체로 들어간다.

방사선이 인체에 미치는 영향은 자연방사선이냐 인공방사선이냐, 또는 인체 내부에서 유래하느냐 외부에서 유래하느냐에 관계없이 피폭량에 따라 결정된다. 방사선은 생체분자 중 확률적으로 가장 많은 물 분자에 작용하여 자유 라디칼을 만들어 DNA, RNA, 단백질을 공격하여 세포손상과 돌연변이를 유발한다.

피폭량이 일정 수준을 넘으면 세포가 손상된다. 세포손상의 범위가 넓으면 영구적인 장애가 남거나 사망할 수도 있다. 이런 세포손상은 피폭량에 비례하여 확정적으로 나타나며, 피폭 후 수일에서 수십일 안에 일어난다. 암에 대한 방사선치료는 이런 효과를 이용하는 것이며, 일상생활에서는 원자력발전소 사고가 아니라면 발생하지 않는다. 일상적인 피폭이 인체에 주는 영향은 피폭으로부터 수년 내지 수십 년이 지난 뒤에 DNA 돌연변이로 나타난다. 돌연변이는 피폭량에 비례하지만, 돌연변이의 종류는 확률적으로 결정되기 때문에 장기적인 손상과 후유증은 사람마다 다르다.

방사선에 대한 민감도는 나이에 따라 다르다. 세포분열이 활발한 태아 시기에 가장 영향이 크고 성장기에도 예민하지만, 40세 이후에도 민감도가 증가한다. 따라서 방사선에 의한 암은 나이에 따라 증가한다. 나이에 따라 염증반응이 늘고 산화스트레스가 축적되며, 텔로미어가 단축되고, 손상된 DNA의 복구 효율이 감소하기 때문에 노인은 방사선에 민감도가 증가한다. 또 나이가 들수록 암이 되기 전 단계의 세포(premalignant cell)들이 많아지는데, 방사선에 노출되면 암으로 진행하는 속도가 빨라진다. 더욱이 나이가 많아지면서 X-선이나 CT 등 의료행위에 의한 피폭은 더 급증한다.

흡연

노인의 흡연율이 낮은 것은 흡연자가 사망하기 때문이다

전체 사망의 12%, 그리고 모든 암으로 인한 사망의 40%는 흡연 때문이다. 흡연은 질병뿐 아니라 노화를 가속화하는 강력한 요인이며, 담배 연기에서는 5,000가지 이상의 독성물질이 배출되고 담배 한 개비당 2×10^{14}개의 자유라디칼이 생산된다.

흡연자의 암 발생은 흡연기간과 양에 비례하는데, 보통 흡연기간이 20~30년가량 되었을 때 폐암이 발생한다. 폐로 들어간 담배 성분은 혈액으로 흡수되어 위, 대장, 간, 췌장, 신장, 방광 등을 포함한 18종류의 암을 유발하고 그 밖에 죽상경화증, 만성폐쇄성폐질환, 당뇨병, 류마티스 등 거의 모든 신체질환을 유발한다. 흡연자의 주요 사망원인은 심혈관질환, 암, 만성폐쇄성폐질환 등 3가지인데, 이런 병이 비흡연자에 비해 10년 빨리 발생하며 사망도 10년 빠르다.

우리나라 19세 이상 성인 흡연율은 22%(남:36%, 여:7%)인데, 연령이 높아지면서 감소하여 65세 이상 노인의 흡연율은 12%(남:25%, 여:2%)이고 85세 이상 노인의 흡연률은 5%이다. 65세 이상 노인 중 금연을 원하는 사람은 흡연자의 26%인데, 이는 전체 흡연자의 70%가 금연을 원하는 것에 비하면 매우 낮은 것으로, 노인이 금연하려는 생각이 적은 것은 흡연기간만큼이나 중독이 심하기 때문이다. 또 나이가 많아질수록 흡연율이 떨어지는 것은 금연하는 사람이 많아져서가 아니라 흡연자가 많이 죽기 때문이다. 반면 금연하면 나이에 관계없이 심혈관질환, 암, 폐질환이 감소하는 효과가 나타난다.

음주

조기치매의 10%가 과도한 음주와 관련 있다

알코올을 10g 섭취하면 혈중 알코올 농도는 0.02%(0.02g/dL=20mg/dL)가 된다. 이 정도의 알코올 양을 1잔(one drink)이라고 한다. 이것은 소주 1잔(50mL), 맥주 1캔(340mL), 포도주 1잔(115mL), 양주 1잔(25mL)에 해당한다. 혈중 알코올은 간에서 1시간에 8g의 속도로 분해되기 때문에 술 1잔은 1시간 15분 후면 혈중에서 없어진다.

적당한 음주는 심혈관질환, 골다공증, 치매 등을 예방하는 효과가 있지만 과도한 음주는 건강에 나쁘다. 건강에 나쁘지 않은 술 섭취 권장량은 주(week) 7잔(여성은 5잔)이다. 소주 1병에 해당하는데, 이를 적정음주라고 하고 그 이상은 위험음주 혹은 고위험음주라고 한다.

2020년 노인실태조사에서 우리나라 65세 이상 노인의 1년간 음주 실태를 보면, 무음주가 61%, 음주는 39%였는데, 위험음주는 6%(남:13%, 여:2%)였다. 노인 음주율 39%는 성인 음주율 61%보다는 낮은 수치로, 나이가 많아질수록 음주율은 더 낮아져 85세 이상에서는 14%이다.

65세 이상 노인의 75%가 약을 복용하고 있는데, 대부분의 약은 알코올 대사에 영향을 미친다. 흔히 복용하는 약인 아스피린과 H_2차단제(시메티딘, 라니티딘)는 위점막의 알코올탈수소효소(ADH, alcohol dehydrogenase)를 억제하기 때문에 심하면 혈중알코올농도가 30~40%까지 올라갈 수 있다. 신경안정제(벤조디아제핀)를 복용하고 음주하면 중추신경을 과도하게 억제하여 낙상이 일어나기 쉽고, 비스테로이드소염제(NSAIDs)는 알코올과 상호작용하여 출혈 부작용이 잘 나타난다.

고위험 음주는 젊은 성인에게는 주로 간염이나 췌장염과 같은 질환으로 나타나지만 노인은 사회적 고립, 자기관리 결핍, 영양장애, 전신쇠약, 체중감소 등과 같이 비특이적인 증상으로 나타나는 경우가 많다. 노인의 알코올중독은 젊은 성인에 비해 음주량이 많지 않기 때문에 급성 알코올중독이나 금단증상이 뚜렷하지 않고, 고혈압이나 당뇨병 등 자기가 앓고 있던 병이 악화되는 것으로 나타나는 경우도 많다. 이때 의사가 만성질환에 대한 약물을 증량하면 약물-알코올의 부작용은 더욱 심각해진다.

알코올은 200여 가지의 질병을 유발하는데, 사망에 이르게 하는 주요 질병은 암, 간경화, 외상(trauma) 등 3가지이다. 이 중 외상이 제일 많으며 교통사고, 산업재해, 타인과의 다툼, 자살 등에 의해서 발생한다.

술을 끊었을 때 금단증상이 발생하고, 음주 조절 능력이 없어지면서 사회활동을 잘 하지 못하면 알코올 사용장애(alcohol use disorder)라고 진단한다. 이는 과거 알코올리즘이나 알코올의존증이라고 했던 병명이 바뀐 것이다. 알코올 사용장애가 있으면 50대부터 대뇌피질 위축이 발생한다. 정상노화에 비해 위축되는 시기도 빨라지고 속도도 빠르다. 65세 이전에 발병하는 조기치매의 10%가 과도한 음주와 관련이 있고, 65세 이후 발병하는 치매의 1%가 과음과 관련이 있다.

태아는 4주가 되면 척수의 위 끝에서 세 군데가 부풀어 커
진다. 이를 '앞-중간-뒤'에 있는 뇌라는 뜻으로 전뇌(前腦, forebrain,
prosencephalon), 중뇌(中腦, midbrain, mesencephalon), 후뇌(後腦, hindbrain,
rhombencephalon)라고 한다. 이는 태아가 네발동물처럼 서 있다고 생각
해서 붙여진 이름이지만, 사람은 직립 보행을 하기에 '전-중-후'의
위치관계는 '상-중-하'로 변한다.

전뇌는 대뇌반구(大腦半球, cerebral hemisphere)와 간뇌(間腦, diencepha-
lon)로 구성된다. 대뇌반구는 꼭대기 끝에 생기기 때문에 종뇌(終腦, 끝
뇌, telencephalon)라고도 한다. 후뇌(後腦, hindbrain)는 모양이 마름모처럼
보인다고 해서 마름뇌(rhombencephalon)라고도 하는데, 뒤뇌(metenceph-
alon)와 연수(延髓, medulla oblongata, myelencephaon)로 나뉘고, 뒤뇌는 교
뇌(橋腦, pons)와 소뇌(小腦, cerebellum)로 발달한다.

대뇌와 소뇌를 제외하고 뇌의 한가운데에서 뇌와 척수를 이어주는 줄기 역할을 하는 부분을 뇌간(腦幹, brain stem)이라고 한다. 뇌줄기라고도 하며 전체 길이는 8cm 정도로 중뇌, 교뇌, 연수로 구성된다.

소뇌는 크기가 대뇌의 1/10 정도에 불과하지만 뇌 전체 뉴런의 80%를 가지고 있다. 소뇌의 세포노화는 다른 뇌 영역에 비해 서서히 진행된다.

뉴런

뇌졸중이 회복되는 것은 뇌세포의 재편성 때문

신경세포(nerve cell)와 뉴런(neuron)은 같은 말이다. 뉴런에는 감각뉴런(sensory neuron), 중간뉴런(interneuron), 운동뉴런(motor neuron)의 세 유형이 있는데, 감각뉴런은 외부 자극을 인지하는 세포이고, 운동뉴런은 반응하는 세포이며, 중간뉴런은 감각뉴런과 운동뉴런 사이에서 네트워크를 만들어 정보를 분석하고 처리하는 역할을 한다. 신경계를 중추신경과 말초신경으로 나눌 때 중간뉴런은 중추신경에 해당하고 운동뉴런과 감각뉴런은 말초신경에 해당한다.

세포체와 바로 연결된 축삭에서 발생한 활동전위는 축삭말단까지 가서 시냅스에 화학물질을 분비하도록 한다. 시냅스(synapse)란 수상돌기와 축삭이 만나는 접점이며 연접(延接)으로 번역한다. 시냅스는 축삭 끝인 시냅스전말단(presynaptic terminal), 시냅스 틈(synaptic cleft), 시냅스후뉴런(postsynaptic neuron)의 수상돌기로 구성된다.

뇌에는 1,000억 개의 뉴런이 있고, 각 뉴런은 평균 1,000개의 뉴런과 시냅스를 형성하기 때문에 100조 개의 시냅스가 있는 것으로 추정된다. 시냅스는 고정된 것이 아니라 상황에 따라 변한다. 1949년 캐나다 신경심리학자 헵(D. Hebb, 1904~1985)은 시냅스전말단과 시냅스후신경의 공조활동이 시냅스연결을 강화한다고 했다. 이를 헵의 가설이라고 하는데 현재는 신경발달, 학습, 기억 등을 설명하는 일반 개념이 되었다. 축삭과 수상돌기가 서로 연관되어 활성화되면 새로운 시냅스가 형성되고 활동하지 않는 시냅스는 점차 상실된다. 이를 시냅스가소성(synaptic plasticity)이라고 한다. 시냅스가소성은 새로운 경험이 있을 때 뉴런이 시냅스를 강화하거나 약화시킴으로써 신경기능을 조절하는 현상으로, 기억과 학습이 이루어지는 기전이다.

Plasticity란 플라스틱(plastic)처럼 성형할 수 있는 성질이라는 뜻인데, 찰흙으로 소상(塑像)을 만들 수 있는 성질을 뜻하는 가소성(可塑性)으로 번역한다. 과학에서 plasticity는 어떤 물질이 외력에 의해 형태가 변했는데 외력이 없어져도 변형을 그대로 유지하려는 성질을 의미한다. 외부 힘을 제거했을 때 원상태로 돌아오는 성질인 탄력성(elasticity)의 반대개념이다. 신경과학에서는 경험에 의해 신경기능이 변한다는 측면을 표현하기 위해 가소성 대신 형성력(形成力) 혹은 플라스틱 성질이라고 번역하기도 한다. 뇌졸중으로 마비된 팔다리는 저절로 호전될 수 있고 재활치료를 하면 더 좋아지는데, 뉴런의 재생에 의한 것이 아니고 손상 받지 않은 뇌세포가 재편성된 결과이다. 시스템이 온전할 때 활성화되지 않았던 연결이 활성화되는 것이다.

중추신경이 손상되는 것은 낙상이나 충돌과 같은 물리적 외상, 혈관폐쇄에 의한 저산소증, 알츠하이머병 같은 퇴행성질환 등 3종류가 있는데, 이들 모두에서 세포사멸이 나타난다. 뉴런은 축삭이 손상되면 새로운 축삭을 만들지 못한다. 수상돌기의 손실도 대치되지 않는다. 대신 스스로 죽는 세포사멸을 선택한다. 뇌가 손상되면 교세포는 성장하고 증식하여 염증반응을 유발하여 교세포흉터(glial scar)를 만들면서 뉴런의 성장을 억제하고 사멸을 유도한다. 예외적으로 후각신경구와 해마에서 손실된 뉴런을 대체하기 위한 새로운 뉴런이 발생하기는 하지만, 뇌 전체적으로는 매우 드문 현상이다. 중추신경과는 달리 말초신경은 손상된 후 재생되는 경우가 있는데, 축삭에 한정된다. 말초신경의 교세포인 슈반세포가 말이집을 형성하여 손상된 축삭의 성장을 돕는다. 이는 중추신경의 교세포가 뉴런의 세포사멸을 유도하는 것과는 대조된다.

대뇌

겉은 회색, 안쪽은 백색

대뇌의 좌우 각각을 반구(半球, hemisphere)라고 한다. 구(球)의 반(半)이라는 뜻인데, 실제 모양도 그렇게 생겼으며 반구끼리는 뇌량(腦梁, corpus callosum)으로 연결된다. 대뇌반구는 전두엽, 측두엽, 두정엽, 후두엽, 변연계, 대뇌섬, 바닥핵으로 구성되고, 반구 사이에 있는 간뇌와 함께 전뇌(forebrain)를 구성한다.

대뇌반구의 단면을 보면 겉은 회색이고 안쪽은 백색이다. 이를 각각 회질(灰質, gray matter), 백질(白質, white matter)이라고 한다. 회백질 (灰白質)이라고 하면 회질을 의미한다. 회질에는 뉴런의 세포체가 밀집해 있고, 백질은 신경섬유(축삭)가 밀집해 있는 곳이다. 신경섬유는 지방 성분이 많은 말이집이 감싸고 있어 하얗게 보인다.

대뇌반구의 겉면을 구성하는 회질을 대뇌피질이라고 한다. 피질 (皮質, cortex)은 겉질과 같은 말이다. 피질의 겉모습은 밭의 이랑과 고랑처럼 주름진 모양이며 고랑은 구(溝, sulcus)라고 하고, 이랑은 회(回, gyrus)라고 한다. 피질은 고랑이 깊고 서로 딱 붙어 있어, 겉으로 보기와는 다르게 표면적이 매우 넓으며 쫙 펼치면 2,500㎠ 정도 된다. 신문지 반 장 정도의 크기다.

대뇌피질에는 고랑이 아주 깊은 곳이 있는데 이를 경계로 전두엽, 후두엽, 측두엽, 두정엽 등 4부분으로 나눈다. 전두(前頭), 후두(後頭), 측두(側頭), 두정(頭頂)은 머리의 앞, 뒤, 옆, 꼭대기를 의미하고, 엽(葉)은 나뭇잎이라는 말인데 lobe를 번역한 것이다. Lobe는 콩깍지나 쌀겨와 같이 열매를 싸고 있는 껍질을 의미하는 라틴어 lobus에서 유래한 단어로, 이유는 불명확하지만 폐, 간, 뇌 등에서 틈새로 나뉘는 부분을 의미하는 용도로 사용되어왔다.

대뇌반구를 옆에서 보면 가운데에 큰 고랑이 ⊥ 모양으로 가로세로 두 개 보인다. 세로 고랑은 중심고랑(central sulcus)이라고 하며 전두엽과 두정엽을 앞뒤로 나누는 경계가 된다. 가로 고랑인 가쪽고랑 (lateral sulcus)은 위로는 전두엽과 두정엽, 아래로는 측두엽으로 나누는 경계가 된다. 뒤통수에 있는 후두엽은 고랑으로 딱 분리되지는 않고 두정엽의 아래쪽, 측두엽의 뒤쪽과 연결된다.

전두엽은 정보를 종합적으로 판단하여 근육에 행동 명령을 내리는 곳이다. 전두엽에서 골격근운동에 관여하는 운동피질을 제외한 앞부분을 전전두엽(prefrontal lobe)이라고 하는데, 목적 지향적 행동을 주관한다. 전전두(前前頭)란 앞머리의 앞부분이란 의미다. 두정엽은 감각정보를 통합하는 감각중추이며, 측두엽에는 청각중추가 있고, 후두엽에는 시각중추가 있다.

대뇌반구를 분리하여 안쪽을 보면 뇌량 위쪽에 띠처럼 보이는 피질이 있다. 이를 대상피질(cingulate cortex)이라고 한다. 띠이랑, 대상회(帶狀回)도 같은 말이다. 대상피질은 해마체, 편도체와 함께 변연계를 구성한다. 과거에는 변연엽이라고 불렀으나, 대뇌피질과 간뇌 사이에 있는 여러 곳을 통틀어 지칭하는 것이기 때문에 특정 구역을 의미하는 엽(lobe)이라기보다는 계(system)의 개념으로 변연계(limbic system)라고 한다. 변연(邊緣)이란 변두리라는 뜻으로 주요 대뇌피질의 둘레에 있다는 의미다.

대뇌피질은 이렇게 전두엽, 측두엽, 두정엽, 후두엽, 변연계 등 5부분으로 나눌 수 있다. 가쪽고랑을 벌리면 안쪽에 숨어 있는 작은 피질이 보이는데, 이를 대뇌섬(insula)이라고 한다. 대뇌에 섬처럼 떨어져 있는 곳이라는 의미다.

회질은 보통 피질에 있는데, 대뇌섬 안쪽 깊숙한 백질에 둘러싸인 회질이 있다. 대뇌의 바닥에 세포핵이 모여 있는 곳으로, 이를 기저핵(基底核, 바닥핵, basal ganglia)이라고 한다.

기저핵은 미상핵, 조가비핵, 창백핵으로 나뉜다. 미상핵(尾狀核, 꼬리핵, caudate nucleus)은 꼬리 모양으로 생긴 세포핵 집단이라는 의미이고, 조가비핵(putamen)은 모양이 조개껍질처럼 생겼으며, 창백핵(globus pallidus)은 창백한 색깔이어서 그런 이름이 붙었다. 꼬리핵과 조가비핵은 줄무늬처럼 보이기 때문에 두 영역을 묶어서 선조체(線條體, 줄무늬체, corpus striatum)라고 하고, 조가비핵과 창백핵은 렌즈 모양으로 보이기 때문에 묶어서 렌즈핵(lenticular nucleus)이라고 한다. 그래서 조가비핵은 선조체에 속하기도 하고 렌즈핵에 속하게 되기도 한다.

뇌 노화

뇌의 부피는 40세 이후 10년마다 5%씩 감소

태아 시기에 세포분열이 활발할 때는 분당 250,000개의 신경세포가 새로 만들어지지만 생후에는 신경세포 수의 증가 없이 성장한다. 뇌는 출생 초기부터 급성장하여 5세에 성인의 90% 크기에 도달하고, 이후에는 서서히 성장한다. 특히 전두엽의 성장이 늦게까지 지속되어 35세에 정점에 이른다. 이는 일반적인 신체의 성장이 20대에 끝나는 것과는 대조적이다.

35세에 정점에 다다른 뇌 부피는 40세 이후에는 10년마다 5%씩 감소하고, 60~70대 이후에는 감소 속도가 훨씬 빨라진다. 부피가 줄어드는 것을 위축(萎縮, atrophy)이라고 하는데, 이는 나이 들수록 뉴런과 시냅스가 감소하기 때문이다. 전두엽피질 위축이 가장 두드러지고 다음으로 선조체 위축이 심하다. 노인에게 나타나는 전두엽-선조체의 위축은 실행기능(executive function)과 주의력을 감소시킨다. 실행

기능이란 목표에 맞는 계획을 세우고 당면과제를 수행하는 능력, 즉 다양한 정보를 다루고 복잡한 문제를 해결하는 능력을 말한다.

노화에 따른 백질의 변화는 혈관변성과 신경섬유통합성의 감소로 나타난다. 혈관의 변화는 MRI에서 백질의 일부가 하얀 점으로 나타나는 것으로 알 수 있다. 심부백질과 뇌실 주변에서 주로 나타나, 심부백질고음영(deep white matter hyperintensity)과 뇌실주변고음영(periventricular hypertintensity)이라고 불린다. 75세 이상 노인들의 MRI를 보면 65%에서 이런 고음영 병변이 나타난다. 이는 나이가 많을수록, 고혈압이 심할수록 많아진다. 병변이 심할수록 인지기능이 더 떨어지며 정보처리속도, 기억력, 실행기능 등의 저하가 두드러진다.

백질 신경섬유의 통합성은 MRI 확산텐서영상(diffusion tensor imaging)으로 평가한다. 이는 물 분자의 확산을 조사하는 것이다. 물 분자는 뇌조직의 신경섬유다발의 방향과 평행하게 확산하는 방향성을 보이는데, 신경섬유가 구조적으로 안정적일수록 물 분자의 확산성은 신경섬유의 방향과 일치한다. 확산텐서영상에서 신경섬유의 방향성이 일정하지 않으면 신경섬유의 통합성이 불안정하다고 간주하는데, 노화로 인한 신경섬유 방향성의 교란은 주로 전두엽과 교량(corpus callosum)에서 관찰된다. 다양한 인지과제를 수행하기 위해서는 여러 영역 간의 상호작용이 필요한데, 노인은 그 기능이 떨어지는 것이다.

뇌는 인지기능에 따라 특정 영역이 활성화되는데, 노인에게 특정 인지과제를 수행하게 하고 활성화되는 뇌 영역을 조사해보면 특정 뇌 영역 이외에 보다 넓은 영역이 활성화된다. 이는 뉴런과 시냅스의 감소로 특정 영역의 기능이 떨어지는 상황에서, 더욱 넓은 뇌신경망을 활성화하여 보충하는 것으로 보인다.

노인은 휴지기 때 활성화되는 영역도 바뀐다. 뇌가 쉬고 있을 때 더 활성화되는 대표적인 곳이 대상피질이다. 이곳은 과제를 수행할 때는 오히려 활성이 감소한다. 뇌의 휴지기에 활성화되는 영역들은 서로 네트워크를 이루어 기능적으로 연결되어 있으며, 이를 디폴트 모드 네트워크(default mode network)라고 한다. 노인에게는 이러한 디폴트 모드 네트워크의 휴지기 연결성이 젊은 성인에 비해 감소해 있다.

말초신경
두께에 따라 6종류가 있다

중추신경인 뇌와 척수는 모두 뼈 안에 들어 있고, 말초신경은 두개골의 구멍이나 척추의 틈새를 통해 중추신경과 연결된다.

말초신경을 구분하는 방법은 여러 가지다. 첫째는 정보를 전달하는 방향에 따라 구분하는 방법이다. 중추신경에 정보를 전달하는 신경을 구심성신경(afferent nerve)이라고 한다. 구심성(求心性)이란 중심으로 간다는 뜻인데, 감각신경은 모두 구심성이다. 반대말은 원심성(遠心性, efferent)으로, 뇌에서 팔다리로 신호를 전달하는 운동신경은 모두 원심성이다.

둘째는 의지의 작용 여부에 따라 구분하는 방법으로 체성신경과 내장신경으로 나눈다. 체성신경(體性神經, somatic nerve)이란 피부, 관절, 근육 등 우리의 의지대로 통제가 가능한 신경을 말한다. 의지에 따른다는 의미로 수의신경(隨意神經)이라고도 한다. 내장신경(內臟神經, visceral nerve)은 심장, 장, 혈관 등에 작용하는 것으로 의지를 따르지 않는다는 의미로 불수의신경(不隨意神經)이라고도 하고, 자율적으로 작동한다는 의미로 자율신경이라고도 한다. 즉 내장신경, 불수의신경, 자율신경은 모두 같은 의미다.

셋째는 신경섬유가 연결된 중추신경에 따라 뇌와 연결되면 뇌신경(cranial nerve), 척수와 연결되면 척수신경(spinal nerve)으로 나누는 방법이다. 뇌신경에는 12쌍이 있고, 척수신경은 31쌍이 있다. 뇌신경은 머리와 목에 분포하고 척수신경은 목, 몸통, 팔다리에 분포하는데, 제10뇌신경인 미주신경(vagal nerve)은 흉부와 복부에도 분포한다.

넷째는 신경섬유의 두께와 신호전달속도에 따라 구분하는 방법이다. A, B, C섬유로 나누고, A섬유는 다시 A-α, A-β, A-γ, A-δ 등 4가지로 나눈다. α, β, γ, δ는 그리스어 알파벳으로 알파, 베타, 감마, 델타이다. 두께는 A-α, A-β, A-γ, A-δ, B, C의 순서로 얇아지며, 얇은 만큼 속도는 점점 느려진다. 말이집이 있는 신경은 두껍고 전도속도가 빠르며 말이집이 없는 신경은 얇고 전도속도가 느린데, A섬유와 B섬유는 말이집이 있고 C섬유는 없다.

말초신경의 세포체는 서로 모여 신경절(ganglion)을 형성하여 정보를 통합한다. 신경절에서의 정보통합은 자율신경계가 중추신경에 의존하지 않고 독립적으로 작용할 수 있게 한다. 신경절은 집합하고 있는 뉴런의 종류에 따라 자율신경절과 감각신경절로 나누며, 자율신경계에서 중추신경에서 출발해 신경절까지 가는 신경섬유를 신경절전섬유(preganglionic fiber), 신경절부터 기관(organ)까지 이어지는 섬유를 신경절후섬유(postganglionic fiber)라고 한다. 신경절은 말초신경계에 있는 세포체 집합을 의미하는데, 기저핵(basal ganglia)은 예외적으로 중추신경에 있는 세포체 집합의 명칭이다. 이 명칭은 학계에서 중추신경계와 말초신경계의 구분이 생기기 전에 만들어졌기 때문이다.

신경전달물질

100개 이상의 신경전달물질이 있다

신경전달물질로 처음 밝혀진 물질은 1920년대에 미국 약리학자 뢰비(O. Loewi, 1873~1961)가 발견한 아세틸콜린이다. 영국 생리학자 데일(H. Dale, 1875~1968)은 아세틸콜린을 분비하는 세포를 설명하기 위해 콜린성(cholinergic)이란 용어를 사용하기 시작했는데, 뢰비와 함께 1936년 시냅스 전달에 대한 연구로 노벨상을 받았다. 데일은 또 노르에피네프린을 사용하는 뉴런에 대해 '노르아드레날린성(noradrenergic)'이란 용어를 사용했다. 이후 신경전달물질과 관련된 작용을 설명할 때 '-ergic'이란 접미어를 사용하게 되었다.

지금까지 100개 이상의 신경전달물질이 발견되었는데, 크기에 따라 신경펩티드(neuropeptide)와 저분자 신경전달물질(small-molecule neurotransmitter)로 나눈다. 신경펩티드는 3~36개의 아미노산으로 구성되는데, P물질(substance P), 엔돌핀(endorphin), 바소프레신, ACTH, CRH 등이 있다. 저분자 신경전달물질에는 아세틸콜린, 아미노산, ATP, 생체아민 등이 있다. 신경전달물질 역할을 하는 아미노산에는 글루타메이트, 아스파테이트, 가바(GABA, γ-aminobutyric acid), 글리신 등이 있고 생체아민은 도파민(dopamine), 노르에피네프린, 에피네프린, 세로토닌, 히스타민 등이 있다.

신경전달물질은 시냅스후뉴런을 활성화하는지 억제하는지에 따라 흥분성(excitatory)과 억제성(inhibitory)으로 나눈다. 뇌에 존재하는 대표적인 흥분성 신경전달물질은 글루타메이트이고, 억제성 신경전달물질은 가바이다. 신경전달물질은 뇌 부위에 따라 농도가 다르며 각 신경전달물질의 합성, 분해, 이동, 수용체와의 결합력 등은 노화 과정에서 변한다.

신경전달물질이 결합하여 효과를 발휘하는 수용체에는 이온성수용체(ionotropic receptor)와 대사성수용체(metabotropic receptor)가 있다. 대사성수용체는 G단백질(G-protein)을 통해 작용하고, 이온성수용체는 이온채널 개폐를 통해 작용하는 것으로 리간드개폐 이온채널(ligand-gated ion channel)이라고도 한다. 한 뉴런은 보통 1가지 신경전달물질만 분비하는데, 하나의 신경전달물질이 여러 개의 수용체에 결합할 수 있다. 이때 수용체 각각을 수용체아형(receptor subtype)이라고 한다. 그러나 2가지 신경전달물질이 같은 수용체에 결합하는 경우는 없다.

아세틸콜린

감소가 심할수록 치매가 심하다

아세틸콜린(acetylcholine)을 분비하는 콜린성 뉴런(cholinergic neuron)은 바닥전뇌(basal forebrain)와 중뇌교뒤판(mesopontine tegmentum)에 모여 있는데, 콜린(choline)과 아세틸-CoA(acetyl-CoA)로부터 아세틸콜린을 합성하여 뇌 전체에 공급한다. 아세틸콜린은 축삭말단에서 분비되어 수용체에 작용한 다음 아세틸콜린에스테라아제(AChE, acetylcholinesterase)에 의해서 아세트산과 콜린으로 분해된다.

아세틸콜린이 작용하는 수용체는 무스카린수용체(muscarinic receptor)와 니코틴수용체(nicotinic receptor)의 2종류가 있다. 무스카린수용체는 독버섯에서 추출된 물질인 무스카린에 의해 활성화되기 때문에 그렇게 명명되었고, 니코틴수용체는 담배의 성분인 니코틴에 의해 활성화되기 때문에 그런 이름이 붙었다.

아세틸콜린은 중추신경계뿐만 아니라 자율신경계와 체성신경계에서도 신경전달물질 기능을 한다. 교감신경계와 부교감신경계 양쪽 모두 신경절전 뉴런(preganglionic neuron)은 신경전달물질로 아세틸콜린을 분비하지만 신경절후 뉴런(postganglionic neuron)은 부교감신경만 아세틸콜린을 분비하고 교감신경은 아드레날린과 노르아드레날린을 분비한다. 아세틸콜린은 신경근접합부에서도 신호전달 역할을 한다. 신경근접합부(neuromuscular junction)는 운동신경과 근섬유가 만나는 시냅스인데, 운동신경 말단에서 분비되는 아세틸콜린이 근육세포의 니코틴성수용체에 결합하면 골격근의 수축이 유도된다.

아세틸콜린은 중추신경계에서 니코틴수용체와 무스카린수용체 모두에 결합하여 작용하는데 주의집중, 학습, 기억 등에 중요한 역할을 한다. 노인은 아세틸콜린의 합성과 분비가 감소하고 무스카린수용체와의 결합력도 감소하여 학습능력과 기억력이 감소한다. 알츠하이머병 환자는 콜린성 뉴런 숫자와 아세틸콜린이 감소하며 니코틴수용체 기능도 떨어지는데, 콜린성 뉴런과 아세틸콜린의 감소가 심할수록 인지기능이 심하게 떨어진다.

알츠하이머병 환자에게 저하된 콜린 기능을 강화시키는 방법에는 무스카린수용체 작용제, 니코틴수용체 작용제, 아세틸콜린에스테라아제 억제제(acetylcholinesterase inhibitor) 등이 있는데 아세틸콜린에스테라아제 억제제가 가장 효과가 좋다. 아세틸콜린은 아세트산과 콜린이 에스터(ester) 결합을 하고 있는 화합물이며 에스테라아제(esterase)는 이 에스터결합을 분리키는 효소이다. 치매치료제인 도네페질(donepezil)과 같은 에스테라아제 억제제는 아세틸콜린이 분해되지 않도록 해서 아세틸콜린의 작용을 증가시킨다.

글루타메이트

나이가 들면 글루타메이트 흥분독성으로 뉴런이 죽는다

글루탐산(glutamic acid, $C_5H_9NO_4$)은 단백질을 구성하는 20종의 아미노산 중 하나이다. 밀에 존재하는 단백질인 글루텐(gluten)에서 처음 발견되어 그렇게 명명되었다. 1908년 일본의 화학자 이케다 키쿠나에(池田菊苗, 1864~1936)는 이 글루탐산이 감칠맛의 원천이라는 것을 발견하고 글루탐산염(MSG, monosodium glutamate) 조미료를 개발했다.

글루타메이트(glutamate)는 글루탐산이 양성자(H⁺)를 내놓은 음(陰)이온 분자이다. 체액에서는 이렇게 존재하며 뇌에서 신경전달물질 기능을 한다. 산(酸, acid)에서 양성자가 해리되면 접미어 '-염(鹽)'을 붙여 구별하기 때문에 글루타메이트를 글루탐산염이라고 번역한다.

중추신경계 대부분의 흥분성 신경세포는 글루타메이트에 의한 반응이며, 뇌의 모든 시냅스 50% 이상이 신경전달물질로 글루타메이트를 분비하기 때문에 글루타메이트는 정상적인 뇌기능에 가장 중요한 신경전달물질이다. 뇌에 외상이 있는 경우 글루타메이트가 다량 분비되어 뇌손상을 일으키는데, 글루타메이트가 활성화되어 뉴런이 과도하게 흥분하여 죽는 현상을 흥분독성(excitotoxity)이라고 한다. 나이가 들어도 글루타메이트 수용체가 과도하게 활성화되면서 뉴런이 많이 죽는다.

글루타메이트 수용체에는 이온성수용체(ionotropic receptor)와 대사성수용체(metabotropic receptor)가 있으며 이온성수용체는 AMPA수용체, NMDA수용체, kainate수용체 등이 있다. NMDA수용체는 NMDA(N-methy-D-aspartate)가 결합하여 글루타메이트의 역할과 동일한 기능을 해서 그런 이름이 붙었는데, 시냅스 가소성을 조절하고 학습과 기억을 중개한다. NMDA수용체가 과도하게 활성화되면 칼슘이온(Ca²⁺)이 세포에 과도하게 유입되어 세포독성을 유발한다. 알츠하이머병, 파킨슨병과 같은 퇴행성신경질환이 이런 원인으로 발생한다. 치매치료제 메만틴(memantine)은 NMDA수용체를 차단하여 인지기능을 호전시킨다.

가바

신경안정제가 작용하는 경로

가바(GABA, γ-aminobutyric acid)는 아민기가 α-탄소가 아닌 γ-탄소에 붙어 있는 아미노산이다. 신경전달물질로 기능하는 다른 아미노산인 아스파테이트, 글루타메이트, 글리신은 단백질을 구성하는 α-아미노산에 속한다. 가바와 글리신은 대표적인 억제성 신경전달물질로서 뇌는 1/3 이상의 시냅스에서 억제성 신경전달물질로 가바를 이용하고, 척수는 절반 정도가 글리신을 이용한다. 신경안정제로 많이 처방되는 벤조디아제핀 계열의 약물들은 가바 수용체에 작용하여 가바의 기능을 강화함으로써 효과를 나타낸다.

체내에서는 포도당에서 가바가 만들어진다. 포도당은 시트르산 회로에서 α-케토글루타레이트로 전환된 다음 글루타메이트로 대사되어 가바성(GABAergic) 뉴런에서 글루탐산탈카복실화효소(GAD, Glutamic Acid Decarboxylase)에 의해 카복실기 1개가 떨어져서 가바가 된다. GAD가 활성화되기 위해서는 조효소인 피리독살인산(pyridoxal phosphate)이 있어야 한다. 피리독살인산은 비타민B$_6$로부터 생성되기 때문에 비타민B$_6$가 없으면 가바 합성이 안 되는데, 영아가 비타민B$_6$가 없는 분유를 섭취하면 경련을 일으키는 이유도 가바 결핍 때문이다.

가바는 글루타메이트와는 반대작용을 하는 신경전달물질로서, 글루타메이트가 노화와 관련이 있다는 사실은 밝혀져 있지만, 가바가 노화에 어떤 작용을 하는지는 아직 알려지지 않았다.

모노아민

우울증과 파킨슨병의 원인

생체아민(biogenic amine)이란 아민기(NH_2)를 가진 생체물질을 말하며 신경전달물질 역할을 하는 것으로는 도파민, 노르아드레날린, 아드레날린, 세로토닌(serotonin), 히스타민 등이 있다. 이 5가지 물질은 아민기를 1개 가지고 있어 모노아민(monoamine) 신경전달물질이라 불린다. 모노아민 신경전달물질은 모두 아미노산을 재료로 합성되고, 모노아민산화효소(monoamine oxidase)에 의해서 아민기가 제거되면 활성을 잃는다.

세로토닌은 처음에 혈청에서 발견되어 혈관 긴장(vascular tone)에 관여하는 것으로 생각되었기 때문에 1948년에 serum(혈청)과 tone(긴장)을 결합해 serotonin이라고 명명되었다. 세로토닌은 방향족아미노산인 트립토판(tryptophan)에서 합성되며 화학명은 5-하이드록시트립타민(5-hydroxytryptamine, 5-HT)이다. 세로토닌성 신경은 뇌간의 솔기핵(raphe nucleus)에 많고, 축삭은 전뇌(forebrain)에 넓게 분포한다. 시냅스에 분비된 세로토닌은 시냅스후뉴런에 작용했다가 시냅스전뉴런에 재흡수(reuptake)되어 작용이 끝난다. 항우울제 프로작(Prozac)은 시냅스로 분비된 세로토닌이 재흡수되지 않도록 하여 시냅스의 세로토닌 농도를 상승시킨다.

세로토닌이 작용하는 많은 5−HT수용체가 규명되었으며, 세로토닌은 수용체의 종류에 따라 감정(emotion), 일주기리듬(circadian rhythm), 정신각성(mental arousal) 등에 관여한다. 한편 5−HT수용체의 기능이상은 우울증, 불안증, 조현병 등을 유발한다. 노인은 선조체, 해마, 대뇌피질에서 세로토닌 농도가 감소하고 세로토닌의 수용체 결합력이 감소하기 때문에 우울증에 취약하다.

히스타민(histamine)은 시상하부에 많고 각성(arousal)과 집중력(attention)에 관여한다. 히스타민은 아미노산 히스티딘(histidine)에서 카복실기가 제거되어 생성되며, 인체에서 히스타민을 가장 많이 생산하는 세포는 비만세포(mast cell)와 호염구(basophil)이다. 히스타민은 조직에서 혈관투과성을 증가시킨다. 감기 걸렸을 때 콧물과 기침을 유발하는 물질이기 때문에 감기약으로 항히스타민제가 많이 처방되는데, 항히스타민제는 뇌의 신경전달물질로 분비되는 히스타민도 같이 억제하기 때문에 졸리는 부작용을 초래하고 노인에게는 인지기능 저하를 유발한다.

노르아드레날린은 뇌간의 청반핵(locus ceruleus)에 많고 축삭말단은 전뇌에 널리 퍼져 있다. 아드레날린은 노르아드레날린보다는 소수의 뉴런에서만 발현된다. 노르아드레날린과 아드레날린은 α−와 β−아드레날린성(adrenergic)수용체에 작용하여 수면, 각성, 집중력, 섭식행동 등에 관여한다. 노화가 진행하면 노르아드레날린 분비는 증가하는 반면, 대뇌피질에서 수용체는 감소한다.

도파민은 뇌의 여러 곳에서 발견되는데 선조체(corpus striatum)에 특히 많다. 중뇌의 뇌흑질(substantia nigra)에서 나오는 축삭종말이 선조체에 연결되어 도파민이 분비되기 때문이다. 흑질-선조체 도파민뉴런이 파괴되면 몸이 떨리고 잘 걷지 못하는 운동장애인 파킨슨병(Parkinson's disease)이 나타난다. 파킨슨병은 1817년 영국 의사 파킨슨(J. Parkinson, 1755~1824)이 처음 발견하였으며, 65세 이상 노인의 1~2%에서 발병한다.

주의력

전두엽과 바닥핵의 기능

심리학에서 주의(注意, attention)는 어떤 것이나 일에 집중하는 것으로 정의되는데, 이는 전두엽과 바닥핵의 기능이다. 주의력은 기능에 따라 지속적 주의력, 선택적 주의력, 분할적 주의력으로 분류한다.

지속적 주의(sustained attention)는 어떤 것에 주의를 집중하는 기능, 즉 집중력과 같은 의미다. 보초병에게 요구되는 주의력도 지속적 주의이다. 사람이 특정 작업에 집중할 수 있는 시간은 보통 30분 정도이다. 젊은 성인은 30분 정도는 외부 자극에도 산만해지지 않고 집중할 수 있지만, 나이가 들수록 외부 자극이나 내부에서 떠오르는 잡다한 생각들을 억제하는 능력이 떨어지고 산만해지기 쉽다.

선택적 주의(selective attention)란 많은 정보 중에서 필요한 정보에만 집중하는 것을 말한다. 사람들이 많이 모이는 파티처럼 산만한 환경에서 대화 상대방에게 집중하는 능력이기 때문에, '칵테일파티 효과(cocktail party effect)'라고도 한다. 이는 집중에 방해하는 자극들이 많은 상태에서도 하는 일에만 집중하는 능력이고, 방해하는 자극을 억제하는 능력이기도 하다. 선택적 주의력 검사 방법 중에는 여러 문자들을 보여주고 특정 문자를 찾아보라고 하는 과제가 있는데, 노인은 찾는 속도와 정확도가 떨어진다.

분할적 주의(divided attention)는 2가지 이상의 일에 동시에 집중하는 능력으로 다중작업, 즉 멀티태스킹(multitasking) 능력이라고 할 수 있다. 헤드폰을 착용하고 양쪽 귀에 다른 이야기를 들려주고, 양쪽 귀로 들은 것을 말하도록 하여 정확도를 측정하면 노인은 정확도가 떨어진다. 머릿속으로 특정 과제를 수행하면서 균형을 유지하게 하는 검사 방법도 있다. 똑바로 서 있으면서 숫자를 계산하는 것과 같은 정신활동과제를 수행하도록 하면 몸의 균형이 흔들린다. 노인은 정신활동과제보다는 균형을 잡는 데 더 주의를 기울이고, 균형 유지를 위해 더 많은 근육을 사용한다. 이는 노인들이 가지고 있는 낙상에 대한 두려움을 반영하는 것이기도 하다.

지능 ————————————————————————

유동성지능은 60대 중반부터 감소한다

지능(知能)은 흔히 IQ(Intelligence Quotient)와 동일시된다. IQ 는 언어이해력, 추리능력, 단기기억력 등에 대한 문제를 얼마나 잘 맞히는지를 측정하여, 개인의 점수를 해당 연령집단의 평균치인 100 점과 비교하는 상대평가이다. 따라서 한 개인의 IQ 점수는 일생 동안 거의 비슷하게 유지되며, IQ 검사로는 노화에 따른 지능의 변화를 알 수 없다.

지능을 의미하는 영어 intelligence는 '이해하다'라는 뜻의 라틴어 intelligentia에서 유래했는데, 인지심리학자들이 공통적으로 합의하 는 지능에 대한 정의는 자신의 생각을 반추하면서 경험으로부터 학 습하는 능력과 주변 환경에 적응하는 능력이다. 간략하게는 다양한 환경에서 문제를 해결하는 지적 능력이라고도 정의할 수 있다.

지적 능력은 유동성지능(fluid intelligence)과 결정성지능(crystallized intelligence)으로 나눈다. '결정성'이란 지능을 구성하는 하나하나의 능 력들이 결정체처럼 고정되어 있어 서로 영향을 미치지 않는다는 것 을 의미하고, '유동성'이란 어떤 문제에 접했을 때 상황에 따라 변형 되는 능력이라는 의미이다. 그래서 유동성지능은 새로운 문제를 해 결하는 능력인 반면, 결정성지능은 자신이 보유한 지식의 양이다.

결정성지능은 애매한 단어의 뜻을 물어보거나 이미 알고 있는 지 식으로 해결 가능한 문제를 풀 수 있는지를 측정한다. 예를 들면, '손 가락을 베이면 어떻게 해야 하는가?' '우리는 왜 세금을 내야 하는가?' 등과 같은 질문이다. 반면 유동성지능을 측정할 때는 언어적, 시공간적, 숫자적 자료를 주고 법칙성을 찾아내 그다음에 올 항목을 예상해보도록 하는 검사 방법을 가장 흔히 사용한다.

결정성지능은 나이에 따른 변화가 없지만 유동성지능은 60대 중반부터 감소하기 시작한다. 그런데 시간을 제한해놓고 결정성지능 검사를 하면, 시간 제한이 없는 것보다 나이가 많을수록 점수가 떨어지기 때문에 결정성지능도 노화의 영향을 받는다고 할 수 있다.

지능을 언어능력, 언어기억, 귀납추론, 공간추론, 지각속도, 수리능력 등 여섯 분야로 나누어 연구한 결과를 보면, 언어능력은 나이에 따른 변화가 거의 없지만 다른 인지기능은 나이가 들수록 저하된다. 언어능력을 테스트하는 과제는 대체로 결정성지능을 평가할 때 사용되는 것이기 때문에 이 두 지능 유형은 동일한 결과를 보인다. 결론적으로 노인은 언어능력이나 결정성지능을 제외한 지능은 전반적으로 감소한다고 할 수 있다.

노인 전체 평균을 보면 지능이 점차 낮아지지만, 개인차가 크다. 노인의 10~15%는 젊었을 때의 지능을 보유하고 있으며 일부에서는 증가하는 경우도 있다. 이러한 개별적인 차이는 나이가 많아질수록 더 커진다. 또 지능감소 속도는 노인 전체 평균적으로는 완만하지만 개개인의 인지기능을 추적해보면 사망 직전에 급격한 저하를 보인다. 이런 현상을 최종 급강하(terminal drop)라고 한다. 사망 몇 년 혹은 몇 개월 전까지 비슷한 지능 수준을 유지하다가 마치 곧 죽을 것을 준비라도 하는 듯이 인지기능이 급격히 저하된다. 지능이 큰 폭으로 감소한 노인들은 짧은 시일 이내에 사망할 확률이 높다.

지혜 ————————————————————————————

나이는 지혜의 필수조건이지만 충분조건은 아니다

지혜(知慧, wisdom)는 삶의 유용한 능력이며 특히 노인들에게는 삶의 만족도를 높이고 죽음을 잘 준비하도록 하는 요인이다. 정의하기는 어렵지만, 사람들은 누구는 지혜롭고 누구는 그렇지 않다고 평가한다. 대체로 동의할 수 있는 지혜에 대한 정의는, 실생활에서 발생하는 문제에 대해 현명하게 판단 내리는 능력이라고 할 수 있다. 논리적인 해결책보다는 실용적인 해결책이 더 중요하다.

사람들은 나이가 들수록 지혜로워질 것이라고 생각한다. 이를 검증하는 심리학적 연구가 있었지만 결과들은 일관적이지 않다. 연구를 위해서는 지혜를 정의해야 하고, 지혜의 수준을 평가하는 방법을 개발하여 점수화하고 나이별로 비교해봐야 하는데, 연구들마다 지혜를 정의하고 측정하는 방법이 다양해 지혜와 연령과의 관계를 판단하기 어렵다.

미국의 발달심리학자 파수파티(M. Pasupathi)는 지혜와 관련된 지식이 주로 발달하는 시기는 15~25세이며, 40대에 최고조에 도달한다고 추정했다. 40대에 지혜가 발달하는 이유는, 30대에서 40대로 이행하면서 직업 경험이 축적되고 대인관계가 변하며 40대는 스트레스 사건을 많이 겪기 때문이다. 30대부터 50대에 이르는 과정에서 겪는 인생경험들을 얼마나 잘 통합하여 성격적 성숙을 이루느냐에 따라 50대의 지혜 수준이 결정된다고 할 수 있다.

심리학자 김민희의 연구에서는 노인(66~92세)의 지혜 점수가 청년

(18~39세)보다는 더 높았지만 중년(40~65세)과는 차이가 없었다. 지혜를 세분화해서 살펴봤을 때 노인은 절제와 균형, 공감적 대인관계에서 높은 점수를 보였으나 인지역량과 긍정적 인생태도에서는 청년과 차이가 없었다. 중년과 노인은 지혜 점수가 높을수록 과거의 부정적인 경험을 현시점에서는 긍정적인 경험이라고 생각했다.

과거에 문제를 지혜롭게 해결했던 사례를 들어보라고 하면, 남자는 직업과 관련된 일이 많았고 여자는 자녀와 관련된 일을 많이 언급했다. 지혜에 대한 개념에서도 성차와 연령차가 있었는데, 남자는 인지역량을 중요하게 생각하는 반면 여자는 절제와 균형, 공감적 대인관계를 더 중요하게 여겼다. 또 청년은 인지역량을 중시했고, 중년은 공감적 대인관계를 더 중시했다.

나이가 들어가고 인생 경험이 많아진다고 해서 자동적으로 지혜가 증대되는 것은 아니지만, 지혜는 경험을 통해 획득되는 것이므로 나이가 드는 것이 지혜 발달에 도움을 줄 수는 있다. 즉 나이는 지혜의 필수조건이기는 하지만 충분조건은 아니다.

창조성

40대에 최고치

창조성(創造性)이란 새로운 것을 만들어내는 특성을 의미하고, 창의성(創意性)이란 새로운 것을 생각해내는 특성을 의미한다. 모두 creativity를 번역한 말이다. 창조성에 대한 다양한 정의가 있지만 새롭고도 상황에 적절해야 한다는 점은 대부분 일치한다. 창조성을 측정하는 심리검사의 한 예는 붉은 벽돌을 주고 용도를 가능한 한 많이 생각해보도록 한다. 집을 짓는다는 답은 적절하기는 하지만 창조적이지는 않다. 또 벽돌을 가지고 놀면서 불면증을 치료하는 데 이용한다는 답은 신선하기는 하지만 상황에 적절하지는 않다.

창조성이란 새로운 아이디어에 그치지 않고 실용성이 있어야 한다. 창조적인 사람은 확산적 사고(divergent thinking)에 능하다. 확산적 사고란 문제를 해결하기 위해 정보를 광범위하게 탐색해서 다양한 해결책을 도출하는 사고방식을 말하는데, 이는 40대에 최고치에 달하고 이후 점차 떨어진다.

창조성이 뛰어났던 사람들의 과거 인생을 보면 예술가들은 어린 나이부터 재능이 드러나고, 과학자들은 20대에 재능을 드러내기 시작해 대부분 40대 이전에 창조적인 업적이 절정에 달한다. 노벨상을 받은 사람들이 업적을 냈던 연령대는 30대 후반이 제일 많았다. 노년기에도 대작을 창작하는 사례를 들면서 창조성이 전 생애에 걸쳐 증가한다는 주장이 있기는 하지만, 이는 보편적인 현상은 아니다.

노인이 되면 창조성이 저하되는 이유는 전반적인 지적 기술이 감퇴하기 때문이지만 그것만이 원인은 아니다. 오페라가수나 발레리나는 노년기에 절정에 이를 수 없다는 사실을 보면, 노화로 인한 감각 기능 및 신체기능의 저하가 원인일 수 있다. 또 창조적이었던 사람이 리더 자리로 승진하고 실무를 하지 않게 되면서 창조성을 잃을 수도 있다. 대중의 평가를 받는 예술가는 유행에 따라 가치가 좌우되기 때문에 유행이라는 외부요인에 의해 예술가의 창조성이 평가절하되는

신경

상황도 생길 수 있다. 따라서 생애주기에 따른 창조성의 변동은 노화 자체뿐만 아니라 직업에서 요구되는 것과 같은 외부요인이 작용한다.

언어

노인은 문장이 짧아진다

언어행위가 가능하기 위해서는 먼저 들리는 소리가 말소리인지 보이는 무늬가 문자인지를 판단한 다음, 그것이 단어인지를 판단하고 단어들의 나열이 어떤 의미인지를 판단해야 한다. 언어를 산출할 때는 반대로 표현하고자 하는 것을 개념화하고 단어를 생각해내 말을 하거나 손으로 글을 써야 한다.

노인은 말을 하거나 책을 읽을 때 정확성이 떨어지고, 말하는 속도가 느려진다. 음성을 산출하는 호흡기의 노화뿐만 아니라 기억력과 같은 인지기능도 떨어지기 때문이다. 뭔가를 표현하고자 할 때 적당한 단어를 떠올리는 데 어려움이 있기 때문에 특정 단어가 생각나지 않고 혀끝에 맴도는 경우가 많고, 사용하는 명사와 동사의 숫자도 줄어든다. 문장의 길이도 줄어들고 복잡한 구문(構文)은 잘 만들지 못하게 된다. 필체도 변한다. 치매나 파킨슨병이 없다고 하더라도 글씨를 쓸 때 손가락과 손목운동의 정교함이 떨어진다. 그렇다고 단어에 대한 지식과 철자법에 대한 지식이 같이 저하되는 것은 아니어서, 잘못된 단어를 찾아내는 능력에는 노화의 영향이 없다.

시력저하와 청력저하는 노인의 언어능력에 영향을 미칠 수 있다.

노인은 대화가 너무 빠르거나 주변 소음이 심하면 해독에 어려움을 겪는다. 의미가 모호한 내용은 다시 되돌아가서 보는 경향이 많아지고, 문장에서 문법적 구가 전환되는 경계에서 잠깐 쉬는 시간이 길어지며, 구가 복잡할수록 시간이 더 소요되기는 하지만, 예측성이 높은 단어들은 건너뜀으로써 읽는 속도를 유지한다.

노인이 책을 읽는 즐거움의 정도는 젊은이들과 동일하며, 독서율은 오히려 더 높다. 대부분은 신문이나 잡지, 혹은 가벼운 소설과 같은 책들을 읽고, 무거운 주제의 글을 읽으려는 노력은 줄어든다. 노인은 글을 읽고 읽은 내용을 이야기할 때 구체적인 내용, 예를 들면 누군가가 가게에 들어가서 옷을 샀다는 것은 기억하지만 구입한 옷의 색깔은 기억하지 못할 가능성이 높고, 추상적인 수준의 이해능력도 떨어지며, 보다 일반적인 코멘트를 하는 경향이 많아진다. 은유(隱喩)를 사용하는 문장에 대한 이해력이 떨어지며, 속담의 뜻을 파악하거나 상징적인 메시지의 이면에 있는 뜻을 이해하는 능력도 떨어진다.

기억

정상적인 노화의 기억력 감소와 치매의 감별은 어렵다

기억(記憶, memory)이란 과거를 재생하는 것인데 몇 가지로 분류할 수 있고, 가장 간단하게는 단기기억과 장기기억으로 구분한다. 단기기억은 새로운 정보를 잠깐 저장하는 능력이다. 전화번호

신경

를 듣고 수첩에 옮겨 적을 때까지 기억하는 것이 한 예이다. 보통 전화번호 개수인 7개 정도를 기억하는데, 젊은이는 평균 7.6개를 기억하는 반면 노인은 7.1개를 기억한다. 이때 묶음(chunking)으로 기억하면 기억하는 숫자의 개수를 늘릴 수 있다. 예를 들어 345172986142를 345/172/986/142와 같이 몇 개의 묶음으로 기억하는 것이다. 노인은 이렇게 묶음으로 기억하는 능력도 떨어진다.

단기기억은 일상생활에 중요하다. 대화를 할 때 상대방의 말을 잠깐이나마 기억하면서 그에 대한 대답을 하고, 내가 했던 말도 기억했다가 상대방의 반응에 따라 내 말을 수정하기도 해야 하기 때문이다. 또 53곱하기 4를 암산하려면 3×4=12를 계산해서 12를 기억하고 있다가 5×4=20을 계산해서 자릿값을 고려해서 더한다. 이처럼 단기기억과 정보조작을 동시에 하는 것을 작업기억(working memory)이라고 한다. 노인은 작업기억이 떨어지기 때문에 대화할 때 이해력이 떨어지고, 일을 처리할 때는 집중력이 떨어진다.

기억력이 좋다고 할 때의 기억은 보통 장기기억을 말하는데, 장기기억은 명시기억(明示記憶, explicit memory)과 암묵기억(暗默記憶, implicit memory)으로 나눈다. 명시기억은 언어로 표현할 수 있는 기억이고, 암묵기억은 언어로 표현할 수 없는 기억이다. 언어로 표현할 수 없는 암묵기억은 운전이나 춤과 같이 반사적이고 습관적인 행동의 순서에 대한 기억이며 노화로 인한 변화가 없거나, 있더라도 매우 경미한 수준이다.

명시기억은 다시 사건기억(episodic memory)과 지적기억(知的記憶, semantic memory)으로 나눈다. 사건기억은 일상생활에서 일어났던 일들을 기억하는 것이다. 과거에 일어났던 사건에 대한 기억은 복잡하고 왜곡되기 쉬워 노화의 영향을 많이 받는다. 과거의 사건에 대해 언제, 어디서, 무엇을, 누가 말했고 행동했는지 기억해보라고 하면 노인일수록 틀리기 쉽다.

사건기억이 법적으로 문제가 되는 것은 목격자 증언 등에서이다. 사건의 주요사항을 기억하는 것은 노인과 젊은이 사이에 차이가 없지만 노인은 사소한 세부사항, 예를 들면 옷차림의 자세한 특징 같은 것은 잘 기억하지 못한다. 심리실험에서 범죄 현장을 비디오로 보여주고 사실과 다른 내용으로 유도 질문을 하면 노인들은 잘못된 정보를 사실로 인식하는 경향이 높고, 잘못된 정보를 사실로 확신하는 경향도 높다. 보통 노인들이 더 정직할 것이라고 생각하지만 기억으로 제공하는 정보의 신뢰성이 보장되는 것은 아니다.

지적기억은 지식을 기억하는 능력을 말하며 의미(意味)기억이라고도 한다. 의미기억은 시간과 장소가 연관되어 있지 않다는 점이 사건기억과 다르다. 우리나라에서 올림픽이 개최된 것이 1988년이라는 사실을 기억할 때, 그 정보를 어디서 어떻게 얻었는지는 기억할 필요가 없으며 그 내용은 수년 동안 반복적으로 확인했기 때문에 쉽게 기억한다. 지적기억은 노화의 영향을 받지 않는다.

명시기억을 크게 사건기억과 지적기억으로 나누지만, 자신의 과거를 자서전(自敍傳)을 쓰는 것처럼 회고하는 자서전적 기억은 사건기억과 의미기억이 섞여 있으므로 회상 시점의 상황에 따라 내용이 달라진다. 즉 사건이 발생하고 5년 뒤에 이야기하는 것과 50년 뒤에 이야기하는 것은 기본 플롯(plot)은 동일하더라도 세부사항이 달라진다. 일반적으로 오래된 기억은 스스로 구경꾼이 되어 사건을 바라보는 것처럼 기억되는 반면, 최근 기억은 자신의 관점에서 주관적으로 기억되는 경향이 있다.

노인에게 과거 인생을 이야기해보라고 하면 회상하는 데 시간이 많이 걸리며, 구체적이기보다는 모호하게 말하는 경향이 있다. 또 젊은이들은 특정 사건의 세부사항을 생각하는 반면, 노인들은 다양한 상황에서 적용될 수 있는 일반적인 의미정보를 회상한다. 노인이 회상하는 데 시간이 많이 걸리는 것은 과거 자체를 재생하기가 어렵다는 이유도 있지만, 방금 말했던 것을 기억했다가 앞뒤 순서가 맞는 말을 이어가기가 어려워지기 때문이다.

흔히 노인들이 과거에 산다고 하지만, 실제로는 그렇지 않다. 젊은이들과 비교하여 과거를 더 자주 회상하는 것도 아니다. 과거를 이야기해달라는 요청을 받지 않은 상태에서 자발적으로 과거를 회상하는 것이 오히려 더 줄어든다는 연구결과도 있다. 자발적인 기억은 어떤 자극, 예를 들면 맛이나 냄새 등과 같이 예상치 못한 자극에 의해서 무의식적으로 나타나는 경우가 많은데, 노인은 맛이나 냄새보다는 추상적 사고가 발단이 되는 경우가 많다. 또한 과거의 어떤 기억은 생생하고 어떤 기억은 흐릿하다. 기억의 생생함에 미치는 영향은 나이에 따라 조금씩 다른데, 청장년은 기억되는 사건에서 느끼는 감정이 클수록 생생함이 커지는 반면, 노인은 과거 사건을 얼마나 자주 회상하는지와 관련이 있다. 즉 노인들은 중요한 사건들을 지속적으로 되새김으로써 세부적인 기억과 생생한 느낌을 유지한다.

자서전적 기억은 노년기 삶의 질에 영향을 미친다. 특히 시간이

지나도 자주 생각나는 스트레스, 트라우마, 슬픔과 연관된 사건들을 어떻게 이해하는지가 중요하다. 불안하고 우울한 노인은 불행했던 과거를 반추하는 경향이 강하고, 기억하는 내용도 왜곡된다. 예를 들어 행복이라는 단어를 주고 과거를 기억하라고 하면, 보통은 중학교 2학년 때 친구들과 축구를 하다가 처음으로 골을 넣었을 때와 같이 특정 시간과 장소에서의 특정 사건을 이야기하지만, 우울한 사람들은 특정 사건을 언급하기보다는 '친구들과 놀았을 때'와 같이 메마르게 기억하는 경향이 있다.

기억은 과거를 회상하는 것이지만 일상생활에서 기억의 중요한 기능은 앞으로 할 일을 기억하는 것이다. 이를 미래계획 기억이라고 하는데, 장기기억의 한 종류로서 앞으로 할 일이나 약속을 기억하는 것이다. 미래계획 기억을 회상할 때 사용하는 방법에는 외부단서를 이용하는 것과 내부단서를 이용하는 방법이 있다. 수첩에 기록하는 것은 외부단서를 이용하는 것이고, 순수하게 기억력에만 의지하는 것이 내부단서를 이용하는 것이다. 노인은 외부단서 없이 내부단서만으로 기억하는 경우 오류가 많아지기 때문에, 기억력에만 의존했던 사람은 나이가 들수록 점점 깜박하는 일이 많아진다. 그러나 노인들은 약속을 기다리며 반복적으로 상기하는 경우가 많아, 날짜나 시간을 더 잘 기억하기도 한다.

노인에게 있어 지적기억(의미기억)과 암묵기억은 보존되지만, 단기기억과 사건기억 능력은 저하된다. 노인은 나이에 비례하여 전반적인 기억력이 떨어지므로, 정상적인 노화과정인지 치매와 같은 병적인 상태인지 구별이 쉽지 않다.

수면

노인은 수면의 효율성이 떨어진다

낮과 밤을 구별하는 태양빛의 유무는 수면각성주기라고 불리는 일주기리듬을 결정한다. 시상하부의 시교차상핵(suprachiasmatic nucleus)은 빛이 없는 상태에서도 메트로놈처럼 일정한 주기를 발생시켜 수면각성주기를 조절하는데, 태양빛이 있는 일상생활에서는 망막에서 시신경으로 입력되는 빛의 신호에 따라 메트로놈의 주기를 매일 리셋(reset)하고 송과선이 멜라토닌(melatonin)을 분비하도록 한다.

시상하부와 송과선은 태양주기에 따라 수면각성뿐만 아니라 호흡, 혈압, 심장박동, 체온, 위장관운동, 호르몬분비 등 전반적인 대사 속도를 24시간 주기로 조절하는데, 나이에 따라 시교차상핵과 연관된 네트워크가 변하기 때문에 일주기리듬을 가진 대사활동에 장애가 생긴다. 노인의 백내장이 심해지는 것도 망막과 시신경교차핵에 영향을 미쳐 일주기리듬을 교란시킨다. 멜라토닌은 나이가 들면서 점차 감소하는데, 밤에 멜라토닌 농도가 낮을수록 수면각성주기 장애를 유발한다.

수면(sleep)의 정의는 '감각기능이 억제되고 움직임이 감소하며 자극에 대한 반응이 떨어지는 상태가 주기적으로 반복되는 것'으로, 안구움직임의 속도에 따라 렘(REM, rapid eye movement)수면과 비렘(NREM, non-rapid eye movement)수면으로 나눈다. REM이란 안구가 빠르게 움직인다는 의미이고, 비렘수면은 아닐 비(非)와 REM이 합해진 용어로 렘수면이 아니라는 의미다.

렘수면 기간에는 교감신경이 우세해서 심박수와 호흡수가 불규칙하게 증가하고, 체온의 변화와 호흡장애가 자주 나타난다. 또 이 시간은 꿈을 꾸는 시간이고 기억이 강화되는 시간이기도 하다. 반면 비렘수면은 부교감신경이 우세하여 정신활동이 감소하고 낮에 소진된 에너지를 보충하는 시간이다. 비렘수면은 깊이에 따라 N1, N2, N3의 3단계로 나누는데, 과거에는 4단계로 구분하였으나 2007년 미국수면학회에서 3단계와 4단계를 합하여 N3로 정의했다. 단계가 높아질수록 뇌파는 느려지고 근육의 긴장은 이완되어 깊은 수면이 되며 전체수면 중 N1:N2:N3은 각각 5%:50%:20%를 차지한다. 나머지 25%는 렘수면이다. 잠이 들면 N1→N2→N3→N2→N1→REM→N1→…와 같은 주기가 100분 간격으로 4~6회 반복하다가 N1단계에서 깬다.

노인은 총수면 시간이 감소하고 수면의 효율성이 떨어진다. 잠자리에 누운 뒤 잠들기까지 시간이 오래 걸리고, 야간에 자주 깨고 낮에는 졸리며 낮잠이 많아진다. 또 취침시간이 앞당겨져 일찍 자고 일찍 일어난다. 수면 중에는 N3 수면이 감소하는데, 여성이 남성보다 감소폭이 더 크다. 그만큼 자다가 자주 깨고 깊은 잠은 줄어든다.

노인에게는 불면증, 수면무호흡증, 하지불안증후군, 렘수면행동장애 등 수면장애의 빈도가 높아진다. 우리나라 노인의 50%는 불면을 호소한다. 불면증은 우울증이나 불안증의 증상으로 나타나기도 하고 치매, 심부전, 천식, 전립선비대증, 위식도역류질환 등과 같은 질환 때문에 나타나기도 한다. 또 감기약, 진통제, 스테로이드와 같은 약의 부작용으로 불면증을 겪는 경우도 있다. 한편 잠을 자야 한다는 집착도 불면증을 악화시키며, 규칙적인 활동이 줄어드는 것도 원인이 된다. 일이 없고 신체장애로 낮에 활동을 충분히 하지 못하면 낮잠이 많아지고, 그러면 밤에 잠이 오지 않는다.

수면무호흡증은 수면 중 10초 이상 호흡이 정지하는 현상으로, 밤에는 코골이, 저산소증, 불면증이 나타나고 낮에는 과도하게 졸리는 증상이 동반된다. 하지불안증후군은 자려고 누웠을 때 다리를 움직이고 싶은 충동이 생기고 다리에 이상한 감각이 느껴지는데, 주무르거나 일어나 걸으면 완화되고 자리에 누우면 다시 증상이 발생하는 병이다. 하지불안증후군이 있으면 잠든 상태에서도 사지, 특히 다리가 반복적으로 움직이는 증상이 나타난다.

렘수면장애는 꿈에서 하는 행동들을 자면서 재연하는 장애이다. 정상적인 렘수면 중에는 근육의 긴장도가 떨어져야 하는데 긴장도가 그대로 유지되면서 소리를 지르고 손을 휘젓거나 발길질을 한다. 렘수면장애는 파킨슨병이나 치매로 진행할 위험이 높다.

우울증 ────────────────
노인우울증은 가성치매를 유발한다

나이가 들수록 우울증이 많아지며 65세 이상 노인의 10~20%는 우울증이 있다. 남성보다는 여성이 더 많고, 이혼이나 별거, 약한 사회적 지지 기반, 우울증 과거력 등이 위험인자이다. 뇌졸중, 당뇨병, 내분비질환, 만성폐쇄성폐질환, 심근경색, 암 등 신체적 질환도 우울증의 위험요인이다. 뇌혈관질환으로 뇌의 백질에 변화가 오면 감정과 인지를 조절하는 신경회로가 손상되어 우울증이 발생한다. 이를 혈관성우울증이라고 하는데, 노인우울증의 1/3이 여기에 해당된다.

노인우울증은 특별한 원인을 찾을 수 없는 신체증상이 많다는 점이 특징이다. 어지럽고, 소화가 안 되고, 가슴이 아프고, 머리가 아프고, 심장이 두근거리며, 팔다리에 힘이 없는데 검사를 해보면 이상이 없다고 하는 경우에는 우울증일 가능성이 높다. 이유 없이 불안하고 초조하거나 빈뇨, 변비, 불면, 식욕저하, 체중감소도 우울증의 증상일 수 있다. 척추협착증, 관절염 등과 같은 신체질환에 우울증이 동반되면 우울증이 없는 경우보다 통증이 심해져, 치료에 반응이 없고 약물남용이 발생하기 쉽다.

노인우울증 환자는 자신이 우울하다는 감정을 스스로 인지하는 경우가 적고, 오히려 우울하지 않다고 부인하는 경우가 많다. 대신 의욕과 흥미가 저하되고 사회활동이 줄어들며 과도한 무가치함, 죄책감, 건강염려증, 피해망상 등이 커진다. 특히 혈관성우울증은 모든 일에 무심하고 감정이 둔화되며 판단력과 사고력 저하 증상이 흔하다. 노인우울증은 집중력, 실행력, 기억력 등이 떨어져 마치 치매처럼 보이기도 하는데 이를 가성치매(假性癡呆, pseudodementia)라고 한다.

섬망

섬망은 아세틸콜린의 이상 때문

섬망(譫妄, delirium)은 신체질환에 의한 뇌의 전반적인 기능장애로 정의되며 주요 증상은 주변 상황에 대한 인식(awareness)의 감소와 주의력 감소이다.

의학에서 의식(意識, consciousness)이란 자신과 주변을 인식하는 상태를 말한다. 의식수준이 가장 낮은 상태는 혼수(昏睡, coma)상태이고 정상적인 것은 일하고 있을 때의 의식수준인 각성(覺醒, alert)상태이다. 의식수준은 각성, 혼돈(confusion), 기면(drowsy), 혼미(stupor), 반혼수(semicoma), 혼수 등으로 나누는데, 의식이 나빠질 때는 이 순서로 나빠지다가 혼수상태에서 사망하고, 좋아질 때는 반대 순서로 돌아온다.

혼돈 상태는 눈을 뜨고 말은 평상시처럼 하지만 상황 판단력이 떨어지고 엉뚱한 소리를 하는 상태이다. 노인이 갑자기 횡설수설 엉뚱한 말을 하는 혼돈 상태라면 다른 원인이 확인되기 전까지 섬망으로 간주해야 한다. 섬망이 진행되면 가족을 알아보지 못하고 밥을 먹었는지도 기억하지 못한다. 증상은 대개 몇 시간에서 며칠 정도 지속되고, 하루 중에도 증상의 변동이 심하다. 밤에는 천장이나 벽에 벌레가 기어 다닌다고 표현하는 환시 증상도 흔히 나타난다. 때로는 누군가 자기를 해치려고 한다는 망상도 나타나고, 감정이 조절되지 않아 소리를 지르거나 중얼거리기도 한다.

낮과 밤이 바뀌는 경우가 많고, 때로는 밤에 자지 않았는데도 낮에도 피곤하지 않은 과각성 상태가 지속되기도 한다. 그러면 사소한 자극에도 예민하게 반응하는 증상이 더욱 심해진다. 이를 과활동형 섬망이라고 한다. 반대로 저활동형 섬망은 자극에 대한 반응이 감소하고 하루 종일 자는 모습을 보인다. 섬망은 과활동형(hyperactive subtype)과 저활동형(hypoactive subtype), 혼합형(mixed subtype)으로 나눌 수 있는데, 혼합형이 제일 많다. 혼합형 섬망은 졸리고 처져 있다가도 과도하게 흥분하는 등 증상이 수시로 변하는 유형이다.

섬망은 혈액검사나 뇌영상검사로는 알 수 없고 증상으로 진단한다. 섬망 증상은 신경전달물질 아세틸콜린의 이상 때문에 나타나는 것으로 추정하는데, 섬망을 유발하는 원인은 다음과 같다.

(1) 약물: 다약제 복용, 항콜린제, 벤조디아제핀

(2) 알코올 중독 또는 금단, 니코틴 금단

(3) 패혈증, 감염증, 간질환, 신장질환, 뇌혈관질환, 경련

(4) 저산소증, 저혈당, 저체온, 저혈압, 빈혈, 탈수, 통증

(5) 전해질(나트륨, 칼슘, 마그네슘) 불균형

(6) 변비, 배뇨곤란, 수면박탈

(7) 암, 말기질환

(8) 수술(심장, 정형외과), 중환자실 입원, 인공호흡

섬망은 입원 중이거나 장기요양시설에 있을 때 자주 나타나는데, 환자의 의식 상태가 변할 때는 섬망, 치매, 우울증의 세 질환 중 어디에 해당하는지 감별이 필요하다. 치매와 우울증은 갑자기 생기는 병

이 아니기 때문에 증상이 급격한 변동을 보이면 섬망일 가능성이 많지만, 진단되지 않은 치매가 있는 상태에서 섬망이 나타날 수도 있다. 섬망증상 발현 이전에 치매 진단을 받은 적이 없었더라도 섬망증상이 좋아진 다음 치매검사를 하면 27%가 치매로 진단되고, 섬망증상 발현 2년 후에는 57%가 치매로 진단된다.

　　　　자극이란 환경의 변화이며, 감각이란 이를 알아차리는 것
인데, 자극은 수동적으로 주어지는 것이 아니고 감각수용체(sensory
receptor)가 능동적으로 포착하는 것이다. 이를 세포막의 수용체(recep-
tor)와 구분하기 위해 수용기(受容器)라고 번역하기도 한다. 수용체에
는 상피세포가 특수하게 변형된 것도 있고 뉴런 자체가 수용체 역할
을 하는 경우도 있는데, 시각, 청각, 미각의 수용체는 변형상피세포
이고 후각과 피부감각 수용체는 신경세포이다.

후각

55세 이후 급격히 감소한다

코안의 천장에는 2㎠ 정도의 엄지손톱만 한 후각상피(olfactory epithelium)가 있다. 후각상피는 후각뉴런(olfactory neuron), 지지세포(supporting cell), 기저세포(basal cell)로 구성되는데, 후각뉴런에는 섬모가 있어서 화학수용체의 역할을 하고, 지지세포는 후각뉴런이 기능할 수 있도록 보조하는 역할을 한다. 기저세포는 줄기세포인데 후각뉴런과 지지세포가 손상되었을 때 이를 대체하는 세포로 분화한다.

후각뉴런이 전기신호를 발생하면 제1뇌신경인 후각신경을 통해 뇌에 전달되어 해석된다. 후각중추는 측두엽의 조롱박영역(piriform area)이다. 조롱박영역 이외에도 편도핵, 의지핵, 시상하부, 안와전두피질 등에도 후각신호가 전달되는데 편도핵에서는 감정적인 차원에서 느껴지고, 안와전두피질은 미각, 시각, 촉각과 종합하여 의식적인 감각으로 인지한다.

후각기능은 30~40대에 가장 예민하고 이후에는 점차 감소한다. 반복적인 상기도감염, 담배 연기, 공기오염 등에 의한 후각상피의 손상이 축적되고 혈관의 노화로 후각상피로 공급되는 혈액도 줄어들며, 후각신경과 후각중추에서도 노화가 진행되기 때문이다. 나이가 들면서 처음에는 유사한 물질을 구별하지 못하다가 점점 전혀 다른 물질도 구분하지 못하게 되는데, 단순히 냄새가 있는지 없는지를 감지하는 후각능력은 어느 정도 유지된다.

후각은 55세 이후 급격히 감소하기 시작해 65세 이상 노인의

50%, 80세 이상에서는 80%에 후각 장애가 있으며 46%는 아예 냄새를 맡지 못한다. 특히 치매와 파킨슨병 같은 퇴행성신경질환에서 후각상실이 많다. 알츠하이머치매 환자의 90%에서 후각소실이 나타나는데, 기억력이 떨어지기 전에 먼저 후각소실 증상이 나타난다. 파킨슨병 환자의 경우는 96%가 후각소실을 동반하며, 이때에도 떨림이나 보행장애와 같은 증상 이전에 후각소실이 먼저 타나난다.

시각

노안은 45세부터 나타난다

눈은 안구(眼球, eyeball)와 부속기관으로 나뉜다. 부속기관은 눈꺼풀, 눈물샘, 외안근 등이다. 안구는 외막(outer coat), 중막(middle coat), 내막(inner coat)으로 구성되는데, 외막은 각막과 공막으로 이루어져 있고, 포도막이라고도 불리는 중막은 홍채, 섬모체, 맥락막으로 이루어져 있다. 망막(retina)은 내막에 해당된다. 눈의 내용물로는 방수, 수정체, 유리체가 있다.

망막은 안구 뒤쪽 2/3의 안쪽을 덮고 있는 투명한 신경조직으로 시세포(視細胞, visual cell)인 원추세포(圓錐細胞, 원뿔세포, cone cell)와 간상세포(桿狀細胞, 막대세포, rod cell)가 있다. 망막에서 원뿔세포가 높은 밀도로 존재하는 곳을 황반(黃斑, macula)이라고 하는데 지름 1.5㎜ 크기이며 수직으로 들어온 빛이 여기에 맺힌다.

시력은 중심시력과 주변시력으로 나누는데, 황반에서 물체의 형태와 색상을 인지하는 것이 중심시력, 주변 망막에서 공간에 관한 정보를 인지하는 것이 주변시력이다.

시세포는 빛 자극을 전기신호로 변환하여 제2뇌신경 시신경(optic nerve)을 통해 뇌에 정보를 전달한다. 시신경은 시신경교차(optic chiasm)에서 절반이 교차하여 뇌의 밑바닥에서 좌우 뇌로 올라가면서 시교차상핵(suprachiasmatic nucleus)에 신호를 전달하여 일주기리듬을 조절하게 한다. 시신경교차를 지난 시신경의 20%는 중뇌(midbrain)의 상구(superior colliculus)로 가고 80%는 시상을 거쳐 후두엽의 일차시각피질(primary visual cortex)로 간다. 중뇌로 전달된 신호는 안구운동, 동공 크기, 수정체 두께를 자동적으로 조절하는 기능을 하며, 일차시각피질은 물체의 색, 형태, 움직임을 파악한다. 시각정보는 후두엽의 일차시각피질에서 다시 두정엽과 측두엽으로 전달되는데, 두정엽은 사물의 공간적 위치와 움직임을 인지하고 측두엽은 대상이 무엇인지를 인지한다. 두정엽경로와 측두엽경로 중에는 측두엽경로가 먼저 퇴화되기 때문에 노인은 뭔가 스쳐 지나갔다는 느낌은 있지만 그것이 무엇인지 포착하는 능력이 떨어진다.

안구는 안와(眼窩, orbit)에 위치하여 움직이는 범위가 제한된다. 한 눈으로 볼 수 있는 시야는 좌우로 100°, 위로 60°, 아래로 75° 범위이고, 두 눈으로 볼 수 있는 범위는 좌우 공간이 $(100 \times 2)/360 = 56\%$, 위아래 공간이 $(60+75)/360 = 38\%$ 정도이다. 이는 전체 공간의 절반에 못 미치는 것으로서 눈을 고정한 상태에서는 그 범위가 훨씬 더 좁아진다. 이를 시야(視野, visual field)라고 한다.

시야의 어떤 지점에 변화가 생겼을 때 정보처리가 가능한 시야를 유효시야라고 한다. 자동차를 운전할 때 교통 환경이 혼잡할수록 유효시야는 줄어든다. 유효시야는 20대부터 나이에 비례해서 감소하여 75세의 노인은 젊었을 때의 2/3로 시야가 줄어들고, 90세가 되면 1/2로 줄어든다. 노인 운전자의 자동차 사고율이 높은 것은 시력이나 인지기능 감소보다는 유효시야의 감소가 더 큰 이유이다.

디지털카메라의 줌인(zoom-in), 줌아웃(zoom-out) 기능과 같이 거리에 따라 물체의 상을 망막에 정확하게 맺게 하는 작용을 조절(accom-modation)이라고 하며 이는 수정체(lens)의 역할이다. 수정체는 양면이 볼록한 원반 모양으로 혈관이 없고 무색투명하다. 두께는 4㎜, 지름은 9㎜이며 굴절률은 1.4인데, 수정체에 연결된 섬모체(ciliary body)에 의해 두께가 조절된다.

수정체는 65%의 수분과 35%의 단백질로 구성되며 광선의 80%를 투과시킨다. 나이가 들면 변성단백질과 칼슘이 증가하고 수분은 줄어들어 수정체가 혼탁해지고 탄력성이 떨어진다. 가까운 물체를 볼수록 수정체를 두껍게 해서 굴절력을 증가시켜야 망막에 정확히 상이 맺힌다. 작은 물체의 영상을 망막에 맺을 수 있는 최소거리는 8세 때는 8cm, 20세는 10cm, 45세는 20~25cm인데, 60세에는 90cm로 멀어진다. 수정체를 두껍게 할 수 있는 조절력이 나이에 비례해서 떨어지기 때문인데, 이처럼 근거리(25~30cm) 작업에 장애가 생기면 노안(老眼, presbyopia)이라고 한다. 노안은 40대 중반부터 나타난다. 노안 이외에도 노인은 동공이 줄어들기 때문에 빛이 눈을 통과하는 양이 줄어 어두운 곳에서는 시력이 더욱 떨어진다. 또 빛의 변화에 대한 반응이 느려져 밝은 곳에서 어두운 곳으로 이동하거나 어두운 곳에서 밝은 곳으로 이동할 때 순간적인 시력상실을 겪는다. 색을 판별하는 능력도 감소하는데, 수정체가 노랗게 변색하기 때문에 망막에 이르는 청색과 보라색 빛의 양이 감소하여 검정, 갈색, 짙은 남색을 분간하기가 어려워진다.

노인 시력상실의 주요 원인은 백내장(白內障, cataract)과 황반변성(macular degeneration)이다. 백내장은 수정체를 구성하는 단백질의 변성으로 투명도가 떨어져 빛이 수정체를 통과하지 못하는 것으로, 2012년 국민건강영양조사에 따르면 40세 이상 인구의 백내장 유병률은 42%였다. 나이별로는 40대 11%, 50대 36%, 60대 72%, 70대 이상에서는 94%였다. 황반변성은 황반의 시세포가 빛과 색상을 감지할 수 없는 조직으로 대체되는 병인데 50세 이후 노화로 인해 발생하는 황반변성을 나이관련 황반변성(age-related macular degeneration)이라고 한다. 나이관련 황반변성은 건성(dry)과 습성(wet)이 있는데 실명은 대부분 습성 황반변성 때문이다. 습성 나이관련 황반변성은 황반 밑에 비정상적인 혈관이 자라고 혈관이 터져 삼출물과 혈액이 흘러나와 황반에 손상을 입히는 병이다.

미각

노인의 미각은 4.7배의 자극을 필요로 한다

설(舌, 혀, tongue)은 점막과 횡문근으로 구성된다. 횡문근 근섬유는 여러 방향으로 배열되어 있고 근섬유다발 사이의 결합조직이

점막을 강하게 붙잡고 있기 때문에, 혀는 모든 방향으로 움직인다. 혀의 아랫면 점막은 부드럽고 윗면은 점막이 튀어나온 다양한 형태의 유두(乳頭, papilla)가 있다. 유두는 젖꼭지를 지칭하는 말인데, 젖꼭지 모양으로 도드라져 내민 부분을 지칭하는 개념으로도 사용된다. 혀를 내밀면 앞부분 2/3는 보이고 뒤쪽 1/3은 보이지 않는데, 유두는 앞 2/3 부분에 있다. 뒤쪽 1/3에는 림프조직인 혀편도(lingual tonsil)가 있다.

설유두(舌乳頭, 혀유두, lingual papilla)에는 실유두(filiform papilla), 버섯유두(fungiform papilla), 잎새유두(foliate papilla), 성곽유두(vallate papilla) 등 4가지 종류가 있는데 실유두가 가장 많다. 실유두는 각질화가 잘되어 있어서 혀 표면을 회색 또는 흰색으로 보이게 한다.

미뢰(味蕾, 맛봉오리, taste bud)는 타원형의 구조물로 실유두를 제외한 나머지 세 유두를 포함하여 혀에 고루 분포하며 입천장(palate)과 인두에도 있다. 혀에는 미뢰가 10,000개 존재하고 미뢰는 50~100개의 세포로 구성된다. 미뢰에 있는 세포의 절반은 미각세포(taste cell)이며 나머지는 지지세포, 면역세포, 줄기세포 등으로 구성된다. 미각세포는 수명이 7~10일로, 줄기세포에 의해 교체된다.

미각세포에는 미세융모가 있어 나트륨이온, 수소이온, 당, 알칼리, 글루탐산염 등의 화학물질을 감지한다. 짠맛과 신맛은 나트륨이온채널과 수소이온채널에 의해 형성되며 단맛, 쓴맛, 감칠맛은 G단백질 연계수용제(G-protein coupled receptor)에 의해 매개된다. 미각세포에서 형성된 전기신호는 제7뇌신경 안면신경(facial nerve)과 제9뇌신경 설인신경(glossopharyngeal nerve)을 따라 뇌간의 고립로핵(solitary nucleus)에

이르고 시상을 거쳐 대뇌섬(insula)과 전두덮개(frontal operculum)로 전달된다. 일부는 안와전두피질(orbitofrontal cortex)로도 전달되어 후각신호와 종합된다.

노인은 미뢰 수가 감소하지만 미각의 노화는 심해지기 전에는 스스로 인지하지 못한다. 음식 맛은 미각세포뿐만 아니라 후각, 음식의 촉감과 온도, 통증감각인 매운맛, 구강건강 등 여러 요인이 상호작용한 결과이며, 이런 요인들의 변화가 노인의 미각상실에 기여한다. 타액은 구강건강을 유지할 뿐만 아니라 미각세포의 표면을 세척하고 음식을 분해하여 분자들이 미각세포를 자극하도록 해주는데, 노화에 따라 타액분비가 감소하면서 미각상실이 더욱 촉진된다. 한편 치아상실도 음식저작 기능을 떨어뜨려 미각상실을 심하게 한다. 노인이 복용하는 많은 약물들도 미각상실의 주요 원인이다.

노인은 평균적으로 젊었을 때에 비해 분자농도의 자극이 4.7배가량 되어야 동일한 맛을 느낀다. 짠맛에 대한 감각이 먼저 떨어지기 때문에 나이가 들수록 더 짠 음식을 찾게 되는데, 염분을 많이 섭취하는 것은 고혈압과 심혈관질환을 악화시킨다. 노인은 쓴맛에 대한 민감도도 떨어져 더 강한 쓴맛을 선호하게 된다.

청각

청력감소는 30대부터 시작된다

귀(ear)는 외이(外耳, external ear), 중이(中耳, middle ear), 내이

(內耳, inner ear) 등 세 부분으로 나뉜다. 귓바퀴와 외이도는 외이에 해당하고, 중이는 고막 안쪽에 공기가 있는 공간으로 이소골(耳小骨, ossicle) 3개가 있으며, 내이는 측두골 안에 있다. 고막(鼓膜, tympanic membrane)이란 북처럼 생긴 막이라는 뜻인데 외이도의 음파가 북을 치듯이 고막의 진동을 만들어 이소골과 내이에 순차적으로 전달된다.

내이는 와우(蝸牛, 달팽이관, cochlea)와 전정기관(前庭器官, vestibule)으로 구성된다. 이소골의 진동은 달팽이 입처럼 생긴 난원창(卵圓窓, oval window)을 통해 달팽이관에 전달된다. 달팽이관은 길이 3.5cm의 나선형 관구조로 2.5바퀴 회전된 모양이며 안에는 림프액, 막, 유모세포가 있다. 유모세포(有毛細胞, hair cell)란 털이 있는 세포라는 뜻인데 섬모(cilia)가 있다. 림프액과 막이 진동하면 막에 붙어 있는 유모세포의 섬모가 움직이면서 전기신호가 발생한다.

달팽이관은 아래에서 위로 올라갈수록 좁아지는데 낮은 주파수의 소리는 아래쪽에 있는 막을 진동시키고, 높은 주파수는 꼭대기의 막을 진동시킨 다음 정원창(正圓窓, round window)을 통해 다시 중이로 배출된다. 창(window)이란 소리가 들어가고 나가는 창문과 같은 역할을 하는 구조로서 모양에 따라 난원(oval)과 정원(round)이라고 명명되었다. 유모세포에서 발생한 전기신호는 청신경을 통해 측두엽의 청각중추에 신호를 전달한다. 달팽이관에 있는 유모세포는 15,000개인데 각각 반응하는 주파수가 다르고 31,000개의 청신경(聽神經, auditory nerve)도 각각 반응하는 주파수가 다르다.

소리의 3요소는 음도(音度, pitch), 음량(音量, loudness), 음질(音質, tone quality)이다. 청력검사는 음도와 음량을 검사하는데, 음도는 주파수

(Hz)로 표현하고, 음량은 데시벨(dB)로 표현한다. 사람이 들을 수 있는 주파수의 범위는 20Hz에서 20,000Hz 사이로서 남자 음성의 기본주파수는 120Hz 정도이며 여자 음성의 기본주파수는 200Hz 정도이다. 데시벨은 백분율처럼 소리 크기의 비율을 나타내는 단위로서 0dB은 귀가 감지할 수 있는 가장 희미한 소리를 말하며 10dB은 그보다 10배 큰 소리를 의미한다. 일상적인 대화는 60dB 정도이다.

청력검사는 양 귀에 헤드폰으로 회화 음역에 속하는 500Hz, 1,000Hz, 2,000Hz의 소리를 여러 데시벨로 들려준 다음 각 주파수마다 들을 수 있는 최저 데시벨을 결정하고, 이들을 모두 더해 평균을 구한다. 이 수치가 25dB을 넘으면 난청(難聽, hearing loss)이라고 한다. 난청, 청력장애, 청력소실, 청력감소 등은 모두 같은 말이다. 경도난청(26~40dB)에서는 자각증상이 없고, 41dB 이상의 중등도 난청부터 자신에게 난청이 있다는 것을 인지할 수 있다.

유모세포와 청신경은 나이에 따라 노화되어 청력이 감소한다. 청력감소는 30대부터 시작되는데, 고주파 소리를 듣는 능력부터 떨어지기 시작하므로 일상생활에서는 불편함을 잘 느끼지 못한다. 그러나 50~60대에서는 대화 영역의 주파수인 1,000Hz 부근에서 청력감소가 생겨 일상생활에 불편을 느끼기 시작한다. 처음에는 사람 말소리에 대한 분별력만 떨어지고 다른 소리들은 잘 듣지만, 60세가 넘어가면서 저주파 영역의 청력도 떨어지게 되면 전반적인 소리의 감지 능력도 줄어든다.

노인성난청은 나이가 들면서 나타나는 현상이기는 하지만 소음, 흡연, 약의 부작용, 동맥경화증, 가족력 등도 영향을 미쳐 65~75세

연령의 30%, 75세 이상에서는 50%에서 나타난다. 난청 초기에는 자음이 모음보다 고음이기 때문에 '밥' '밤'과 같이 비슷한 말을 구별하기 어렵다. 대개 남자가 빨리 시작하고 빨리 진행되는데, 남자는 여자보다 상대적으로 고주파 영역의 감소가 심하고 여자는 저주파 영역에서 상대적으로 더 심하게 나빠진다.

노인성난청에 대한 치료는 보청기를 착용하는 것이다. 보청기의 기본 구조는 마이크와 스피커로서, 음파의 진동을 증폭시켜 음량을 높인다. 난청이 심할수록 큰 증폭이 필요한데 증폭에는 한계가 있기 때문에 심한 난청에는 보청기도 효과가 없다. 처음 보청기를 착용하면 완전히 새로운 소리가 들리기 때문에 2주 정도의 재활치료가 필요하다. 그런데 이것이 까다롭고 귀찮아서 보청기가 필요한 사람들 중 전체의 20% 정도만이 보청기를 착용한다. 그러나 중등도 이상의 난청을 방치하면 위험을 알리는 경보음을 듣지 못해 위험에 빠질 수 있고, 다른 사람과 의사소통이 어려워 사회적 고립, 우울증, 치매 등과 같은 2차적인 문제를 일으킬 수 있다. 60세 이상에서 경도 난청이 있으면 치매가 2배 많고, 중등도 난청은 3배, 고도 난청은 5배 많다.

평형감각

노인의 30%는 어지럼을 느낀다

몸의 균형을 유지하는 능력을 평형감각(平衡感覺, sense of equilibrium)이라고 한다. 평형감각은 전정, 시각, 체성감각의 정보가 중추신경에서 통합되어 안구운동, 팔다리와 몸통 운동, 자율신경계를 반사적으로 조절하여 유지된다.

고대 로마시대에 주거공간과 정문 사이의 복도를 vestibulum이라고 했는데, 의학에서는 관 모양의 구조물 입구를 vestibule이라고 한다. 이를 안뜰이라는 의미의 '전정(前庭)'이라고 번역한다. 내이의 반고리관과 달팽이관 입구에 있는 공간을 전정이라고 했는데, 이 개념이 확장되어 평형기능을 담당하는 내이기관과 중추신경을 통틀어 전정계(vestibular system)라고 한다.

전정은 지름 4㎜의 공간으로 중이와는 난원창을 통해 연결되고 앞에는 달팽이관, 뒤에는 반고리관이 있다. 전정에는 난형낭(utricle)과 구형낭(saccule)이라는 이석기관(otolith organ)이 있다. 이석기관에는 평형반(macula)이 있다. 평형반의 바닥에는 유모세포가 있는데 유모세포 윗면에는 섬모가 있고 섬모 위에는 젤라틴, 젤라틴 위에는 이석(耳石, otoconia)이 있다. 이석은 탄산칼륨($CaCO_3$) 결정체인데, 이것이 머리의 움직임에 따라 움직이면 유모세포가 섬모에서 감지하여 전기신호를 발생시키고, 이를 전정신경에 전달한다.

반고리관(semicircular canal)은 반쪽 고리 형태의 관으로 서로 90°의 각도로 마치 네모상자의 한 모서리에 3개의 평면이 상호 직각으로 연결되는 모양이다. 각 반고리관의 한쪽 끝은 전정과 만나는 부위에 관이 부푼 팽대부(ampulla)가 있고, 팽대부에는 유모세포가 있어서 머리의 회전운동을 감지한다. 한쪽 내이의 이석기관과 반고리관에 있는 유모세포는 모두 67,000개이며 20,000개의 전정신경과 연결된다. 전정신경은 31,000개의 청신경과 합해져 제8뇌신경 전정청신경

(vestibulocochlear nerve)을 이루어 뇌로 들어간다.

전정계는 말초전정계와 중추전정계로 구성된다. 말초전정계는 반고리관 3개, 이석기관 2개, 전정신경으로 구성되며 머리의 움직임에 대한 정보를 감지하여 전정신경핵과 소뇌에 신호를 전달하는 역할을 한다. 중추전정계는 연수의 전정신경핵을 비롯하여 안구운동핵, 시상, 뇌간, 소뇌, 척수 등과 이들을 연결하는 신경섬유로 구성되는데, 말초전정계가 전달하는 정보를 시각과 체성감각과 통합하여 머리의 위치와 움직임에 맞는 자세를 유지하는 출력신호를 하부기관으로 전달한다.

평형감각에 참여하는 체성감각계(somatosensory system)는 촉각과 고유감각(固有感覺, proprioception)이다. 고유감각이란 본디 지니고 있는 감각이라는 의미로 근육이 수축하거나 늘어날 때 생성되는 감각이다. 이를 통해 눈을 감은 상태에서도 자신의 팔다리 위치를 인지할 수 있는데, 촉각과 고유감각, 특히 다리에서 생성되는 감각정보는 신체가 지면과 수직을 잘 유지하고 있는지를 중추전정계에 알려준다.

두 발을 모은 상태에서 똑바로 선 자세를 얼마나 유지할 수 있는지 측정하는 롬버그(Romberg) 테스트는 일자보행처럼 발뒤꿈치와 발끝을 붙이고 서서 가슴에 양팔을 팔짱을 낀 상태에서 눈을 감고 서있는 시간을 측정한다. 70세 이하 정상인의 경우 이런 자세로 30초 정도 버티지만 70세 이상 고령은 어렵다.

어지럼(dizziness)이란 공간감각의 변화에 따른 불안정한 감각이라고 정의할 수 있다. 현기증(giddiness), 실신감(faintness), 머리가 텅 빈 느낌(lightheadedness), 동작과 자세의 불안정감(unsteadiness) 등도 어지럼의 범주에 포함된다. 어지럼 중에서 자신이나 주위 공간이 움직이고 있다는 이상감각을 현훈(현기증, vertigo)이라고도 하는데, 어지럼과 현훈을 구분하지 않는 경우도 많다.

또 빙빙 도는 느낌을 회전성 어지럼(rotatory dizziness)이라고 하고, 그렇지 않은 어지럼은 비회전성 어지럼(non-rotatory dizziness)이라고 한다. 회전성 어지럼은 대개 메스꺼움과 구토를 동반하고, 머리를 움직일 때 증상이 악화된다. 어지럼을 회전성과 비회전성으로 구별하면 원인진단에 도움이 되는데, 비회전성 어지럼에는 다음과 같은 원인이 있다.

(1) 실신 전(presyncope): 의식을 잃을 것 같은 느낌으로 기립성저혈압, 미주신경성실신, 심박출량저하 등에 따른 뇌혈류 저하가 원인이다.

(2) 평형이상(dysequilibrium): 머리보다는 몸통이나 다리가 흔들리는데 앉거나 누우면 좋아지는 어지럼으로 전정기능 소실, 팔다리 감각저하, 뇌질환 등이 원인이다.

(3) 머리가 빈 느낌(lightheadedness, floating sensation): 증상이 모호하고 불안이나 공포가 원인인 경우가 많다.

어지럼은 나이에 비례해서 증가하며 65세 이상 노인의 30%에게 어지럼이 있다. 어지럼 진단에서 중요한 점은 말초성인지 중추성인지 감별하는 것인데, 노인 어지럼의 56%는 말초어지럼이고, 22%는 중추어지럼이며, 14%는 원인을 밝힐 수 없는 경우이다. 말초어지럼은 말초전정계와 관련된 것으로 양성돌발두위현훈, 전정신경염, 메니에르병 등이 있고, 중추어지럼은 뇌혈관질환이나 퇴행성신경질환이 원인이 된다. 70세 이상의 노인이나 심장질환, 당뇨병 환자의 경우는 어지럼을 일으키는 여러 가지 원인이 복합적으로 작용하기 때문에 특정 원인질환을 찾기 어려운 경우가 많다.

피부감각 ————————————————
노인은 냉감은 유지되고 열감은 떨어진다

피부에서 느끼는 감각은 촉감, 온도, 통증, 가려움 등 4가지이다. 촉감은 접촉뿐 아니라 진동이나 압력을 포함하는 기계감각(mechanical sense)이다. '기계적'이란 말은 화학적인 것이 아니라 물리적인 것이라는 의미이다. 온도감각은 뜨겁거나 차가운 느낌이고, 통증과 가려움은 인체에 해롭다는 의미로 묶어서 유해자극(有害刺戟, noxious stimulus)으로 분류한다.

피부감각 수용체는 메르켈원반(Merkel disc), 털뿌리얼기(root hair plexus), 자유신경종말(free nerve ending), 마이스너소체(Meissner corpuscle), 파치니소체(Pacinian corpuscle), 망울소체(Krause end bulb), 루피니소체(Ruffini corpuscle) 등 7종류가 있다. 작은 것이라는 뜻의 소체(小體, corpuscle)는 감각세포의 끝이 주머니처럼 생겼을 때 붙는 명칭이다. 메르켈세포는 접시 모양으로 생겨서 원반(圓盤, disc)이라고 부르며, 신경섬유의 끝이 여러 잔가지로 나뉘어 끝나고 일정한 모양이 없는 신경을 자유신경종말이라고 한다. 모낭을 둘러싸고 있는 신경섬유의

105

잔가지들은 털뿌리얼기라고 부른다.

자유신경종말은 4가지 모든 피부감각을 담당하고 나머지 6가지 수용체들은 모두 기계감각만을 담당한다. 말초신경섬유에는 A-α, A-β, A-γ, A-δ, B, C 등 6종류가 있는데, 자유신경종말은 A-δ섬유와 C섬유를 통해 척수로 전달되고, 나머지 수용체들은 A-β섬유를 통해 전달된다. 과거에는 감각의 종류에 따라 수용체가 각각 특이적으로 반응한다고 생각했으나 그보다는 신경이 중추신경의 어디에 도달하는가에 따라 감각의 종류가 결정되는 것으로 보인다.

촉각은 손가락 끝, 특히 엄지가 제일 예민하여 두 바늘로 자극할 때 2㎜만 떨어져도 별개로 인식한다. 예민한 사람은 1㎜까지도 구별할 수 있다. 만약 손을 능동적으로 움직여서 두 바늘을 만진다면 그 간격은 훨씬 줄어든다. 감각은 능동적으로 작동할 때 훨씬 예민해지고 정확해지기 때문이다.

나이가 들면 수용체의 숫자가 감소하고 수용체에서 뇌까지의 신경전달 속도도 감소하며 뇌의 감각중추 뉴런 숫자도 줄어들기 때문에, 촉각의 정확도는 떨어진다. 말초신경이 길어지면 그만큼 손상되는 구간이 길어져, 척수에서 피부까지의 거리가 길수록 촉감의 감소 정도가 심해진다. 즉 발의 감각이 제일 먼저 떨어지고, 노인은 엄지에서 두 바늘을 별개로 인지하는 간격이 2.7㎜까지 벌어진다.

피부에 압력이 가해졌을 때 느끼는 민감도는 50대 이후 감소한다. 가느다란 막대 끝을 손바닥에 대고 누르면서 서서히 힘을 가해 뭔가 눌린다고 느낄 때 막대에 가해진 힘을 비교하면, 노인은 젊은 사람보다 3배 강한 힘에서 비로소 눌린다는 느낌을 받는다. 물론 모든 노인에게 해당하는 것은 아니고 40%의 노인은 젊었을 때의 민감도를 유지하기 때문에 개별적인 차이가 존재한다. 50대 이후에는 진동감각에 대한 민감도도 감소하는데, 주로 고주파의 진동에 대한 민감도가 떨어진다. 그래서 노인의 피부는 미세하게 울리는 진동은 잘 느끼지 못한다. 또한 노인은 온도에 대한 감각, 특히 열감이 떨어진다. 그래서 뜨거운 물속에 들어가도 뜨거움을 느끼지 못해 화상을 입는 경우도 발생한다. 반면 차가움에 대한 감각능력은 유지된다.

통증

노인의 50%는 만성통증이 있다

통증신호 전달과정의 첫 단계는 유해수용체(침해수용체, nociceptor)의 활성화이다. A-δ섬유와 C섬유가 유해수용체를 구성하는데 45℃ 이상의 열자극, 5℃ 이하의 냉자극, 바늘로 찌르는 물리적 자극, 캡사이신과 같은 화학적 자극뿐만 아니라 염증반응에 관여하는 모든 물질이 유해수용체를 자극한다.

A-δ섬유는 피부에 분포되어 물리적 자극과 온도자극에 반응하고 C섬유는 피부, 각막, 점막, 근육, 관절, 힘줄, 뼈, 내장, 방광, 지방조직 등 거의 모든 곳에 분포하여 물리적·화학적 자극, 온도자극 등 다양한 사극에 반응한다. 그래서 C섬유는 다형성 유해수용체(polymodal nociceptor)라고 불리며, 침해수용성 정보를 전달하는 신경섬유의 70%를 차지한다. 침해수용성 자극이 주어지면 먼저 경계가 명확한 날카

로운 통증이 나타나고, 몇 초 후 경계가 모호한 지속적인 통증이 뒤따른다. 경계가 날카로운 통증은 A−δ섬유를 통한 정보전달이고 경계가 모호한 지속적인 통증은 C섬유를 경유한 통증이다.

유해수용체가 활성화되면 다양한 경로를 통해 뇌로 전달되어 통증을 느끼게 된다. 뇌에 통증을 담당하는 특정한 지점, 즉 통증센터가 있는 것은 아니며, 통증을 느끼는 데에는 여러 영역이 관여하기 때문에 통증 매트릭스(pain matrix)라고 한다. 통증 매트릭스를 이루는 뇌영역은 일차감각피질, 이차감각피질, 시상, 대상피질, 대뇌섬, 전전두피질, 후두정피질(postparietal cortex), 보조운동피질, 해마, 편도체, 중뇌수도주위회질, 기저핵, 소뇌피질 등이다.

유해수용성 정보는 일방적으로 전달되는 것은 아니고 감정상태, 과거의 경험, 기억 등과 같은 심리적 요인에 의해 영향을 받는다. 뇌로 상행하는 통증신경섬유는 시상뿐만 아니라 중뇌수도주위회질(PAG, periaqueductal gray)과 솔기핵(RN, raphe nuclei)에도 신호를 보내는데, 이곳에서는 오피오이드를 분비하여 통증신호를 억제한다. 이를 하행성통증억제라고 한다. 이곳뿐 아니라 중추신경계의 다양한 곳에 오피오이드수용체가 있으며, 이 외에도 아세틸콜린, 가바, 글리신과 같은 통증억제물질들이 말초에서 뇌로 전달되는 통증정보를 조절한다.

조직손상으로 세포가 파괴되면 여러 염증물질이 분비되어 침해수용체가 작은 자극에도 민감하게 반응한다. 그러면 통증이 더욱 증가하고 오래 지속되는데, 이를 통각과민(hyperalgesia)이라고 한다. 이렇게 침해수용체가 과민하게 되면 평소에 통증자극이 아닌 촉각이나 진동자극에도 통증을 느끼는 이질통(異質痛, allodynia)이 나타난다. 노인에게는 통각과민과 이질통이 쉽게 생긴다.

나이가 들면 통증억제시스템이 약해지고 퇴행성관절염이나 신경통과 같은 질환도 늘기 때문에 통증빈도가 많아져 노인의 50%는 만성통증을 가지고 있다. 노인의 통증역치는 약간 올라가 있지만 역치이상의 통증에서 내성은 떨어져 있다. 동반질환, 우울증, 다약제복용 등 통증의 내성을 악화시킬 요소들을 많이 가지고 있기 때문이다. 또 노인은 급성질환에서의 증상이 젊은 사람들에 비해 전형적이지 않은 경우가 많다. 즉 급성심근경색이 흉통으로 나타나지 않고 흥분, 혼돈, 공격성, 피로, 소화불량 등으로 나타날 수 있다.

가려움

만성가려움증은 외부자극과 무관하다

가려움(pruritus)은 긁고 싶어지는 불쾌한 피부감각이라고 정의되는데, 피부뿐만 아니고 점막과 각막에서도 느낀다. 가려움은 외부 환경의 변화나 화학물질과의 접촉에 의해서 유발된다. 통증과 가려움증은 동일한 A-δ섬유와 C섬유를 통해 뇌에 전달되기 때문에 과거에는 가려움증과 통증이 하나의 유해수용체를 통해 느끼는 감각으로서 자극강도가 강할 때는 통증으로 느끼고, 약할 때는 가려움증으로 느낀다고 생각했다. 통증과 가려움증은 질병을 예고하는 신호로서 신체를 보호하는 기능을 하지만, 증상이 만성화되면 그 자체가 질병이 되어 고통을 유발한다는 것도 공통점이다. 그러나 가려울 때

아플 정도로 심하게 긁으면 아프기는 하지만 가려움이 덜해지는 것처럼, 가려움증과 통증은 별개의 독립적인 감각이며 서로를 억제하는 관계에 있다는 것이 밝혀지고 있다.

피부의 표피가 벗겨지면 가려움증을 느끼지 못하는데, 가려움을 느끼는 수용체가 표피와 표피-진피의 경계에 있기 때문이다. 수용체가 있는 신경말단이 다양한 가려움증 매개체를 인지하여 전기신호를 발생하면 신경섬유를 통해 척수, 시상, 대뇌의 순서로 전달되어 가려움을 느끼게 된다.

가려움증을 전달하는 신경말단을 활성화시키는 대표적인 물질이 히스타민이다. 히스타민은 비만세포(mast cell)와 호염구(basophil)에 과립형태로 존재하다가 자극을 받으면 세포 밖으로 분비된다. 히스타민의 특성이 처음 밝혀진 것은 1910년으로, 조직(tissue)을 의미하는 'histo-'와 'amine'을 결합해서 조직에 존재하는 아민이라는 의미로 histamine(히스타민)으로 명명되었다.

히스타민이 자극하는 말초신경은 기계자극-비민감성 C섬유(CMi-fiber, C-mechano-insensitive fiber)인데 표피, 유두진피, 피부부속기(skin appendage)에 분포한다. 두드러기와 가려움증은 히스타민이 유두진피에 많아졌을 때 나타나고, 그물진피와 피하지방에 히스타민이 많아지면 가려움보다는 혈관부종과 통증이 나타난다. 기계자극-비민감성 C섬유는 열자극에 의해서도 반응하기 때문에 피부온도가 올라가면 가려움이 심해지고 찬물로 피부온도를 낮추면 가려움증이 덜해진다. 히스타민에 의해 활성화되는 신경전달은 주로 일시적인 가려움증에 관여하며, 만성적인 가려움증에는 훨씬 다양한 매개체가 관여한다. 그래서 만성가려움증에는 항히스타민제의 효과가 떨어진다.

노화피부는 가려움을 유발하는 질환에 취약하다. 표피의 지방이 감소하고 땀, 피지, 콜라겐 등이 감소하여 피부가 건조해지고 피부장벽이 손상되며 면역기능이 떨어지기 때문이다. 혈액순환과 활동량의 감소는 피부를 더욱 건조하게 하고, 복용하는 많은 약들이 가려움을 유발한다. 뇌졸중과 같은 신경계 손상으로 가려움증이 나타날 수도 있는데 이때는 원래 피부병변은 없지만 긁어서 피부발진이 생긴다. 간경화증, 췌장암, 간염, 만성신부전, 당뇨병, 갑상선질환 등과 같은 질환들도 가려움증의 문턱을 낮추기 때문에 약한 자극도 심한 가려움증을 유발한다.

가려움증은 정신질환에서도 흔하다. 치매, 조현병, 우울증, 성격장애, 행동장애 등의 정신질환 환자는 6주 이상 지속되는 만성가려움증을 가지고 있는 경우가 많다. 만성가려움증은 대부분 외부자극과 무관하게 일어나기 때문에 유발물질을 회피한다고 해서 해결되지 않으며, 가려운 곳을 긁으면 더 가렵고, 저녁에 잠들 무렵이면 더욱 심해진다.

피부는 표피(表皮, epidermis), 진피(眞皮, dermis), 피하지방, 피부부속기로 구성된다. 피부부속기는 털, 땀샘, 아포크린선, 피지선, 손발톱 등을 말한다. 표피의 두께는 0.05~1㎜이고, 진피는 0.5~5㎜이다. 진피는 유두층(papillary layer)과 그물층(reticular layer)으로 나누는데, 유두층은 콜라겐다발 사이에 섬유모세포, 비만세포, 백혈구 등이 있는 성긴결합조직이며 그물층은 콜라겐과 탄력섬유가 훨씬 많은 치밀결합조직이다. 진피에는 혈관과 림프관이 많은 반면, 표피에는 혈관이 없어 영양분은 진피의 모세혈관에서 확산되어 들어간다.

표피와 진피의 접촉면에는 많은 굴곡이 있어서 겉보기와는 다르게 접착면적이 매우 넓고, 그만큼 표피와 진피의 접착력이 매우 높다. 노인은 표피와 진피의 접촉면이 편평해져 접촉 면적이 줄어들기 때문에 작은 외상에도 피부가 쉽게 벗겨지고, 표피와 진피 사이에 물집이 잘 생긴다.

표피

동양인은 백인보다 피부주름이 10년 늦게 생긴다

표피는 각질세포(keratinocyte) 20~30개가 층층이 쌓여 있는 상피조직이다. 각질세포는 각질(角質)을 만드는 세포로 각질형성세포라고도 한다. 표피는 각질세포의 형태에 따라 4개 층으로 구분되는데, 맨 바깥쪽부터 순서대로 각질층, 과립층, 가시층, 기저층이 있다. 기저층에 있는 줄기세포는 분열하면 하나는 계속 줄기세포로 남고 다른 하나는 각질세포로 분화했다가 아래쪽에서 계속 분화하는 각질세포에 밀려 점차 표면으로 이동한다. 젊은 피부에서는 각질세포가 바뀌는 주기가 2주 정도이지만 50세 이후에는 30일 이상이 걸린다. 오래된 각질세포는 상처를 잘 받고, 일단 상처가 생기면 회복시간이 오래 걸린다.

각질은 뿔의 물질이라는 의미로, 뿔을 의미하는 그리스어 keras에서 유래한 말인 케라틴(keratin)의 번역어이다. 케라틴은 척추동물의 비늘, 털, 뿔, 부리, 손발톱을 구성하는 중간필라멘트 세포골격단백질을 말한다. 표피의 각질층은 케라틴으로 가득 찬 죽은 각질세포들이라고 할 수 있다. 각질에는 세포막에서 유래한 지질성분도 있으며, 필라그린(filaggrin)이라는 단백질은 케라틴과 교차결합하여 각질층을 안정화하고 아미노산으로 분해되어 각질층에 있는 젖산, 요소, 시트르산, 당 등과 함께 수분을 붙잡아 자연보습인자 역할을 한다. 노인의 피부에서는 이러한 자연보습인자가 감소한다.

각질층 바로 아래의 과립층에 있는 각질세포끼리는 밀착연접(tight junction)을 형성하여 세포 사이를 밀봉한다. 각질층과 밀착연접을 피부장벽이라고 하는데, 인체를 외부 환경으로부터 보호하는 역할을 한다. 노인의 피부는 각질층의 지질, 특히 콜레스테롤이 감소하고 밀착연접의 접착력이 떨어져 피부장벽 기능이 떨어지므로 그만큼 감염질환에 취약해진다.

표피를 구성하는 세포의 대부분은 각질세포이지만 이외에도 멜라닌(melanin)세포, 랑게르한스(Langerhans)세포, 메르켈세포 등이 있다. 랑게르한스세포는 발견자인 랑게르한스(P. Langerhans, 1847~1888)를 기념하여 명명되었으며 피부에 들어오는 항원을 T세포에 전달하는 백혈구이다. 몸통보다는 팔다리의 피부에 많다. 노인은 랑게르한스세포의 수가 20~50% 정도 감소하고 기능도 떨어지기 때문에 피부의 면역기능이 떨어진다.

피부색은 멜라닌의 양에 따라 결정되며, 멜라닌은 멜라닌세포에서 만들어져서 각질세포에 전달된다. 멜라닌세포는 25~30세 이후 10년마다 10~20%씩 감소하기 때문에, 자외선에 대한 색소침착반응도 나이가 들수록 감소한다. 따라서 햇볕에 많이 노출되더라도 피부색이 검게 변하지는 않게 되지만, 그만큼 피부 손상은 심해진다. 멜라닌세포의 숫자는 인송이나 피부색에 관계 없이 동일하지만 피부색이 검은 사람은 멜라닌을 만드는 속도가 빨라, 각질세포에 멜라닌이 더 많이 축적된다. 멜라닌은 피부를 자외선으로부터 보호하는 기

능이 있으므로 백인의 피부는 노화가 빠른 반면 흑인의 피부는 노화
가 느리다. 또 나이 들수록 인종 간의 차이가 벌어져, 상대적으로 흑
인 노인의 피부가 탄력성이 높다. 동양인과 백인을 비교하면 동양인
은 백인보다 피부주름이 10년 늦게 생긴다.

외인성 노화 ─────────────────────

얼굴 피부노화의 80%는 자외선 때문

　　　　피부노화는 내인성 노화와 외인성 노화로 나눈다. 외부요
인의 영향이 그만큼 크기 때문이다. 가장 큰 외부요인은 자외선이다.
이를 광노화(photoageing)라고 하는데 얼굴 피부노화의 80%는 광노화
때문이다. 손등이나 목덜미 피부가 빨리 노화되는 것도 같은 이유이
다. 경력이 오래된 고령의 트럭 운전수들은 광노화의 영향을 받아 얼
굴 좌우가 달라지기도 한다. 일광욕 베드에 사용되는 자외선도 광노
화를 유발한다. 자외선에 의해 피부에서 비타민D가 만들어진다는 이
유로 자외선을 너무 차단하면 좋지 않다는 우려가 있지만, 일주일에
2번 5~30분간 팔다리를 노출하고 산책하는 것만으로도 피부가 생산
하는 비타민D의 최대량을 충족할 수 있다.

　컴퓨터나 스마트폰의 LED 디스플레이에서 방출되는 고에너지 가
시광선인 청색광은 콜라겐을 파괴한다. 그러나 컴퓨터를 오래 사용
한다고 해서 검버섯이나 피부암을 유발한다는 근거는 아직 없다.

　적외선과 고열 환경도 피부노화를 촉진하기 때문에 식당에서 일

하는 사람들은 피부노화가 빠르다. 미세먼지, 휘발성 유기화합물, 오존, 산화질소(NO), 이산화황(SO_2) 등의 공해물질도 피부노화를 촉진한다. 미세먼지는 각종 유기화합물과 금속을 피부에 접촉시켜 손상을 일으키므로, 도시에서도 대로변 근처에 사는 사람들은 얼굴에 기미와 주름이 많다.

흡연도 피부노화를 촉진하기 때문에 흡연가의 얼굴은 수척하게 창백하며 주름이 많다. 특히 눈가와 입 주변에 깊은 주름이 특징이다. 이런 얼굴을 '흡연가의 얼굴(smoker's face)'이라고 한다. 담배 연기에 포함된 화학물질은 피부노화를 유발하고, 혈액으로 흡수된 니코틴도 혈관수축과 조직손상을 유발한다. 또 담배를 피울 때 입술을 반복적으로 오므리기 때문에 코와 입술 주변에도 주름이 많아진다.

주름

피부 콜라겐은 40세 이후 급감한다

표피는 진피와 딱·달라붙어 있다. 표피세포가 붙어 있는 바닥막에는 진피를 구성하는 콜라겐이 박혀 있고, 진피에서는 콜라겐 다발들이 교차결합으로 서로 엉켜 있기 때문이다. 진피에 풍부한 콜라겐과 엘라스틴은 피부에 탄력성을 제공하는데, 나이가 들면 콜라겐과 엘라스틴 생산이 감소하여 피부가 손상되고 변성된다. 콜라겐은 20대 초반부터 매년 1%씩 줄어들고, 40세가 지나면 감소 속도가 더욱 빨라진다. 특히 여성은 폐경 후 매년 2%씩 감소하여 폐경 첫

5년 동안 피부에 존재하는 콜라겐의 30%가 사라진다. 변성된 콜라겐과 엘라스틴은 제거되지 않고 축적되기 때문에 피부의 탱탱함이 사라지고 축 처지는 주름(wrinkle)이 생긴다. 40세부터 60세 사이를 중년이라고 할 때 중년은 얼굴 피부에 생기는 주름을 감추려는 노력과 함께 시작한다고 할 수 있으며, 중년이 끝나는 60대는 감추려 해도 더 이상 주름을 감추기 어렵다.

피하지방 아래의 근육이 수축하면 피부가 서로 겹치기 때문에 노화가 아니더라도 모든 피부에는 주름이 있다. 평소에 근육 사용이 많은 곳에 주름도 많은데, 광노화의 영향이 많은 피부에서는 주름이 더 빨리 나타나며, 굵고 깊게 생긴다. 주름은 눈 주변에서 가장 먼저 나타난다. 눈 주변 피부가 얇고 각질층의 수분과 지방함유량이 적은 데다가 근육운동이 많기 때문이다. 다음으로 잘 생기는 곳이 눈꺼풀, 볼의 팔자(八字)주름, 이마, 미간 순이다. 이런 곳에 주름이 눈에 띄게 많아지는 시기는 보통 40대이며 50대에는 목살이 처지면서 목주름이 나타나고, 60대에는 피부가 전반적으로 축 처지는 주름이 생긴다.

60대에는 진피 아래에 있는 피하지방의 분포가 변한다. 20~30대에는 피하지방이 인체의 곳곳에 고르게 분포하지만 60대 이상이 되면 얼굴, 팔, 다리에서는 줄어들기 때문에 이곳에 주름이 많이 생긴다. 반면 다른 곳의 피하지방은 증가하는데 남성은 복부, 여성은 엉덩이와 허벅지에 많아진다.

근육과 골격조직의 변화도 피부 변화에 영향을 미친다. 근량이 줄어들고 약해져서 탄력성을 잃고 중력의 영향이 드러나게 된다. 머리털이 빠져 이마가 넓어지면 주름이 더 노출되고, 한편 눈썹도 아래로 처지는데 심하면 눈을 뜨기가 힘들어 반쯤 감긴 상태가 된다. 눈 아래쪽도 아래로 처져 볼록하게 보인다. 뺨 근육과 지방조직도 아래로 처지고 웃을 때 뺨과 입의 경계에 생기는 팔자주름이 깊어진다.

코는 끝이 아래로 처지면서 늘어나고, 코를 덮고 있는 피부는 얇아져서 그동안 겉으로 드러나지 않았던 코뼈나 연골의 비정상적인 모습이 드러나 보인다. 입술은 미세한 주름이 생기면서 얇아지고 가로로 길게 보인다. 또 아래턱과 목 사이의 피하지방과 근육도 아래로 축 처져 늘어난다. 치아가 있는 상악골과 하악골은 골다공증으로 감소하기 때문에 치아와 입이 들어가 보이고, 턱 아래의 살은 더 처진다. 귓바퀴는 구조를 지탱해주는 뼈가 없어서 자체의 무게 때문에 늘어지는데, 신체의 성숙이 끝나는 20세 이후에도 1년에 평균 0.2㎜씩 길어져 80세 노인의 귓바퀴는 젊을 때보다 1.3cm 더 길다.

욕창 ─────────────────────
움직이지 못하면 욕창은 필연적이다

피부에 일정 수준 이상의 압력을 오랫동안 가하면 혈액순환장애로 조직이 손상된다. 이를 욕창(褥瘡, bedsore)이라고 하며, 압력에 의한 궤양이라는 의미로 압박궤양(pressure ulcer)이라고도 한다.

혈관은 피하지방에서는 근막과 평행하게 주행하다가 진피의 모세혈관에서는 피부 표면에 수직으로 주행하는데, 모세혈관은 45~50㎜Hg 이상의 압력이 가해지면 막힌다. 뼈가 돌출된 부위에서는 마치 원뿔

끝에 압력이 모이는 현상과 유사하게 압력이 증가한다. 예를 들어 누워 있을 때 엉덩이에 50㎜Hg의 압력이 가해졌다면 돌출된 엉치에는 200㎜Hg까지의 압력이 가해진다.

모세혈관이 막힐 정도의 힘으로 피부를 누르면 하얗게 창백해지는데, 이런 상태에서는 피부조직에 산소가 공급되지 않고 대사산물도 배출되지 못한다. 그러다가 눌린 곳을 풀어주면 혈류가 회복되고 대사산물이 제거되면서 다시 붉어진다. 만약 피부가 오랫동안 눌리면 혈액순환이 재개되더라도 홍조가 30분 이상 오래 지속될 수 있다. 이때 피부를 누르면 다시 창백해지는데, 만약 홍조 띤 피부를 눌렀는데도 창백해지지 않는다면 이미 조직손상이 진행된 것이다. 이를 1단계 욕창이라고 한다.

욕창은 진행 정도에 따라 4단계로 나누는데 진피 일부가 손상되거나 물집이 생기면 2단계, 표피와 진피가 없어지고 피하지방이 보이면 3단계, 피하지방도 없어지고 근육, 힘줄, 뼈가 보이면 4단계라고 한다.

압력은 체중에 비례하고 바닥에 닿는 피부 면적에 반비례하는데 욕창은 이러한 수직압력만으로 발생하는 것이 아니라 엇갈리는 (shear) 힘, 마찰력, 피부의 습기 등도 원인이 된다. 엇갈림힘은 피부 평면과 수평적인 힘을 말한다. 엉치가 침대시트와 밀착하여 누운 상태에서 상체를 수동적으로 세우면 엉치 피부는 침대 바닥에 붙어 있어 움직이지 않지만 피부 안쪽의 근육은 중력에 의해 뼈와 함께 밑으로 내려오기 때문에 피부조직과 근육조직이 엇갈린다. 이때 미세혈관이 손상된다. 욕창을 유발하는 세 번째 요인인 마찰력은 환자가 미끄러질 때 발생한다. 피부와 접촉하고 있는 침대 바닥이 습하고 피부가 달라붙어 있다면 마찰력이 증가하여 피부 표면을 파열시킨다.

사람들은 가만히 있지 않고 수시로 자세를 바꾼다. 잠잘 때도 마찬가지여서 평균 11.6분마다 자세를 바꾼다. 잠잘 때 50번 이상 움직인 환자들은 욕창이 없지만 20번 이하로 움직인 환자들은 90%가 욕창이 생긴다. 신체의 움직임은 통증감각과 운동능력이 모두 온전해야 가능하기 때문에 감각과 운동신경이 마비된 뇌졸중 환자나 치매 말기에 욕창이 잘 생긴다.

욕창을 예방하기 위해서는 자세 변화가 중요하다. 피부가 눌리는 곳이 수시로 바뀌면 욕창을 유발하는 압력과 엇갈림힘이 작용하는 시간이 짧아지기 때문이다. 현재는 2시간 간격으로 자세를 변경하도록 권장하고 있는데, 이는 제2차 세계대전 때 전쟁희생자들을 돌봐주던 간호시설로부터 유래했다. 군인 2명이 환자들의 자세를 바꿔주는 임무를 맡아서 모든 환자들의 자세를 바꿔줬는데, 이 간격이 2시간이었다.

　　　　순환계(循環系, circulatory system)라고 하면 보통 심장과 혈관
으로 구성된 심혈관계를 의미하지만, 림프계가 있어야 완전한 순환
계를 구성한다. 림프계는 림프관과 림프조직으로 이루어져 있는데,
림프조직은 면역기능을 담당하기 때문에 림프계는 순환계와 면역계
의 역할을 한다.

혈관 ───────────────────────────

혈관의 판막은 정맥에만 있다

　　　　혈액은 심장→동맥(動脈, artery)→모세혈관(毛細血管, capil-
lary)→정맥(靜脈, vein)의 순서로 순환하는데 혈관을 크기에 따라 세

분화하면 심장→대동맥→큰동맥(large artery)→소동맥(small artery)→세동맥(arteriole)→모세혈관→세정맥(venule)→소정맥(small vein)→중정맥(medium vein)→대정맥(large vein)→심장의 순서가 된다.

모세혈관은 한 층의 내피세포(endothelial cell)와 바닥막(basement membrane)으로 구성되고, 세동맥과 세정맥은 여기에 1~2층의 평활근세포가 추가된 구조이다. 세동맥, 모세혈관, 세정맥을 미세혈관(microvessel)이라고 하며, 이곳에서 혈액과 조직액의 물질교환이 이루어진다. 미세혈관을 제외한 모든 혈관은 내막(intima)–중막(media)–외막(externa) 등 3개의 층으로 나뉜다. 내막은 내피, 내피밑층, 내탄력막으로 구성되고, 중막은 평활근으로 이루어진 근육층이며, 외막은 콜라겐과 엘라스틴으로 이루어진다.

동맥은 성분에 따라 탄력동맥(elastic artery), 근육동맥(muscular artery), 세동맥으로 나눈다. 지름이 10㎜보다 크면 큰동맥이라고 하는데 탄력동맥이 이에 해당되고, 지름이 0.1~10㎜인 소동맥은 근육동맥에 해당되며, 100~10㎛이면 세동맥이라고 한다. 큰동맥(탄력동맥)은 대동맥과 폐동맥, 그리고 이곳에서 분지되는 큰 혈관들이 해당한다. 중막이 엘라스틴으로 구성된 10㎛ 두께의 탄력층판(elastic lamella)이 평활근섬유와 교대로 배열되어 있다. 팔다리에서 만져지는 동맥은 대부분 소동맥(근육동맥)이며 소동맥은 중막 근육을 수축하거나 이완시켜 기관에 공급되는 혈액량을 조절한다.

모세혈관은 지름이 4~10㎛이며, 세정맥은 10~200㎛이다. 세정맥보다 큰 정맥은 소정맥 혹은 중정맥이라고 하고 지름 10㎜ 이상은 대정맥이라고 한다. 피부에 보이는 정맥의 대부분은 소정맥 혹은 중정맥이다. 소정맥의 내막은 얇고 중막은 평활근 다발들이 섬유그물과 섞여 있으며 외막은 콜라겐이 풍부하고 두껍다. 대정맥은 내막은 잘 발달되어 있으나 중막은 상대적으로 얇고 외막은 역시 두껍다. 정맥은 보통 동맥과 짝을 지어 주행하므로, 정맥의 이름은 대부분 옆에 있는 동맥의 이름과 같다. 정맥혈은 중막 평활근의 수축과 주변 골격근과 기관이 압박해주는 힘에 의해 이동하는데, 중정맥과 대정맥에는 내막이 접혀 내강으로 돌출된 판막(valve)이 있어서 정맥혈이 한 방향으로만 흐르게 한다.

림프관 ────────────────────
노화된 림프관은 펌프기능이 감소한다

미세혈관에서 혈액과 세포 간의 물질교환은 간질액(interstitial fluid)에 의해 매개된다. 간질(間質)이란 결합조직의 일종으로 세포 사이의 공간이다. 모세혈관에서 간질로 나온 체액의 90%는 정맥으로 흡수되고, 10%는 림프모세관(lymphatic capillary)으로 이동한다. 골수와 중추신경계를 제외하고 미세혈관이 있는 모든 조직에는 림프모세관이 있다. 주로 분자량이 큰 단백질이 정맥으로 흡수되지 못하고 간질에 남아 림프모세관으로 이동한다.

혈액을 순환하는 혈장단백질은 150~200g 정도인데, 24시간 동안 순환혈장 단백질의 50%가 간질로 이동하여 세포영양, 면역반응, 혈액응고, 물질수송 등의 역할을 하고 림프모세관에 모인다. 림프모세관은 모세혈관과 비슷하지만 좀 더 크고 투과성이 좋아 단백질처럼 큰 분자를 흡수할 수 있다. 림프모세관의 내피세포는 서로 겹쳐 밸브처럼 한 방향으로만 흐르게 하는데 림프모세관이 합쳐져서 림프관(lymphatic vessel)을 이룬다. 림프관으로 모인 체액을 림프(lymph)라고 하며, 하루에 림프관을 통해 이동하는 림프의 양은 2.9L 이상이다.

림프관의 주행 경로에는 림프절이 있다. 이곳에서 림프는 면역세포들에 의해 처리된 다음 다시 림프관을 통해 이동한다. 림프관에는 내막이 접혀 만들어진 판막이 있어, 림프의 흐름은 정맥과 마찬가지로 바깥에서 가하는 힘과 판막의 도움으로 한 방향으로 이루어진다. 림프관은 정맥 옆에 붙어 주행하는데 인체의 모든 림프관은 흉관(thoracic duct)과 우측림프관(right lymphatic duct)이라는 2개의 큰 관으로 합쳐진 다음 정맥으로 연결된다. 림프관은 간질액을 림프로 모아 다시 혈액으로 돌려보내는 것 외에도 림프구와 항체를 전신에 분배하는 역할을 한다.

노화는 림프관의 투과성을 변화시키고 림프관 근육에 영향을 미쳐 수축기능과 판막기능을 떨어뜨린다. 따라서 전체적으로 림프관의 펌프 기능이 감소하며, 흐름이 역류하는 경우도 발생하여 병원균이 반대 방향으로 가기도 한다. 또한 림프관끼리의 연결이 감소하고 림프절은 퇴화된다. 이는 감염과 암의 전이에 취약하게 한다. 뇌막림프관의 기능저하는 간질액의 배출을 저하시켜 인지기능을 악화시키고, 자외선(UVB)에 노출된 피부는 림프관의 기능이 떨어져 부종이 발생한다. 흉관의 근육층은 30세에 최고가 되었다가 감소하는데 흉관은 노화할수록 탄력성이 떨어지고 경화가 나타난다.

내피

내피세포의 노화는 산화질소 생산의 감소를 초래한다

내피(endothelium)는 모든 혈관과 림프관의 내강(lumen)을 감싸는 것으로, 내피세포로 구성된다. 내피세포들을 모두 모아보면 표면적은 7㎡, 무게가 1.0~1.8kg에 달하는데 90%가 모세혈관의 내피이다. 모든 조직이 모세혈관과 엉켜 있어 전체 혈관에서 모세혈관이 대부분을 차지하기 때문이다.

내피세포는 혈관항상성을 유지하는 핵심 역할을 한다. 혈관확장물질과 수축물질을 분비하여 혈관의 긴장도를 유지하고, 혈전이 생기지 않도록 하여 혈액의 흐름을 유지한다. 그러다 혈관이 상처를 받으면 혈전을 형성하여 혈액이 밖으로 새는 것을 방지하는 응고과정을 촉발하며, 혈중 병원체와 외부물질을 인식하는 면역감시역할을 하고 순환하는 백혈구를 감염조직으로 이동시킨다.

1980년 미국 생화학자 퍼흐고트(R. Furchgott, 1916~2009)는 혈관내피세포가 혈관의 이완에 중요한 역할을 한다는 사실을 발견하고 원인물질을 내피유래이완인자(EDRF, endothelial-derived relaxing factor)라고 명명했는데, 이후 EDRF가 산화질소(NO)로 밝혀지면서 노벨상을 받았다. 내피의 산화질소합성효소(endothelial NOS)에 의해 합성된 산화질소는 내피밑층의 평활근에 작용하여 혈관의 이완과 확장을 유도하고 혈소판응집, 백혈구유착, 평활근증식을 억제하며 혈관수축제인 엔도텔린(endothelin)과 안지오텐신Ⅱ(angiotensinⅡ)의 작용을 차단하여 과도한 혈관수축을 방지한다.

내피세포가 손상되면 산화질소가 감소하여 혈관의 수축과 이완의 균형이 깨지고 내피세포 투과율이 증가하며 혈소판응집, 백혈구부착, 사이토카인(cytokine)생성이 증가한다. 이러한 내피세포의 기능장애는 고혈압, 이상지혈증, 당뇨병, 심부전, 흡연, 노화과정 등에서 발생하는 산화스트레스(oxidative stress)에 의해 유도되어 동맥경화증과 죽상경화증을 유발한다.

혈압

70대의 70%가 고혈압

혈액순환은 심장의 펌프기능으로 형성되는 압력으로 이루어진다. 도체에 흐르는 전류는 전압에 비례하고 저항에 반비례한다는 옴의 법칙과 유사하게, 혈압과 혈류의 관계는 혈액량은 혈압에 비례하고 혈관저항에 반비례한다. 혈액량은 심박출량(cardiac output)을 의미하며 심박수와 일회박출량(stroke volume)을 곱한 값으로 1분 동안 심장이 펌프하는 혈액량이다. 정상적인 일회박출량은 70mL이며, 1분에 70회 정도 박동하므로 심박출량은 5L 정도 된다. 혈관의 저항은 말초동맥인 소동맥과 세동맥의 말초저항에 의해 결정되고, 큰동맥은 영향을 미치지 않는다. 지름 350㎛ 이하의 소동맥과 세동맥, 특히 혈관이 가장 작은 세동맥의 저항이 가장 크다. 모세혈관이 세동맥보다 좁기는 하지만 모세혈관의 전체적인 면적이 넓어 동맥저항에 영향은 없다.

동맥의 수축기압은 심장이 수축할 때 생성되는 맥파(pulse wave)의 압력과 맥파가 말초혈관에서 반사되어 돌아오는 반사파의 압력이 더해져서 형성된다. 심장에서 혈액은 수축기에만 방출되고 이완기 때는 방출되지 않는데, 동맥은 늘어났다가 수축하는 완충(cushion) 역할을 하여 이완기의 혈압을 유지한다. 심장 수축기에 대동맥으로 혈액이 들어오면 엘라스틴이 늘어나 혈관이 팽창하는데 콜라겐이 과도하게 팽창되지 않도록 제한해주고, 이완기에는 늘어났던 엘라스틴이 탄력적 반동으로 원래대로 돌아와 동맥이 수축하는데 이때 대동맥판막은 닫혀 있으므로 동맥 내에 이완기 압력이 발생하고, 그 힘으로 혈액이 말초혈관으로 흐른다.

혈압이 140/90㎜Hg 이상이면 고혈압으로 진단한다. 수축기혈압과 이완기혈압 둘 중 하나만 높아도 고혈압이다. 30대 이후에는 나이에 비례해서 고혈압이 늘어나는데, 우리나라 30대 연령의 12%, 40대의 21%, 50대 35%, 60대 46%, 70대의 70%에 고혈압이 있다. 나이에 따라 혈압이 높아지는 주요 이유는 동맥의 말초저항이 증가하기 때문이다. 이외에도 동맥 압력수용기(baroreceptor), 교감신경, 신장, 나트륨대사, 레닌-안지오텐신-알도스테론시스템 등의 변화도 혈압을 상승시킨다.

나이에 따라 수축기혈압과 이완기혈압의 경과는 달라진다. 수축기혈압은 30세 이후 꾸준히 계속 증가하는 반면 이완기혈압은 50대까지는 증가하다가 60세를 넘으면 서서히 감소한다. 50세 이후에는 동맥경화증에 의해 대동맥을 비롯한 큰동맥의 경직도가 증가하면서 말초동맥으로부터 대동맥 쪽으로 압력이 빠르게 반사되어 수축기혈압은 더욱 상승하는 반면, 이완기의 탄력적 반동이 일어나지 않아 이완기혈압은 감소하기 때문이다. 수축기혈압에서 이완기혈압을 뺀 값을 맥압(pulse pressure)이라고 하며 이는 동맥 경직도를 나타내는 지표가 된다. 노인은 수축기혈압은 증가하고 이완기혈압은 감소하기 때문에 맥압이 증가한다.

동맥경화 ─────────────────────

동맥경화증은 혈관노화의 결과다

동맥경화증(arteriosclerosis)이란 말은 프랑스의 병리학자 롭스타인(J. Lobstein, 1777~1835)이 석회화된 동맥을 연구하면서 동맥(arteria)과 딱딱함(sklerotikos)이라는 단어를 결합하여 만든 개념이다. 동맥경화증이라는 개념이 처음 등장했던 19세기에는 그 원인이 노화인지 질병인지에 대해 논란이 있었는데, 노화과정에서 나타나는 현상이며 질병은 아니라는 것이 당시의 지배적인 견해였다. 또 동맥경화증이 동맥의 어디에서 시작되는지도 논란이 있었는데 중막에서 시작된다는 주장과 내막에서 시작된다는 주장이 있었다. 독일의 병리학자 마르한트(F. Marchand, 1846~1928)는 동맥경화증이 동맥의 내막에서 시작한다고 생각하고 죽(gruel)을 의미하는 그리스어 athero와 sclerosis(딱딱함)를 결합해서 죽상경화증(atherosclerosis)이란 개념을 제안했다.

동맥경화증과 죽상경화증은 정도에 차이가 있지만 모든 노인에게 나타나는 증상이다. 동맥경화증은 죽상경화증과 혼동하여 사용되기도 하지만 동맥이 두꺼워지고 딱딱해지면서 탄성을 잃는 상태를 통칭하는 용어로, 좀 더 넓은 개념으로는 전반적인 혈관노화를 일컫는다. 반면 죽상경화증은 동맥경화증의 일종으로 간주된다.

노화에 따른 혈관의 변화는 정맥이나 모세혈관보다는 동맥에서 나타난다. 먼저 산화스트레스에 의한 내피세포 기능부전이 나타나고 내피세포의 투과성이 증가하며, 평활근세포가 내피밑층으로 이동하여 증식한다. 콜라겐과 프로테오글리칸이 침착되면서 내막이 두꺼워지고 딱딱해지며, 콜라겐의 교차결합이 증가하고 엘라스틴은 파편화된다. 특히 중막의 변성과 섬유화가 진행되고, 칼슘이 침착되어 혈관의 탄성은 감소하며 경직도가 증가한다. 동맥경직도가 증가하면 맥파의 전달속도가 빨라진다. 젊은 사람의 맥파 전달속도는 8m/sec인 반면 노인은 12m/sec인데, 맥파의 전달속도가 빠를수록 반사파가 빨리 되돌아오게 되어 수축기압은 더욱 상승한다. 고혈압은 동맥경직도를 증가시키고, 이로 인해 다시 혈압이 상승하는 악순환을 되풀이하게 된다.

죽상경화

죽상경화증은 국소적으로 발생한다

동맥경화증은 고혈압과 노화과정으로 나타나는 반면 죽상경화증에는 콜레스테롤이 중요한 역할을 한다. 죽상경화증은 3단계로 진행된다. 첫 단계는 내피세포 사이로 혈액의 단구가 침투한 다음 LDL콜레스테롤을 포식하여 거품세포(foam cell)로 전환되는 것이다. 이를 지방선조(fatty streak)라고 한다. 선조(線彫, streak)란 줄무늬라는 의미로 지방을 함유한 거품 모양의 세포들이 혈관 내막을 따라 줄무늬를 형성한 것을 묘사한 것이다.

둘째 단계는 중막의 평활근세포가 내막으로 이동하여 거품세포를 형성하며, 콜라겐과 프로테오글리칸을 합성하여 죽종(粥腫, atheroma), 즉 죽처럼 생긴 종양을 형성하는 것이다. 섬유죽상종(fibro-atheroma), 죽상판(atheromatous plaque), 죽상경화판(atherosclerotic plaque) 등으로도 불린다. 섬유(fiber) 혹은 경화(sclerosis)란 말이 추가되는 것은 딱딱한 섬유조직이 죽종을 감싸고 있기 때문이다. 판(plaque)이란 작은 반점을 기술할 때 사용되는 용어이다. 이 단계가 되면 단구, 대식세포, T세포 등 염증세포들이 내막에 들어와 만성적인 염증 상태가 되고 혈관이 좁아지기 시작한다.

셋째 단계에서는 염증반응이 진행하여 평활근세포가 괴사되면서 섬유막이 얇아져 죽상경화판이 파열되고, 죽종에 있던 괴사조직이 혈액으로 노출되고 혈액의 응고인자가 활성화되어 혈전이 생기거나 죽종 내에 출혈이 생기면서 혈관이 급격히 좁아지거나 막힌다. 이때 증상이 나타난다.

동맥경화증은 혈관의 전체적인 변화이지만 죽상경화증은 혈관의 일부분에서만 군데군데 생기기 때문에 죽상경화증이 병을 일으키는 곳에 따라서 뇌경색, 협심증, 심근경색 등과 같은 병명이 붙는다. 상당한 정도의 죽상경화증이 있더라도 곧바로 증상이 나타나지는 않으

며 동맥 내경이 50% 이상 좁아지면 혈류 공급이 감소하면서 증상이
나타난다.

이상지혈증 ─────────────
혈중 콜레스테롤은 20대부터 증가한다

혈중 지질이 질병을 유발하는 것은 LDL콜레스테롤이나
트리글리세리드가 높거나 HDL콜레스테롤이 낮은 경우이다. 이를 이
상지혈증(이상지질혈증, dyslipidemia)이라고 한다. 고지혈증(hyperlipidemia)
보다 이상지혈증이라는 용어가 선호되는 것은 HDL콜레스테롤은 낮
을 때가 유해하기 때문이다. HDL은 혈관조직의 콜레스테롤을 간으
로 수송하여 죽상경화증을 감소시키는데, 장수하는 사람들은 HDL콜
레스테롤 수치가 높은 경우가 많다. 일반적으로는 연령이 증가함에
따라 HDL콜레스테롤 수치가 감소하지만, 장수 가계에서는 HDL 대
사에 관여하는 유전적인 변이가 있어 연령이 높아져도 HDL콜레스테
롤 수치가 감소하지 않는 것이 장수의 한 원인으로 생각된다.

20대부터 50대 중반까지는 나이에 비례해서 혈중 총콜레스테롤
과 LDL콜레스테롤은 올라가는 반면, HDL콜레스테롤은 낮아진다.
40대까지는 남성이 혈중 지질이 높지만 여성은 폐경 전후로 LDL콜
레스테롤과 트리글리세리드가 급격히 상승하고 HDL콜레스테롤은
급격히 감소한다. 따라서 50대 이후에는 여성의 혈중 총콜레스테롤,
LDL콜레스테롤, 트리글리세리드 수치가 더 높아진다. 50대 중반 이

후에는 연령이 증가할수록 총콜레스테롤 수치와 LDL콜레스테롤 수치가 감소한다. 노인집단을 대상으로 한 코호트 연구에서 혈중 콜레스테롤이 낮을수록 사망률이 증가하는 것을 볼 수 있는데, 왜 그런지는 아직 밝혀지지 않았다. 다만 고령에서는 동반질환, 노쇠, 영양불량 등으로 콜레스테롤이 낮아지면서 사망률이 올라가는 것으로 추정한다.

심장

노인은 운동할 때 심박출량이 제대로 증가하지 못한다

심장에는 스스로 전기신호를 발생시키는 박동조율기(pace-maker)인 동결절(sinus node)이 있고 이로부터 심장 각 부위에 전기신호를 전달하는 전도계(conduction system)가 있는데, 동결절 박동조율기 세포는 60세를 기점으로 현저히 줄어든다. 심장의 2심방 2심실은 각각 두께가 다르지만 모두 심내막(endocardium), 심근(myocardium), 심외막(epicardium) 등 3개의 층으로 구성된다. 심근활동에 필요한 혈액은 대동맥에서 기원하는 관상동맥이 심외막에 분포하여 공급되는데, 관상동맥 혈류는 이완기압에 의존적이기 때문에 이완기압이 너무 내려가면 관상동맥 혈류가 감소하여 허혈성 심질환이 발생한다.

심장활동의 이완기와 수축기는 심방과 심실 사이, 심실과 동맥(대동맥, 폐동맥) 사이의 판막(瓣膜, valve)이 열리고 닫히는 것에 따라 구분된다. 이완기는 좌심실에서 혈액이 펌프된 후 대동맥판막이 닫히면서 시작되는데 좌심실 심근의 이완으로 내부 압력이 떨어지면 승모판이 열리고 좌심방의 혈액이 좌심실로 이동한다. 심방과 심실의 압력차로 혈액의 80%가 이동하고 이완기 말기에는 좌심방의 수축으로 나머지 20%가 이동한다.

노화가 진행하면 심근세포의 세포사멸과 괴사로 세포 숫자가 줄어들고 잔존세포는 커지면서 세포손실을 보상하는데, 그만큼 세포에 걸리는 물리적 부하가 증가한다. 심근세포 사이에는 섬유모세포(fibroblast)가 있어서 콜라겐과 엘라스틴을 생산하여 심근세포들을 서로 붙여주는 역할을 한다. 그러나 나이가 들면 심근세포가 줄면서 섬유모세포가 상대적으로 많아지고 콜라겐 생산도 많아진다. 또한 콜라겐 사이의 교차결합이 증가하여 섬유화를 초래한다. 엘라스틴의 구조도 변해 심장의 탄력성을 감소시키고, 결과적으로 심근의 경직도가 증가한다. 심방의 크기와 용적은 나이에 비례해서 증가하고 좌심실은 두꺼워지면서 용적은 감소한다.

노인의 심장기능 저하는 수축기보다는 이완기에 현저히 떨어진다. 좌심실이 비대해지고 경직되어 유연하게 이완되지 못하기 때문에, 80세가 되면 이완기 초기에 좌심실로 유입되는 혈액의 양이 20대의 50%로 줄어든다. 80세 이상 노인의 10%는 이완기심부전을 앓고 있는데, 사망에 미치는 영향은 수축기심부전과 동일하다. 21세기의 유행병은 심부전이라는 말이 있는데, 인구 고령화와 높은 고혈압 유병률이 상호작용해 이완기심부전이 급증할 것이라는 의미이다. 이완기심부전의 경우 심박출량은 정상으로 유지되지만 심방에서 심실로 혈액이 효율적으로 이동하지 못하기 때문에 좌심방압과 폐동맥압이 상승하고, 호흡곤란과 부종이 생긴다.

심방이 커지면서 심방세동(atrial fibrillation)도 잘 생긴다. 심방세동은 심방의 전기활동이 불규칙해져 심방수축의 효율성이 떨어지는 상태로, 나이에 비례하여 많아지며 85세 이상 노인의 20%에서 나타난다. 심방세동이 있으면 이완기 말 심방수축이 없기 때문에 그만큼 심장기능이 떨어지고 심부전이 악화된다.

심장의 수축기능을 반영하는 심박출량(cardiac output)은 누운 상태에서 검사하면 노화로 인한 변화는 보이지 않는다. 따라서 노인이 활동하지 않고 가만히 있을 때는 심혈관계 기능이 괜찮은 것으로 보이지만 운동능력은 점차 저하된다. 교감신경계는 운동 중 활성화되어 카테콜아민을 분비하고 심장의 β아드레날린수용체에 작용하여 심박수가 증가하고 수축력이 상승한다. 그러나 노인은 평소 혈중 아드레날린 수치는 높지만 아드레날린 자극에 대한 민감도가 떨어져, 운동 중 심박수와 심근수축력이 상승하지 못하고 젊은 성인에 비해 최대 심박출량이 20~30% 감소한다.

호흡(呼吸, respiration)은 산소를 흡수하고 이산화탄소를 배출하는 가스교환이다. 보통 호흡이라고 하면 폐에서의 가스교환을 가리키며, 세포의 가스교환은 세포호흡이라고 한다.

호흡기는 가스교환이 일어나는 호흡구역과 공기를 전달하는 기도(氣道, airway)로 나눈다. 기도는 상기도(upper airway)와 하기도(lower airway)로 나누며 비강, 인두, 후두는 상기도이고 기관, 기관지, 세기관지는 하기도에 해당한다. 비강(nasal cavity)은 인두와 연결되며 인두(pharynx)는 길이가 13cm인데 상·중·하 세 부분 중 상인두(비인두)와 중인두(구인두)가 호흡기에 해당한다. 후두(larynx)는 길이 4cm로 중간에 성대가 있다. 기관(trachea)은 길이가 11cm로 끝에서 좌우의 기관지(bronchus)로 갈라진 다음 폐 안으로 들어간다. 기관지는 폐에서 가지를 계속 만들면서 가늘어지는데 10번째 분지 이후에는 세기관지

(bronchiole)라고 한다. 이때는 지름이 1㎜ 이하가 된다. 세기관지는 2번 더 가지를 쳐 호흡세기관지(respiratory bronchiole), 폐포관(alveolar duct), 폐포(alveoli)가 된다. 꽈리라고도 하는 폐포의 지름은 0.2㎜이며 개수는 좌우를 합해 3억 개이고, 면적을 모두 합하면 80㎡로 테니스 코트 절반 정도가 된다. 호흡구역은 호흡세기관지, 폐포관, 폐포인데 주로 폐포에서 일어난다.

호흡근

70대의 횡격막 강도는 25% 감소한다

폐호흡은 감지기(sensor), 조절기(controller), 작동기(effector) 활동으로 구성된다. 감지기는 호흡과 관련된 상태를 인지하고, 중추신경계인 조절기는 판단하고 명령하며, 작동기인 호흡근육이 호흡행위를 한다.

감지기에는 화학수용체와 기계수용체가 있다. 화학수용체는 뇌간과 동맥에 있고 기계수용체는 기도에 있다. 뇌간의 연수에 있는 화학수용체는 동맥혈 CO_2분압과 뇌척수액 pH를 감지하고, 경동맥소체(carotid body)와 대동맥소체(aortic body)는 동맥혈 O_2분압을 감지한다. 기도의 평활근 팽창수용체(stretch receptor)는 폐가 얼마나 팽창하는지 감지하고, 점막상피의 자극수용체(irritant receptor)는 흡입되는 연기, 유해가스, 공기 온도변화 등을 감지한다.

중추신경계의 조절은 수의체계(voluntary system)와 자율체계(automatic system)의 2종류가 있다. 수의체계는 대뇌에서 의식적으로 조절하는 것이고, 자율체계는 뇌간에서 자동적으로 조절하는 것이다. 그래서 호흡은 자동으로 일어나는 동시에 자신의 의지로 조절할 수도 있는데, 이런 이중조절체계를 갖는 기관은 호흡기 이외에는 거의 없다.

폐는 흉막(胸膜, pleural membrane)이라고 하는 두 층의 상피막에 의해 둘러싸여 있다. 흉막 사이의 공간인 흉막강(pleural cavity)에는 간질액이 있어서 두 막이 미끄러질 수 있도록 한다. 대기압과 폐포내압 사이의 압력 차이에 의해 기류(airflow)가 발생한다. 폐포내압은 폐포 공간의 압력으로 폐내압(intrapulmonary pressure)과 같은 의미이다. 폐포내압과 대기압이 같은 상태에서는 기류는 없고 흉막강의 압력은 $-5cmH_2O$이다. 이때 음압(−)의 의미는 대기압과의 차이를 표시하는 것이다. 흡기근육의 수축으로 흉막강압이 $-8cmH_2O$까지 떨어지면 폐포가 늘어나 압력이 $-1cmH_2O$로 떨어지면서 공기가 흡입된다. 폐포에 공기가 들어와 대기압과 폐포압이 같아지면 흡기(吸氣, inhalation)가 중단된다. 흡기가 중단되고 폐포의 탄력반동(elastic recoil)으로 폐포내압이 $+1cmH_2O$로 증가하면 호기(呼氣, exhalation)가 시작된다. 호기는 폐포내압이 $0cmH_2O$가 될 때 멈춘다.

호흡근에는 횡격막, 외늑간근, 내늑간근, 복근, 목빗근, 목갈비근 등이 있다. 흡기는 횡격막이 주로 역할을 하고 외늑간근이 보조하는데 흡기를 강제적으로 아주 세게 할 때는 목빗근과 목갈비근이 추가로 보조한다. 호기는 호흡근이 이완되면서 폐가 본래대로 돌아오는 수동적인 과정이며, 내늑간근과 복근이 작용하면 강제적으로 좀 더 내쉬게 된다. 호흡근육운동 전체에서 85%가량의 역할을 하는 것이

횡격막으로, 횡격막의 강도는 20대에 가장 강하고 70대가 되면 25% 감소한다. 호흡근은 다른 골격근과 마찬가지로 제Ⅰ형(서근), 제Ⅱa형(속근-피로저항), 제Ⅱb형(속근-피로예민)섬유로 구성되는데 노인은 제Ⅱa형섬유 비율이 감소하여 힘과 지구력이 떨어진다.

폐기능은 호흡기 자체뿐만 아니라 호흡기를 둘러싸는 흉벽(chest wall)을 구성하는 골격의 영향도 받는다. 노화로 인한 연골늑골 인접부의 석회화는 흉벽의 유연성을 저하시키고, 척추골절과 척추후만증이 있으면 가슴의 전후지름이 증가하여 통(barrel) 모양이 되어 호흡근의 효율성이 저하되고 폐활량이 감소한다.

폐기능

폐활량은 30세 이후 감소한다

평상시에 숨을 들이마신 후 내쉬는 공기량은 0.5L이지만, 최대한 숨을 들이마신 후 내쉴 수 있는 공기량은 4.8L에 이른다. 이를 폐활량(vital capacity)이라고 한다. 폐활량을 측정하는 방식은 여러 가지가 있는데 폐기능을 잘 반영하는 것은 노력성 폐활량(FVC, forced vital capacity), 1초간 노력성 호기량(FEV_1, forced expiratory volume at 1 second), 1초율(FEV_1/FVC) 등 3가지이다. 노력성 폐활량은 최대한 깊게 숨을 들이마신 뒤 최대한 많이 내쉬는 공기량을 측정하기 때문에 붙여진 명칭이며 폐활량과 같은 의미이다. 1초간 노력성 호기량은 그렇게 내쉬는 처음 1초 동안의 공기량을 뜻하고, 1초율(FEV_1/FVC)은 그 비율이다.

호흡기질환 초기에는 천천히 숨을 내쉬는 폐활량은 정상일 수 있지만 최대한 강하게 내쉴 때는 초반이 약해지기 때문에 FEV_1과 FEV_1/FVC을 호흡기능을 평가하는 지표로 사용한다. FEV_1은 20~30세에 4.5L(남), 3.3L(여)로 최대치가 되었다가 30세 이후 매년 30mL씩 감소하고, FVC도 20~30대에 최대치인 5.5L(남), 3.8L(여)에 도달한 다음 감소하기 시작한다. 65세 이후에는 감소속도가 더욱 빨라진다. FEV_1감소속도가 FVC감소속도보다 빠르기 때문에 FEV_1/FVC도 나이에 따라 감소한다.

최대로 숨을 들이마실 때 폐에 있는 총 공기량은 6L이다. 이를 총폐용량(total lung capacity)이라고 한다. 폐활량은 4.8L이므로 폐에는 흐름이 없는 공기가 1.2L 존재한다. 이를 잔기량(residual volume)이라 한다. 나이가 들더라도 총폐용량은 감소하지 않지만 잔기량은 증가한다. 잔기량은 20세 때 최저이고 이후 계속 증가하기 시작하여 70세는 50% 정도 증가한다. 잔기량과 폐활량은 반비례관계이므로 그만큼 폐활량은 감소한다.

폐기능검사(pulmonary function test)는 폐활량의 지표인 FEV_1, FVC, FEV_1/FVC 등과 같은 환기(ventilation)기능을 주로 평가하지만 관류와 확산에 대한 평가도 해야 온전한 폐기능검사가 된다. 관류(perfusion)란 폐에 흐르는 혈액을 의미하고, 확산(diffusion)은 산소가 폐포에서 모세혈관의 적혈구로 이동하는 것이다.

가스교환은 단순확산(simple diffusion)에 의해 일어난다. 단순확산은 농도 차이에 의한 생체막의 물질이동을 뜻한다. 폐확산능(diffusion capacity)은 일산화탄소(CO)를 이용한 DLCO(diffusing capacity of the lung for CO)값으로 평가한다. 정상범위는 80~120%인데, 40세 이후에는 폐포면적과 폐모세혈관밀도가 감소하기 때문에 DLCO는 10년마다 5%씩 감소한다.

나이에 따른 호흡기의 변화는 심혈관의 변화와 맞물려 있다. 노화된 폐동맥은 탄력성이 감소하여 혈관저항과 폐동맥압이 증가하는데, 운동 시 폐동맥압은 20세 이후 증가하기 시작하며 폐혈관저항은 45세 이후 급격히 증가한다. 폐동맥압과 혈관저항이 증가하면 폐포를 순환하는 혈액이 감소한다.

효율적인 가스교환을 위해서는 환기와 관류가 같은 곳에서 이루어져야 한다. 이를 환기/관류일치(V/Q match)라고 한다. 앉은 자세에서는 중력의 영향으로 폐의 아래쪽으로 혈류는 많아지지만 그에 비례하여 환기가 그쪽에 많아지지는 않기 때문에, 환기/관류 불일치는 항상 발생하는 현상이다. 정상적으로 바닥의 폐는 V/Q비율이 0.6이며, 꼭대기는 3.4이다. 노화에 따라 환기/관류의 변화는 심혈관기능의 감소와 함께 가스교환의 효율성을 저하시킨다.

공기의 산소분압은 대기압 760㎜Hg의 21%인 160㎜Hg이다. 그러나 공기가 폐로 흡입될 때 기도가 폐포에서 나온 공기로 차 있기 때문에 산소가 희석되어 폐포에 도달하는 공기의 산소분압은 105㎜Hg로 떨어진다. 또 폐에서 혈액으로 확산될 때 5~10㎜Hg의 차이가 발생한다. 그래서 동맥혈의 산소분압은 100㎜Hg이거나 약간 낮게 된다. 동맥의 산소분압은 PaO_2로 표시하는데, PaO_2=100㎜Hg이라면 헤모글로빈의 97%가 산소와 결합되고 동맥혈 100cc에는 산소 20cc

를 함유한다. PaO_2은 40세 이후 10년마다 4㎜Hg가량 감소하는데, 75세 이후에는 감소하지 않고 일정하게 유지된다.

심폐기능은 산소가 세포로 운반되어 세포대사에 이용되는 산소의 양을 반영하는 최대산소섭취량(VO_2max)으로 평가하기도 한다. 최대산소섭취량은 남성이 16세, 여성은 20세에 최고점에 이르렀다가 매년 1%씩 감소한다.

기도

남성 노인의 46%는 만성폐쇄성폐질환이 있다

기도의 상피조직은 섬모원주세포(ciliated columnar cell), 배세포(goblet cell), 솔세포(brush cell), 소과립세포(small granule cell), 바닥세포(basal cell) 등으로 구성된다. 이 중에서 섬모원주세포가 가장 많으며, 세포 1개는 300개의 섬모(cilia)를 가지고 있고 섬모 위에는 배세포에서 분비된 점액이 있다. 솔세포는 화학수용체이며, 소과립세포는 신경내분비세포이고, 바닥세포는 줄기세포이다.

호흡기는 공기 온도와 습도의 변화, 먼지, 공해물질, 알레르겐 등에 노출되어 있다. 이러한 외부물질이 점액에 붙으면 섬모는 점액을 상기도 방향으로 이동시키고 상기도에서 기침으로 배출한다. 기관지의 제6분시까지는 점액과 섬모운동, 기침반응 등으로 배출이 가능하지만, 그보다 더 깊이 들어오는 오염물질은 기침으로 배출이 불가능하고 대식세포를 비롯한 림프조직이 제거한다.

구강과 인두 사이에는 편도가 있으며 비강과 인두 경계에는 아데노이드가 있고, 기관지에는 기관지연관림프조직(bronchus-associated lymphoid tissue)이 있다.

나이가 들수록 점액분비와 기침반사가 감소하며 대식세포의 기능도 감소한다. 병원균에 대한 항원특이면역반응은 노화로 인해 감소하는 반면, 하기도는 인터루킨-6(IL-6), 종양괴사인자(TNF) 등 염증매개 사이토카인은 증가하는 만성염증상태가 되어 만성폐쇄성폐질환과 같은 염증노화를 유발한다.

기도와 폐는 나이가 들수록 흡연, 직업성 분진, 화학물질, 대기오염과 같은 외부물질로 인한 산화스트레스(oxidative stress) 손상이 축적된다. 직접흡연뿐만 아니라 간접흡연도 동일한 영향을 미친다. 또 소아청소년 시기에 호흡기질환을 앓았을 경우, 좋아졌다고 하더라도 성인과 노인 시기까지 연쇄적인 영향을 미친다.

기관지에 발생하는 흔한 만성질환은 천식과 만성폐쇄성폐질환(COPD, chronic obstructive pulmonary disease)인데, 65세 이상 노인의 7%는 천식을 앓고 있으며 28%는 만성폐쇄성폐질환을 앓고 있다. 만성폐쇄성폐질환은 기도와 폐의 만성염증으로 기류(airflow)가 막히는 질환으로 40대 이후 발병하며 호흡곤란, 기침, 가래가 만성적으로 있는 것이다. 폐활량 측정에서 $FEV_1/FVC < 0.7$이면 만성폐쇄성폐질환으로 진단한다. 우리나라 40세 이상 남성의 22%, 여성 6%가 만성폐쇄성폐질환을 앓고 있으며 65세 이상은 남성의 46%, 여성 12%가 앓고 있다. 가장 중요한 원인은 흡연이며 흡연자의 15~20%는 이 질환을 앓게 된다.

폐포

노인 폐포의 20%는 파괴된다

　　나이와 관련된 호흡기의 구조적 변화는 기관지보다는 폐포에서 두드러진다. 폐포를 구성하는 세포는 1형 폐포세포와 2형 폐포세포가 있다. 폐포의 95%를 차지하는 1형 폐포세포는 가스교환이 이루어지는 곳이며, 2형 폐포세포는 표면활성물질(surfactant)을 분비하여 폐포가 잘 펴지도록 하고 수분을 재흡수하여 폐포에 체액이 축적되지 않도록 한다. 폐포와 폐포 사이의 결합조직에는 탄력섬유(엘라스틴)와 그물섬유(콜라겐)가 많다. 그물섬유는 폐포의 과도한 팽창을 막고, 탄력섬유는 흡기 시 팽창했다가 탄력반동(elastic recoil)을 일으켜 수축하는 기능을 한다. 폐포에 있는 엘라스틴의 팽창성은 고무풍선의 100배 이상이다.

　　노인은 엘라스틴이 파괴되고 콜라겐과 엘라스틴 교차결합이 변성되어 폐포의 탄력반동이 감소하고 확장되어 파괴된다. 폐포의 파괴로 폐포 숫자는 줄어들고 남아 있는 폐포는 확장되어 있어 전체적인 폐포 표면적이 20%까지 감소한다. 이를 노년폐기종(senile emphysema)이라고 하는데 만성폐쇄성폐질환(COPD)의 원인이 된다.

감기

노인 감기의 합병증은 만성질환의 악화

감기(common cold)는 바이러스에 의한 급성 상기도감염이다. 모든 급성감염의 절반 이상을 차지하며 보통 성인은 1년에 2~4회 감기를 앓는다. 침범되는 곳에 따라 비염, 부비동염, 인두염, 비인두염, 후두염 등으로 분류하는데, 원인은 리노바이러스(rhinovirus)가 30~50%를 차지하고, 특히 가을철 감기는 80%가 리노바이러스 감염이다. 전파경로는 사람과 주변 환경의 직접 접촉, 비말 전파, 공기 중에 비교적 오래 떠 있는 에어로졸에 의한 것이다. 리노바이러스에 의한 경우 잠복기는 2~4일이며, 코와 관련된 증상이 제일 많고 6~10일에 걸쳐 자연 회복된다. 대부분 자연적으로 치유되지만 노인은 유병기간이 길어진다.

감기의 흔한 합병증은 중이염과 부비동염인데, 중이염은 소아에게 흔하고 성인에게 발생하는 합병증은 주로 부비동염이다. 노인의 주요 합병증은 만성폐쇄성폐질환과 같은 만성질환이 악화되는 것이다.

독감

독감 사망의 90%가 노인

독감(influenza)은 인플루엔자 바이러스에 의한 급성호흡기질환으로 매년 겨울에 인구의 5~15%가 감염된다. 인플루엔자바이러스의 특성은 항원변이(antigenic change)인데, 변이 정도에 따라 항원 대변이(antigenic shift)와 항원소변이(antigenic drift)로 구분한다. 항원소변이는 소수의 아미노산 변화로 항원성이 조금 다른 바이러스가 출현하는 것이며 매년 발생하는 계절 인플루엔자가 유행(epidemic)하는 원인이 된다. 우리나라는 10월부터 5월 사이가 유행 시기이고, 한번 유행하면 집단의 평균 발병률은 10% 정도이지만 일부 연령층이나 위험군에서는 40~50%에 이른다. 독감에 노출된 적이 없었던 1세 미만의 소아와 면역기능이 떨어진 65세 이상의 노인은 위험군에 속한다.

항원대변이는 동물 인플루엔자바이러스가 사람에게 감염을 일으키거나 한 개체에 아형이 다른 인플루엔자바이러스가 중복감염되어 유전자 재편성(genetic reassortment)을 통해 신종 인플루엔자바이러스가 출현하는 것을 말한다. 대부분의 사람들은 이에 대한 면역이 없기 때문에 대유행(pandemic)으로 이어진다. 20세기에도 최소 3차례의 대유행이 있었는데, 가장 대표적인 1918년 스페인독감 때는 2,000~4,000만 명이 사망했다. 이후 약 10~40년 주기로 인플루엔자 대유행이 있었으며 21세기에는 2009년 대유행이 있었다. 당시 우리나라에서는 759,759명이 감염되었고 치명률은 0.035%(270명)이었다.

인플루엔자바이러스는 주로 호흡기 비말로 전파되는데 잠복기는 1~4일이고 1~2주 지나면 전신증상이 회복된다. 가장 흔한 합병증은 폐렴이며 만성폐질환이나 심질환을 앓고 있는 경우 급성악화로 인한 입원과 사망이 증가한다. 사망의 90%는 65세 이상 노인에게 발생하며 미국에서 2018~2019년 사이 독감으로 진단된 사람들의 사망률(mortality)은 0.096%, 65세 이상에서는 0.832%였다.

음성 ————————————

노인의 20~30%는 노인음성을 가진다

성대에서 나오는 모든 소리를 목소리라고 하고, 그중 말소리를 음성(音聲)이라고 한다. 영어로는 모두 voice에 해당한다. 음성을 만드는 기관은 발생기(generator), 진동기(vibrator), 공명기(resonator), 조음기(articulator)로 구분하는데 발생기는 기류를 발생시키는 폐이고, 진동기는 성대이며, 공명기는 성대에서 코와 입까지의 공간이고, 조음기는 혀, 입술, 입천장, 턱, 치아 등이다.

편안한 상태에서 호흡횟수는 분당 15회이고 흡기와 호기 시간은 비슷하다. 그러나 말할 때는 횟수가 12회로 감소하면서 흡기양은 3~4배까지 증가하고, 호기시간은 6~7배까지 증가한다.

후두(喉頭, larynx)의 벽은 연골과 인대로 구성된다. 연골에는 갑상연골, 윤상연골, 후두개연골, 피열연골, 소각연골, 설상연골이 있다. 갑상연골, 윤상연골, 피열연골은 유리연골인데, 이들은 25세 이후 점차 석회화되기 시작해서 60대에는 뼈로 변한다. 나머지 연골은 탄력연골이어서 연령에 따른 석회화는 없다.

성대(聲帶, vocal cord)는 후두를 앞뒤로 가로지르는 2개의 점막주름이다. 뒤로는 2개의 피열연골에 각각 연결되고 앞쪽은 갑상연골 중앙에 붙기 때문에 후두내시경으로 보면 V자 모양으로 보인다. 두 성대 사이의 틈새가 V자 모양으로 벌어지면 공기가 나오면서 소리가 나고, 나란히 붙으면 공기의 이동이 없어진다. 성대와 성대 틈새를 합해 성문(聲門, glottis)이라고 한다.

성대는 상피(epithelium), 고유판(lamina propria), 근육층(muscle layer)으로 나뉘는데 상피에서는 점액이 분비되어 성대 표면을 덮는다. 고유판은 콜라겐과 엘라스틴이 많은 결합조직이며 이를 성대인대라고 한다. 근육층은 성대인대와 평행하게 주행하면서 발성을 조절한다. 성대의 길이는 남성이 2cm, 여성은 1.5cm인데, 뒤쪽 2/5는 연골이 있는 부분이고 앞쪽 3/5는 연골은 없고 막으로만 되어 있다. 뒤쪽 성문은 주로 호흡의 경로이고 발성에는 앞쪽 막 성문(membranous glottis)이 관여한다.

나이가 들면 상피는 점액이 감소하고 각질과 부종이 생기며 성대인대와의 결합이 약해진다. 인대의 콜라겐은 감소하고 근육층의 근세포는 변성되고 숫자가 감소한다. 결과적으로 성대가 건조해지고 불규칙하게 굴곡이 생기며 전체적으로 활처럼 휘게 된다. 그래서 두 성대가 나란히 붙지 못하고 벌어져 열려 있는 시간이 많아지고, 두 성대의 진동이 비대칭적이 된다.

후두에 병이 없는데도 노화 때문에 음성장애가 오면 노인음성(presbyphonia)이라고 진단하며 이는 노인의 20~30%에서 나타난다. 청각기관이 음성을 인지하는 3요소는 음량(音量), 음도(音度), 음질(音質)이다. 음성장애도 이 세 측면에서 평가한다. 노인은 음도와 음량을 유연하게 변화시키는 유연성이 감소하여 말을 할 때 음의 높낮이가 흔들리고, 크게 말했다가도 작게 말하는 등 음량이 흔들려 불안정해진다. 난청이 있으면 음량의 조절이 더욱 어려워진다. 또 폐활량이 감소하기 때문에 발성시간은 감소하고 음질은 나빠져 기식성 음성, 쉰 목소리, 거친 음성 등이 많아진다. 기식성(氣息性, breathiness)은 숨소리가 섞여 바람 빠지는 소리가 나는 것을 말하는데, 막 성문이 진동할 때 뒤쪽 성대가 벌어져 기류가 새기 때문에 나타나는 현상이다. 음성장애는 흡연, 암, 파킨슨병, 진전, 당뇨병, 갑상선질환, 루푸스, 류마티스, 우울증, 항히스타민제 복용 등으로 더욱 증가하며, 구강구조의 변화와 구강건조증은 공명기와 조음기에 영향을 미쳐 음성장애를 유발한다.

영구치(永久齒, permanent tooth)는 젖니가 빠진 다음에 나오
는 치아로 한번 빠지면 다시 나지는 않는다. 14세가 되면 영구치가
모두 나오는데 앞니 8개, 송곳니 4개, 작은어금니 8개, 큰어금니 8개
로 총 28개다. 16~30세에 사랑니가 나오기도 하지만 없는 사람도
많아, 정상적인 치아는 28개이다.

치아는 잇몸과 뼈에 박혀 있는데 육안으로 보이는 것은 상부 1/3
이다. 이를 치관(齒冠, crown)이라 하고 보이지 않는 하부 2/3은 치근
(齒根, tooth root)이라 한다. 치관의 표면은 1~2㎜ 두께의 법랑질(琺瑯
質, 사기질, enamel)이며, 치근의 표면은 0.1㎜ 두께의 백악질(白堊質, 시멘
트질, cementum)이다. 법랑질과 백악질의 안쪽에는 치아의 대부분을 차
지하는 상아질(象牙質, dentin)이 있다.

법랑질은 무기질이 95%로서 인체에서 가장 단단한 조직이며 혈

관과 신경은 없다. 백악질은 혈관이 없는 점을 제외하고는 뼈와 유사하며 무기질은 45%이다. 상아질은 무기질이 70%이고 혈관은 없지만 상아세관이 혈관과 신경이 있는 치수(齒髓, dental pulp)와 연결되어 감각을 느낀다. 치수의 혈관과 신경은 치아 뿌리 끝 구멍을 통해 턱뼈의 혈관과 신경과 연결된다.

타액

타액은 25세부터 감소한다

타액(唾液, saliva)은 무색이고 약간 끈적거린다. 침의 99.5%는 수분이고 0.5%는 점액, 전해질, 소화효소, 항균물질(면역글로불린 A, 라이소자임, 락토페린) 등으로 구성된다. 침은 음식이 치아와 혀에 의해 부서질 때 부드럽게 반죽되도록 하여 잘 삼켜지게 하고 미뢰를 세척하여 입에서 분해된 음식 성분이 미뢰를 자극할 수 있도록 한다.

침샘(타액선, salivary gland)은 큰침샘과 작은침샘이 있는데, 큰침샘은 이하선, 악하선, 설하선 등 3쌍이고, 작은침샘은 입안 여기저기 흩어져 있다. 침은 평상시에는 분당 1cc 정도 분비되고 음식을 먹을 때는 분비량이 많아지는데, 평균적으로 하루 1,500cc를 분비한다. 타액 분비는 25세부터 줄어들기 시작하며, 노인은 자극 시의 분비량보다 안정 시의 타액 분비량이 더 현저한 감소를 보인다. 또한 타액의 비중, 칼슘, 인의 농도는 증가하고 아밀라아제 함량은 60세를 전후로 50% 감소한다. 노인의 타액이 감소하는 원인이 노화 자체로 인해 생산량이 감소하는 것인지, 아니면 노화에 따른 전신질환이나 약물복용에 따른 2차적인 변화인지는 확실하지 않다.

당뇨병, 파킨슨병, 신부전, 쇼그렌증후군 등과 같은 병은 타액 분비를 감소시키고, 자주 처방되는 상위 200가지 약물 가운데 63%도 타액 분비를 줄어들게 한다. 특히 고혈압약, 항우울제, 항히스타민제, 항콜린성 약물, 이뇨제, 진정제, 파킨슨병 치료제 등이 대표적이다. 또한 술, 카페인, 담배 등도 구강건조증을 유발한다. 비염으로 코가 막혀 입으로 숨을 쉬거나 잘 때 코를 고는 경우에도 입으로 숨을 쉬기 때문에 구강이 건조해진다. 구강건조증이 있으면 타액의 항균물질도 감소하므로 세균이 잘 자라는 환경이 되어 충치, 치주질환, 구취 등을 유발한다.

치주조직

노인은 치근이 노출된다

치주조직(齒周組織, periodontium)은 치아의 주변 조직으로 치은, 백악질, 치주인대, 치조골로 구성된다. 치조골(齒槽骨, alveolar bone)은 치근이 박혀 있는 상악골과 하악골의 일부인데 치아가 생성될 때 발달했다가 치아가 빠지면 흡수되어 줄어들고, 노화에 따른 골다공증이 온다.

치주인대(齒周靭帶, periodontal ligament)는 0.25㎜ 길이의 매우 짧은 섬유성 결합조직이다. 백악질과 치조골을 단단하게 연결하고 잇몸의 결합조직과도 연결되어 있다. 나이 들면서 콜라겐이 노화되고 혈액공급이 줄어들면 치주인대는 점차 얇아지고 약해지며 탄력성이 떨어진다. 탄력성이 떨어진 치주인대는 백악질을 잡아당겨 손상을 입힌다.

백악질은 치주인대를 상아질에 부착시켜 치아에 가해지는 압력을 주변 조직에 균일하게 퍼지게 한다. 백악질의 두께는 20세에 0.1㎜ 정도이며 나이가 들수록 두꺼워져 60세에는 0.2㎜가 된다. 백악질은 두꺼워질수록 오히려 상아질과의 부착력이 약화되며 잘 찢어진다.

치은(齒齦, 잇몸, gingiva)은 치아의 하부와 치조골을 덮는 점막조직으로 끝은 얇게 치아에 붙어서 치아 사이를 채우며 치조골의 골막에 부착되어 있다. 치아를 덮고 있는 잇몸의 윗부분은 치아와 살짝 떨어져서 틈이 있는데, 이를 치은열구(gingival sulcus)라고 한다. 건강한 성인의 경우 치은열구의 깊이가 2㎜ 내외인데, 플라크와 치석이 쌓이면 열구가 벌어지면서 잇몸이 치아로부터 들뜨게 된다.

노인은 혈관의 동맥경화증으로 치은조직으로의 혈액공급량이 감소하고 조직을 구성하는 세포 수는 줄어들며, 조직이 점차 섬유화되어 대사활동이 감소한다. 따라서 외부 자극에 쉽게 손상되고 치유과정도 지연되며 잇몸이 치아에 부착하는 위치가 점차 아래로 내려간다. 청년기에는 잇몸 상단이 법랑질과 백악질의 경계부, 혹은 그보다 약간 위에 있지만 노인은 경계부에서 1㎜ 정도 아래로 내려가기 때문에 치근이 노출된다.

치주질환은 흔히 풍치라고도 하는데, 치은염(gingivitis)과 치주염(periodontitis)이 있다. 잇몸에만 국한된 형태를 치은염, 염증이 치조골 주변까지 진행된 경우를 치주염이라고 한다. 치은염이 방치되면 염증이 치은열구의 아랫부분으로 진행하여 치주인대와 치조골까지 손상되는 치주염이 되므로, 치주염의 경우에는 항상 치은염이 선행한다. 치주인대가 손상되면 치은열구가 깊어져 치주낭(periodontal pocket)으로 발전하여 치조골이 소실되고 치아가 흔들리면서 빠진다.

2018년 국민건강영양조사 구강검사 결과에 따르면 19세 이상 성인의 치주질환 유병률은 23%였다. 연령별로는 20대가 4%, 30대 14%, 40대 25%, 50대 39%, 60대 46%, 70대 이상은 48%였다.

치아결손 ──────────────

노인의 39~61%는 치아가 20개 미만이다

치아가 빠지는 원인은 치아우식과 치주질환인데 모두 치태에 의해서 발생한다. 치태(齒苔, dental plaque)란 치아 표면에 있는 끈끈하고 투명한 막으로, 보통 플라크라고 불린다. 미생물의 군집이기 때문에 치면세균막(biofilm)이라고도 한다. 치태는 치아 사이와 치아와 잇몸 사이의 빈틈에 주로 생기며, 수개월에서 수년이 지나면 칼슘을 비롯한 미네랄과 결합해 단단해진다. 이를 치석(齒石, calculus)이라고 한다. 치태와 치석 내부에서는 세균들이 음식에 있는 당을 이용해 증식하고, 산과 독소를 분비하여 치아의 석회성분을 녹여 충치와 잇몸염증을 유발한다.

충치라고 불리는 치아우식(齒牙齲蝕, dental caries)은 치아 표면이 화학적으로 용해되고 파괴된 것을 말한다. 2018년 국민건강영양조사 결과에 따르면 19세 이상 성인의 29%는 현재 치료를 완료하지 않거나 발거하지 않은 영구치 우식을 1개 이상 가지고 있었으며 50대는 25%, 60대는 23%, 70대 이상에서는 23%였다. 나이가 많을수록 우식치아는 빠지기 때문에 유병율이 줄어든다. 치아우식은 위치에 따라 치관우식과 치근우식으로 나눌 수 있다. 치주질환으로 치근이 노출되었을 때 발생하는 것이 치근우식으로, 노인 치아우식의 대부분을 차지한다.

치아우식과 치주질환이 진행되면 치아파손과 결손으로 이어지므로 연령이 증가할수록 치아의 개수는 줄어든다. 잔존치아가 20개 미만인 사람의 비율은 45~64세에서는 11%이고, 65~74세는 39%, 75세 이상에서는 61%이다. 치아 수가 적으면 구강의 건강상태가 불량해지고 영양불량과 다른 질환도 유발하기 때문에, 잔존치아의 수는 구강건강과 관련한 삶의 질을 예측할 수 있는 요소가 된다. 대부분의 노인은 결손치아에 대해 적응하는 반면 일부는 결손 전체를 복구하려는 강한 욕구가 있는데, 노쇠하고 인지기능이 저하된 상황에서는 도달하기 어려운 목표이다.

음식을 잘게 부수는 것은 치아와 교근(咬筋, 깨물근, masseter)을 비롯한 4개의 저작근(咀嚼筋, masticatory muscle)의 작용이다. 노인은 저작근이 다소 위축되기는 하지만 노인의 저작효율이 떨어지는 직접적인 이유는 치아가 흔들리거나 빠진 치아를 보충하지 않았기 때문이다. 또한 의치가 잘 맞지 않는 것도 주요 원인이다. 2018년 국민건강영양조사 결과에 따르면 19세 이상 성인의 18%는 현재 치아나 잇몸, 틀니 등의 구강 문제로 저작이 불편하거나 발음에 불편을 느낀다. 이러한 구강기능의 제한은 나이가 들수록 증가해 50대는 28%, 60대는 34%, 70대 이상에서는 44%에서 나타난다.

입냄새

혀의 상태가 가장 많은 영향을 미친다

구취(口臭, 입냄새, halitosis)는 타인이나 자신에게 불쾌감을 주는 악취로 정의된다. 보통은 자신은 잘 느끼지 못하고 타인이 지적해주거나 대화 상대방의 태도를 보고 자신의 입냄새를 인지하게 된다. 반면 다른 사람들은 괜찮다고 하는데 본인이 구취를 호소하는 경우도 있다.

구취의 80~90%는 청결하지 못한 입안 상태 때문이다. 구강에 상주하는 세균이 아미노산을 분해하여 생산하는 황화수소를 비롯한 황화합물이 악취를 유발한다.

혀, 치아, 잇몸 중에 혀 상태가 구취에 가장 큰 영향을 미친다. 혀 표면은 우둘투둘해서 사이사이에 빈 공간이 많은데 여기에 세균이 번식한다. 특히 양치가 어려운 혀의 뒤쪽에 세균이 서식하면서 음식 찌꺼기와 점막에서 떨어져 나온 죽은 세포나 각질을 먹고 번식한다. 치아와 잇몸 사이의 틈에도 플라크가 잘 생기고 세균이 번식하며, 치주염이 심해지면 공간이 더 넓어져 더 많은 세균이 번식한다. 틀니도 구취의 흔한 원인이 되고 축농증, 비염, 간경화, 신부전, 당뇨병 등도 구취를 불러오지만 위장병은 구취에 큰 영향을 미치지는 않는다.

소화관(消化官, digestive tract)은 입에서 시작해서 인두→식도→위→소장→대장의 순서를 거쳐 항문에서 끝난다. 이 중 중심이 되는 위와 장을 합쳐 위장관(gastrointestinal tract)이라고도 한다. 여기에 28개의 치아, 침샘, 간, 췌장 등의 부속기관이 연결되어 소화계(digestive system)를 이룬다. 소화(消化, digestion)란 음식이 장에서 흡수되는 과정인데, 기계적인 과정과 화학적인 과정으로 나뉜다. 치아로 음식을 자르거나 위에서 음식을 반죽하는 것은 기계적인 과정이고, 타액이나 소화액에 포함된 소화효소가 음식을 분해하는 과정은 화학적 과정이다.

음식은 인두와 식도를 금방 통과해 위로 들어간다. 위에서 1~3시간 정도 머물고 소장에서 2~4시간 머물며, 대장에서는 12~16시간 머문 다음 직장으로 간다. 직장에 대변이 어느 정도 쌓여 압력이 높아지면 배변하게 된다. 그래서 음식이 대변이 되기까지의 시간은 빠르면 16시간, 평균적으로 24~28시간이며 길더라도 3일 이내이다.

위장관은 점막층(mucosa), 점막하층(submucosa), 근육층(muscularis), 장막층(serosa)으로 구성된다. 식도만 예외적으로 장막 대신 성긴결합조직인 외막(adventitia)으로 둘러싸여 주변 조직과 섞여 있다. 식도부터 직장까지의 장운동과 분비는 장신경계(enteric nervous system)에 의해 조절된다. 장신경계는 5억 개의 뉴런으로 구성되는데 근육신경얼기(myenteric nervous plexus)와 점막하신경얼기(submucosal nervous plexus)라는 2개의 신경절에 모여 있다. 장신경계는 교감신경과 부교감신경으로 구성된 자율신경계의 일부이며 수용체는 화학수용체와 기계수용체, 두 종류가 있다. 부교감신경은 장운동을 활발하게 하고 분비를 촉진하며 교감신경은 장운동과 분비를 억제한다. 나이가 들면 근육신경얼기의 뉴런 숫자가 감소하여 장 내용물의 변동에 따른 적응력이 감소한다.

인두

노화에 따른 연하장애는 45세부터 나타난다

인두(咽頭, pharynx) 중 소화기에 해당하는 것은 구인두(口咽頭, oropharynx)와 하인두(下咽頭, hypopharyx)이다. 정상 성인은 하루에 600회의 연하(嚥下, 삼킴, swallowing)를 하는데, 깨어 있을 때는 시간당 35회, 잘 때는 시간당 6회의 연하를 한다. 연하는 음식을 위로 전달하는 과정으로, 음식의 위치에 따라 ①예기기(anticipatory phase) ②구강기(oral phase) ③인두기(pharyngeal phase) ④식도기(esophageal phase)로 구분한다. 음식을 보거나 냄새 맡는 것만으로도 입안에 침이 고이고 장운동이 시작되는데, 이를 예기기라고 한다. 구강기는 음식을 입안에서 저작하는 단계이고, 음식을 꿀꺽 삼키면 인두기와 식도기가 자동적으로 진행된다. 인두기는 1초 이내로 순간적이지만 30쌍의 근육들이 순차적으로 작용하여 혀는 입천장에 달라붙고 목젖은 코와 통하는 구인두의 윗부분을 막고 후두의 입구가 닫히면 음식이 식도로 내려간다.

노인은 치아가 좋지 않고 혀의 근력도 떨어져 음식이 입안에 머무는 시간이 길어지지만, 연하과정에 미치는 영향은 크지 않다. 연하장애(dysphagia)는 주로 인두와 식도에서 발생하기 때문에 인두연하장애와 식도연하장애로 구분한다. 연하장애의 주요 증상은 음식 잔류와 흡인(吸引, aspiration)인데, 식사 중에 기침을 많이 하고 호흡이 거칠어지거나 심장박동이 불규칙해질 수 있고 음식을 씹으면서 침이나 음식을 흘리기도 하며, 심하면 코로 음식이 나오기도 한다.

연하장애가 있으면 음식이 인두를 통과하는 시간이 지연되고 인두를 통과한 다음에도 음식이 인두에 남는다. 인두 통과시간이 지연되면 이에 대한 보상작용으로 음식을 삼키는 노력을 여러 번 하게 되는데, 그래도 남은 음식은 후두로 들어간다. 기도흡인은 어떤 음식이 기도로 들어가느냐에 따라 증상이 다르게 나타난다. 부피가 큰 음식이 들어가면 질식사의 위험이 있고, 자극성이 강하거나 오염된 음식은 심각한 폐렴을 일으킨다. 충치나 치주염에 있는 세균도 기도에 들어간다. 기도흡인이 있지만 기침과 같은 증상이 없는 것을 무증상 흡인(silent aspiration)이라고 하는데, 기침을 하는 것보다 더 위험한 결과를 초래한다.

노화에 따른 연하장애는 45세부터 나타나기 시작하며 50세 이상에서는 10%, 65세 이상 노인의 30~40%에게 연하장애가 있다. 뇌졸중, 파킨슨병, 알츠하이머치매가 있다면 80%에게서 연하장애가 나타난다. 치매가 진행되면 언젠가는 연하장애가 발생하며, 치매환자의 사망원인 중 70%가 연하장애에 따른 흡인성폐렴이다.

식도

노인성식도는 수축과 이완이 불완전해진다

식도(食道, esophagus)는 25cm 길이의 납작한 근육질 관이다. 식도의 하부는 횡격막으로 둘러싸여 복강에 위치하며, 식도의 시작과 끝부분에는 괄약근이 있다. 시작 부위의 괄약근은 윤상인두근(cricopharyngeus)으로 이루어져 있으며 공기는 후두로 보내고 음식은 식도로 보내는 기능을 하고, 끝에 있는 하부식도괄약근(lower esophageal sphincter)은 식도의 근육층이 두꺼워진 것으로 위의 내용물이 식도로 역류되지 않도록 한다. 음식이 식도 입구에 도달하면 식도는 1초에 2~4cm 단위로 수축하는 연동운동(蠕動運動, peristalsis)을 통해 음식을 위로 이동시킨다. 음식이 식도를 통과하는 시간은 6~10초이다.

노인성식도(presbyesophagus)는 식도의 근육신경얼기의 뉴런이 감소하고, 근육수축의 진폭이 감소하며, 연동운동이 순차적으로 일어나지 않고 여러 곳에서 동시에 수축하며, 하부식도괄약근의 이완과 수축이 불완전해진다. 음식이 식도를 통과하는 시간이 길어지고 위 내용물이 식도로 역류하기 때문에 연하장애와 식도역류가 흔히 발생한다. 위식도역류질환(GERD, gastroesophageal reflux disease)은 위 내용물이 식도로 역류하는 병인데 노인은 위산 역류가 있더라도 가슴쓰림과 같은 전형적인 증상은 없고 구토, 식욕부진, 체중감소 등 비전형적인 증상으로 나타나는 경우가 많다. 위산역류로 식도점막이 손상되면 식도연하장애도 동반된다.

위

노인은 위배출시간은 길어지고 복부팽만감은 줄어든다

위는 위장관의 다른 기관과 마찬가지로 점막층(mucosa), 점막하층(submucosa), 근육층(muscularis), 장막층(serosa)으로 구성된다. 점막 표면은 점액세포(mucous cell)로 구성되며 중간중간에 위선(gastric gland)이 존재한다. 위선은 다음 4가지의 분비성 상피세포로 구성된다.

(1) 목점액세포(mucous neck cell) : 점액 분비
(2) 벽세포(parietal cell) : 염산(HCl), 내인자(intrinsic factor) 분비
(3) 주세포(chief cell) : 펩시노겐(pepsinogen) 분비
(4) 장내 분비세포(enteroendocrine cell) : 세로토닌, 가스트린, 그렐린 분비

위선에는 줄기세포가 있어서 점액세포와 위선세포를 교체하는데 점막 표면 점액세포의 교체주기는 4~7일이며 위선세포는 더 느린 주기로 교체된다.

점막하층은 혈관과 림프관, 림프구, 대식세포, 비만세포가 풍부한 결합조직이고, 근육층은 평활근으로 구성되는데 유문(幽門, 날문, pylorus)에서는 두꺼워져 괄약근을 형성해 십이지장의 내용물이 위로 역류하지 않게 한다.

미즙(米汁, chyme)은 유미(乳糜)라고도 하는데 음식물이 소화된 반액상의 물질로 위에서 생성되어 대장에서 대변으로 된다. 나이가 들면 근육층의 운동성이 감소하기 때문에 위에서 십이지장으로 미즙을 내보내는 배출속도가 느려진다. 이는 노인에게 많이 처방되는 항콜린성 약물에 의해 더욱 악화된다. 위배출시간이 길어지면 약물이 위에 오랫동안 남아 있게 되는데, 진통소염제 같은 경우는 위점막을 손상시키고 궤양을 일으킬 수 있다. 그런데 노인은 위의 감각신경도 둔화되므로 위배출시간이 길어지더라도 복부팽만감과 같은 느낌은 줄어든다.

노인의 위궤양은 점막혈액순환이 감소하고 위점막을 보호하는 프로스타글란딘과 같은 물질의 분비가 감소하며, 헬리코박터균 감염이 많아지기 때문에 발생한다. 노인은 산 분비가 감소하기 때문에 위산 증가가 위궤양의 원인은 아니다. 일부 노인은 위축성위염이 심해 산 분비가 심각하게 감소하고 내인자의 분비도 감소하여 소장에서 비타민B$_{12}$의 흡수가 저하된다.

소장

노화에 따른 변화가 경미한 기관

소장(小腸, 작은창자, small intestine)은 소화과정이 완료되고 영양소가 흡수되는 곳으로 지름은 3~4cm, 길이는 7m이다. 십이지장(十二指腸, 샘창자, duodenum), 공장(空腸, 빈창자, jejunum), 회장(回腸, 돌창자, ileum)으로 나뉜다.

점막은 융모(villi)라는 점막돌기를 형성하여 소장의 내강을 덮는다. 융모의 표면은 장세포(창자세포, enterocyte)로 구성되고 장세포 밑에는 고유판(lamina propria)이라는 성긴결합조직이 있어 장세포와 함께 융모를 구성한다. 고유판에는 섬유모세포, 림프구, 형질세포, 모세혈관, 림프관이 존재한다.

장세포는 소화와 흡수기능을 하는 세포로 소장 내강의 대부분을 덮고 있다. 장세포 1개에 3,000개의 미세융모(microvilli)가 있는데, 각각의 미세융모는 액틴필라멘트 다발로 구성되며 미오신에 의해 움직이면서 영양소를 흡수한다. 장세포의 소화효소는 미세융모 끝에 있어 솔가장자리효소(brush border enzyme)라고 하는데, 내강으로 분비되지 않고 세포막에 붙어 있는 상태로 내강에 있는 미즙의 영양소를 분해한다. 솔가장자리효소는 이당분해효소(disaccharidase), 펩티드분해효소(peptidase), 인산분해효소(phosphokinase)가 있다. 펩티드분해효소에는 아미노펩티드분해효소(aminopeptidase)와 엔테로키나아제(enterokinase)가 있으며, 엔테로키나아제는 췌장액의 트립시노겐을 트립신으로 활성화한다.

장세포 중간중간에는 배세포(goblet cell)와 장내분비세포(enteroendo-crine cell)가 있다. 배세포(杯細胞, 술잔세포)는 점액을 분비하는 세포로, 모양이 음료를 마시는 잔처럼 생겼다고 하여 붙은 이름이다. 장내분비세포는 펩티드호르몬을 분비한다.

융모와 융모 사이에는 줄기세포와 파네트세포(Paneth cell)가 있는 장선(腸線, 창자샘, intestinal gland, crypt)이 있다. 줄기세포는 소장의 모든 세포로 분화가 가능하며 장세포를 5~7일마다 교체하고, 파네트세포는 리소자임(lysozyme)과 디펜신(defensin)을 분비하여 항균작용을 한다.

정상적인 노화과정에서 소장은 상대적으로 덜 손상되고, 운동성에도 큰 변화가 없는 편이다. 또한 분비 및 흡수가 가능한 점막의 표면적이 상당하기 때문에 부분적으로 손상되더라도 예비용량이 충분하다. 따라서 질병으로 소장의 일부가 절제되는 경우를 제외하면 노화로 영양소 흡수에 큰 영향을 받지는 않는다. 그러나 일부 미량영양소의 흡수에는 영향을 받을 수 있다.

대장 ─────────────────────────

대장은 소장과 달리 노화의 영향이 크다

대장(大腸, 큰창자, large intestine)은 물과 전해질을 흡수하고 대변을 만드는 곳이다. 소장과 대장은 회맹판(ileocecal valve)으로 연결되며, 대장의 지름은 6~7cm이고 길이는 1.5m인데, 맹장(盲腸, 막창자,

cecum), 결장(結腸, 잘록창자, colon), 직장(直腸, 곧창자, rectum)으로 나뉜다.

대장은 소장과 마찬가지로 점막, 점막하층, 근육층, 장막으로 구성되는데, 점막은 융모가 없고 장선(腸腺, 창자샘, intestinal gland) 구조로 되어 있다. 장선은 대장세포(colonocyte), 배세포, 장내분비세포로 구성된다. 대장세포는 불규칙한 미세융모가 있어 물과 전해질을 흡수하고, 줄기세포는 장선의 아래쪽에 위치한다.

결장의 근육층은 소장과 마찬가지로 윤상근(circular muscle)과 종주근(longitudinal muscle)으로 구성되는데, 종주근 섬유들이 모여 3개의 끈(teniae coli)을 만든다. 결장(結腸)이란 명칭은 끈으로 묶은 것처럼 보여 붙은 이름인데, 주머니 모양의 팽대(haustra)를 보인다. 윤상근과 종주근의 근육신경얼기(myenteric nervous plexus)에 있는 산화질소 함유 뉴런의 수는 연령에 비례하여 감소한다. 또 대장은 소장과 달리 노화로 인한 변화가 많아, 암뿐만 아니라 변비와 설사가 많아진다.

변비는 전 인구의 5~20%에서 나타나며 연령에 비례해 증가한다. 특히 시설입소자 노인의 80%는 변비를 가지고 있다. 만성화되면 치질, 치열, 직장출혈, 직장탈출증, 분변매복(fecal impaction) 등의 문제가 발생하고, 분변매복은 장폐색과 유사한 증상을 일으킨다.

항문

변실금과 분변매복은 동시에 나타나기도 한다

직장(直腸, rectum)과 항문(肛門, anus) 사이를 항문관(anal canal)이라고 하며, 길이는 3~4cm이다. 항문관은 점막, 점막하층, 근육층, 외막의 네 층으로 구성되고 근육층은 괄약근을 형성한다. 내항문괄약근은 직장의 윤상근이 계속된 것으로 평활근이고, 외항문괄약근은 골반가로막의 항문올림근(levator ani muscle)이 연장되어 내괄약근을 둘러싸고 있는 것으로 횡문근이다. 내항문괄약근은 자율신경의 지배를 받고, 외항문괄약근은 체성신경의 지배를 받는다.

대변이 직장에 머무르면서 수분이 흡수되고 압력이 쌓이면, 직장과 항문에서 대변의 굳기와 양을 감지해서 골반가로막과 항문괄약근에 신호를 보내 배변하게 된다. 변실금(fecal incontinence)은 대변이 나오는 것을 자신의 의지대로 조절할 수 없는 상태를 말한다. 유병률은 1~24% 정도로, 대개 65세 이상에서 발생한다. 여성은 분만 시에 항문괄약근에 손상을 많이 받는데, 나이가 들면서 다른 원인과 함께 노년기에 변실금으로 나타난다.

치질이 있으면 항문괄약근의 기능이 떨어지며, 변비약을 장기간 복용했을 때에도 항문괄약근의 활동량이 줄어들어 퇴화된다. 당뇨병성 신경병증, 뇌졸중, 치매 등과 같은 신경질환의 경우에도 괄약근 기능과 감각기능이 떨어져, 대변이 직장에 있어도 변의를 느낄 수 없어 자기도 모르게 대변이 흘러나온다. 분변매복으로 직장에 분변이 딱딱하게 박혀 있으면 항문괄약근이 늘어나면서 손상을 받고, 출구가 폐쇄되어 대변이 나오지 못하면 대변이 쌓여 넘치듯 흘러나온다.

간

노인은 간이 20~40% 줄어든다

간(肝, liver)은 다음과 같은 내분비기능, 대사기능, 외분비 기능을 모두 수행하는 기관이다.

(1) 알부민, 섬유소원(fibrinogen), 아포지단백 등과 같은 혈장단백질의 합성

(2) 당신합성, 글리코겐과 트리글리세리드 저장

(3) 독성물질 분해, 요소(urea) 생산, 노화 적혈구 제거

(4) 담즙 합성과 분비

일반적인 기관은 동맥으로 혈액이 유입되어 정맥으로 빠져나가지만, 간은 독특하게 동맥과 정맥 양쪽에서 혈액을 받는다. 간에 공급되는 혈액의 25%는 동맥혈이며 75%는 정맥혈이다. 정맥혈이 간으로 들어가는 것을 문맥순환(門脈循環, portal circulation)이라고 하는데 장에서 흡수된 영양분을 간으로 전달하는 기능을 하고, 동맥혈은 산소를 공급하는 기능을 한다.

노인은 간의 크기가 젊은 성인의 20~40%로 줄어들고 간을 통과하는 혈액도 35~50% 줄어든다. 일반적인 건강검진의 간기능검사(빌리루빈, AST/ALT, ALP, GGT)에서는 변화가 없어, 노화로 간이 줄어들고 혈액공급이 줄어도 간의 기능은 보존되는 것으로 보인다. 그러나 재생력은 저하되어 음주, 담배, 영양불량, 질환 등과 같은 스트레스에 쉽게 손상될 수 있고, 바이러스간염과 알코올성 손상이 발생하면 진

행이 빠르고 간경화와 암으로 발전한다.

　우리가 복용하는 대부분의 약은 음식과 마찬가지로 소장에서 흡수되어 간으로 전달되어 변환과정을 거친다. 혈관으로 주입되는 약도 처음에는 간의 대사과정을 거치지 않고 약효가 빠르게 나타나지만 결국은 간에서 대사된다. 노인은 간의 크기와 혈액순환이 줄어든 만큼 약을 처리하는 능력인 간청소율(hepatic clearance)이 감소한다. 감소 정도는 여러 요인들이 작용해 다양하지만 대체적으로 70대 이상의 노인은 젊은 성인보다 약물대사가 30%가량 감소한다.

담도

담석증은 나이에 비례해서 증가한다

　　담도(膽道, biliary tract)는 간세포에서 생산된 담즙이 십이지장까지 배출되는 통로인데, 담낭(膽囊, 쓸개, gallbladder)과 담관(膽管, bile duct)으로 구성된다. 담즙(bile)은 하루에 500~600ml 정도 분비되는데, 담낭에서 3~10배 농축되었다가 식사를 하면 십이지장에서 콜레시스토키닌(CCK, cholecystokinin)이 분비되어 담낭을 수축시켜 담즙을 배출시킨다.

　담즙 성분은 97~98%가 물이며, 담즙염(bile salt), 지방(인지질, 콜레스테롤, 지방산), 단백질, 빌리루빈, 전해질, 약물, 대사산물 등이 포함된다. 고형성분의 비율은 담즙염이 80%, 인지질 16%, 콜레스테롤 4% 등이다. 담즙염은 담즙산(콜산, 디옥시콜산)이 타우린(taurine)이나 글리신

(glycine)과 결합한 포합담즙산이다.

담석(膽石, cholelithiasis, gallstone)은 담즙 구성성분이 담낭이나 담관에 응결되어 침착된 것인데, 성분에 따라 콜레스테롤 담석(cholesterol gallstone)과 색소성 담석(pigment gallstone)으로 나눈다. 콜레스테롤 담석은 담즙에 포함된 콜레스테롤이 결정을 만든 것으로, 담석의 80%를 차지한다. 담즙에 담즙산이 감소하거나 콜레스테롤이 많아져 콜레스테롤 농도가 상대적으로 높아지거나 담낭의 운동성이 저하되면 콜레스테롤 담석이 잘 생긴다. 색소성 담석은 담도에 세균감염이 있을 때 포합빌리루빈이 빌리루빈으로 바뀌고 칼슘과 반응하여 비용해성 칼슘빌리루빈염(calcium bilirubinate)이 되어 침착된 것이다.

담석증의 유병률은 나이에 비례해서 증가한다. 나이에 따라 담즙염의 분비가 감소하여 콜레스테롤 포화도가 증가하고, 콜레시스토키닌에 의한 담낭수축이 감소하기 때문이다.

췌장

외분비췌장은 노화의 영향이 거의 없다

췌장(膵臟, 이자, pancreas)은 길이가 12~20cm로 외분비조직과 내분비조직이 혼합된 기관이다. 대부분은 소화효소를 합성하여 분비하는 외분비조직이고, 1~2%만이 내분비조직이다. 외분비조직은 선포(腺胞, 샘꽈리, acini)라는 단위로 구성되는데, 하루 1.5L의 췌장액을 분비하여 췌관을 통해 십이지장으로 내보낸다.

췌장액은 중탄산염(HCO_3^-)이 풍부한 알칼리성으로 소화효소를 함유한다. 췌장액의 소화효소는 지질분해효소(lipase), 인지질분해효소(phospholipase), 아밀라아제(amylase), 콜레스테롤에스터분해효소(cholesterolesterase), 핵산분해효소(DNAase, RNAase), 단백질분해효소(protease) 등이다. 단백질분해효소인 트립신(trypsin), 키모트립신(chymotrypsin), 엘라스타아제(elastase), 카복시펩티드분해효소(carboxypeptidase)와 인지질분해효소(phospholipase)는 효소원(zymogen)의 형태인 트립시노겐, 키모트립시노겐, 프로엘라스타아제, 프로카복시펩티드분해효소, 프로인지질분해효소 등으로 분비되었다가 소장 내강에서 장세포의 엔테로키나아제(enterokinase)가 트립시노겐을 트립신으로 활성화하면 트립신은 다른 효소원을 활성화 형태로 바꾼다. 이는 췌장조직이 자신이 분비하는 효소에 의해 자가소화(autodigestion)되지 않고 소장으로 가서 활성화되도록 하는 장치이다. 급성췌장염은 효소가 췌장조직에서 활성화되어 자가소화가 일어나는 현상이다.

외분비췌장은 노화에도 불구하고 정상적인 소화능력을 유지할 수 있는 예비력이 있다. 췌장암은 60~70대에서 주로 발생하며 췌장 실질이 아닌 췌관에서 발생한다.

혈액은 혈관을 순환하면서 조직에 산소와 영양분을 공급하고 노폐물을 운반하며, 백혈구는 면역의 중심적인 역할을 한다. 혈액의 40%는 혈구(血球, 혈액세포)이며, 60%는 혈장(血漿, plasma)이다. 혈장에서 혈액응고인자가 빠진 것을 혈청(血淸, serum)이라고 하지만 혈장과 혈청은 종종 같은 의미로 사용된다. 혈구는 적혈구, 백혈구, 혈소판 등 3종류가 있다.

조혈모세포

노화된 조혈모세포는 쉽게 암세포로 전환된다

모든 혈구는 골수에서 만들어진다. 골수(骨髓, bone marrow)

란 뼈 안쪽 공간에 있는 조직을 말하는데, 적색골수와 황색골수가 있다. 혈구를 형성하는 적색골수는 혈액세포들이 많아 붉은색으로 보이고, 황색골수는 혈구가 거의 없고 지방세포가 많아 노란색으로 보인다. 신생아의 골수는 대부분 적색골수이지만 성장하면서 팔다리뼈의 골수는 점차 황색골수로 변한다. 따라서 20세 이후에는 척추, 골반, 갈비뼈, 가슴뼈 등 몸통에 있는 뼈의 골수만이 혈구를 생산하는 적색골수로 남는다.

골수 내 조혈조직의 비율은 태어날 때는 90%이지만 30세에는 50%, 70세에는 30%로 감소하며 그만큼 지방조직으로 대체된다. 적색골수에서 황색골수로 변해가는 것이다. 나이 들면서 진행되는 골다공증도 조혈작용에 영향을 미친다. 골수 안에서 얼기설기 촘촘하게 엉켜 있는 뼈 사이사이에 그물섬유가 그물처럼 엮여 있고 그 사이에서 혈구가 만들어지는데, 그물의 버팀목이 되는 뼈가 없어지니까 그만큼 그물망이 사라져 혈구가 생산되는 공간이 좁아진다.

모든 혈구는 골수에 있는 조혈모세포에서 분화한 것이다. 조혈모세포(造血母細胞, hematopoietic stem cell)는 피를 만드는 어머니 세포라는 의미이며 인체에서 가장 활발하게 활동하는 줄기세포(stem cell)이다. 조혈모세포는 주로 골수에 존재하지만 말초혈액으로 배출되는 것도 있어 말초혈액에 소수 존재하는데, 귀소본능이 있어 다시 골수를 찾아 들어간다. 조혈모세포가 분화하는 첫 단계는 골수계 전구세포(myeloid progenitor cell)와 림프계 전구세포(lymphoid progenitor cell)로 분화하는 것이다. 골수계 전구세포에서는 적혈구, 혈소판, 과립구, 단구가 만들어지고, 림프계 전구세포에서는 림프구가 만들어진다. 조혈모세포에서 적혈구와 혈소판으로 분화하기까지는 7일, 과립구는 6일 걸린다.

노화에 따라 조혈모세포의 수는 감소하며 자가재생능력도 줄어든다. 노화된 조혈모세포는 DNA 손상 복구능력이 감소하고 DNA 이중나선의 파손, 텔로미어의 단축과 함께 염색체 불안정이 증가하며 쉽게 암세포로 전환된다. 귀소본능은 감소하고, 분화되는 방향도 변해 골수계 전구세포는 상대적으로 증가하는 반면 림프계 전구세포는 감소한다. 결과적으로 40대가 되면 혈중 림프구가 감소하기 시작하고, 나이에 비례하여 더욱 감소한다.

빈혈

나이가 들수록 원인불명의 빈혈이 많아진다

적혈구는 조혈모세포에서 여러 단계의 분화와 세포분열을 거쳐 핵과 미토콘드리아가 없어지고 헤모글로빈을 많이 함유하여 혈액으로 배출된다. 적혈구 1개에는 2억 8,000만 개의 헤모글로빈이 있는데, 혈액 전체에 있는 헤모글로빈을 모두 합하면 600g이며 이는 800mL의 산소와 결합할 수 있다. 골수에서 적혈구의 성숙과 분화에는 비타민B_{12}, 엽산, 철 등이 충분히 공급되어야 하는데 이들이 결핍되면 빈혈을 불러온다.

65세 이상 노인의 10%는 빈혈이 있다. 85세 이상 노인은 20%가 빈혈을 가지고 있으며, 요양시설에 입원해 있는 경우는 50% 이상이 빈혈이다. 노인 빈혈은 산소호흡을 하는 조직과 기관의 기능을 저하시켜 거의 모든 조직에 영향을 미치고, 근력과 인지기능도 저하되어 삶의 질이 떨어지며 우울증과 낙상이 많아진다. 노인 빈혈의 원인은 1/3이 철분 등의 영양결핍 때문이고 1/3은 만성질환, 나머지 1/3은 원인불명인데, 나이가 들수록 원인불명의 빈도가 더욱 증가한다.

혈전

노인은 혈전 성향과 출혈 성향이 동시에 증가한다

출혈(出血, bleeding)과 지혈(止血, hemostasis)은 반대 현상으로 출혈은 조직손상의 결과이고 지혈은 손상된 상처를 치유하는 과정이다. 혈액은 폐쇄된 혈관을 순환하므로 출혈은 혈관이 손상되었을 때 발생하는데, 대부분의 조직은 모세혈관을 가지고 있어 매우 작은 손상이라도 출혈이 생긴다. 출혈이 있으면 혈관이 수축하고 혈소판이 응집되며 혈액응고인자들이 활성화되어 대부분 몇 분 안에 멈춘다. 혈액응고(blood coagulation)는 혈액의 손실을 막을 뿐 아니라 외부로부터 병원체의 침범을 막는 역할도 한다.

혈액응고인자에는 12종류가 있으며 로마숫자를 이용하여 Ⅰ인자, Ⅱ인자, … ⅩⅢ인자 등으로 표시한다. 중간에 Ⅵ인자는 없으며, Ⅳ인자는 칼슘이온이고 나머지는 모두 단백질이다.

Ⅰ인자는 섬유소원(fibrinogen)으로 혈액응고의 마지막 단계에 작용하여 섬유소(fibrin)중합체를 형성하여 혈액응고과정을 끝낸다. 혈

관 내의 섬유소중합체는 D-이합체(D-dimer)와 같은 섬유소분해산물 (FDP, fibrin degradation product)을 생성하면서 용해되는데, 혈액응고는 몇 분 안에 순간적으로 일어나는 반면 섬유소 용해는 며칠 동안 서서히 이뤄진다.

인체 내에서는 손상된 곳에서만 혈액응고과정이 진행되도록 혈액응고와 항응고의 균형이 조정된다. 혈관 내에서 피가 굳어진 덩어리를 혈전(血栓, thrombus)이라고 하는데, 정상적인 혈관에는 혈전을 방지하는 시스템이 작동하고 있기 때문에 혈전이 생기지 않는다. 병적인 이유로 혈전이 발생하는 병을 혈전증(thrombosis)이라고 하며 대표적인 예가 뇌경색, 심근경색, 정맥혈전증, 폐색전증 등이다. 혈전이 원래 생겼던 곳에서 떨어져나간 것은 색전(塞栓, embolus)이라고 한다. 폐색전증(pulmonary embolism)은 정맥에 혈전이 생겼다가 우심방-우심실을 거쳐 폐동맥으로 이동해서 폐동맥을 막는 병이다. 혈전은 동맥과 정맥에 모두 발생하지만 혈전이 생기는 이유는 달라서, 뇌경색과 심근경색처럼 동맥에 생긴 혈전은 죽상경화증으로 인한 혈관손상과 이에 따른 혈소판 침착이 원인이고, 정맥에서는 혈관손상보다는 혈류가 느려져 발생한다. 따라서 동맥혈전에는 혈소판이 많고, 정맥혈전에는 혈소판은 적고 섬유소와 적혈구가 많다.

혈관과 혈액은 혈전 성향과 항혈전 시스템이 균형을 이루고 있는데 나이가 듦에 따라 혈장 섬유소원과 Ⅷ인자 등이 증가하여 혈전 성향이 강해진다. 혈전은 주로 하지의 정맥, 특히 심부정맥에 생긴다. 심부정맥혈전증(deep vein thrombosis)은 그 자체 증상 외에도 폐색전증이 합병되어 사망률이 높은데, 노인은 나이에 비례해서 심부정맥혈증이 급격히 증가한다. 나이가 들면서 간질환과 신장질환이 많아지고 항응고제, 항혈소판제(아스피린), 진통소염제 등 출혈 위험성이 있는 약을 많이 복용하기 때문에 출혈의 위험도 증가한다. 결국 노인은 혈전 성향과 출혈 성향이 모두 증가한다.

면역계(免疫系, immune system)는 림프계와 백혈구로 구성되는데, 림프계는 림프관과 림프기관으로 구성된 네트워크이고, 백혈구는 혈관과 림프계를 이동한다.

병원체로부터 인체를 보호하는 방어기전은 1차 방어선과 면역계로 구분할 수 있다. 1차 방어선은 피부, 소화관, 기도, 비뇨생식관의 상피조직인 물리적인 장벽이며 병원체가 이 장벽을 뚫고 들어오면 면역계가 작동한다. 면역계는 선천면역(先天免疫, innate immunity)과 후천면역(後天免疫, acquired immunity)으로 구분되는데, 선천면역은 병원균에 노출되기 전부터 가지고 있는 면역으로 자연면역(natural immunity)이라고도 한다. 후천면역은 전염병을 앓고 생기는 것으로 적응면역(adaptive immunity)이라고도 한다. 백신접종으로 생긴 면역은 적응면역에 속한다.

상피조직을 통과한 병원체는 결합조직에 존재하는 호중구, 대식세포, 자연살해세포 등과 같은 선천면역담당 백혈구에 의해 제거된다. 상피조직세포들이 분비하는 염산(HCl), 라이소자임(lysozyme), 보체, 인터페론 등과 같은 항균물질도 선천면역계에 속하는데, 선천면역은 병원체의 종류와 관계없이 비특이적으로 진행된다. 반면 적응면역은 과거에 이미 만들어져 있던 특정 항원과 특정 병원체에 반응할 수 있는 기억림프구(memory lymphocyte)를 통해 진행된다.

림프기관

노인의 흉선은 지방조직으로 대체된다

림프기관(lymphoid organ)은 1차 림프기관과 2차 림프기관으로 구분된다. 1차 림프기관은 림프구가 만들어지고 성숙하는 곳이며, 2차 림프기관은 림프구가 항원과 접촉하여 면역작용을 하는 곳이다.

1차 림프기관에 해당하는 것은 골수와 흉선(胸腺, thymus)이 있다. 혈구는 골수에서 만들어지고 성숙하는데 T림프구를 제외한 다른 백혈구, 즉 B림프구, 과립구, 단구 등은 골수에서 만들어지고 그곳에서 성숙한다. T림프구만이 골수에서 만들어졌다가 흉선으로 이동하여 그곳에서 성숙한다. 골수에서 생성된 미성숙 림프구는 흉선에 가서 성숙할 때 잘못 분화된 세포들은 사멸하는 방식으로 선택되기 때문에 흉선으로 간 미성숙 림프구의 2%만이 최종적으로 성숙 T세포가 되어 흉선을 떠난다. T세포라는 이름은 흉선(thymus)의 첫 글자를 딴 것이다. B세포라는 말은 조류에서 처음 발견될 때 이 세포가 성숙하는 곳인 파브리시우스 주머니(bursa of Fabricius)의 첫 글자에서 유래했다.

2차 림프기관으로는 림프절, 비장, 점막면역조직 등이 있으며, 이곳에서 면역반응이 조직화된다. 림프절(lymph node)은 크기가 0.2~1cm 정도이고 인체 전반에 400~450개 정도 존재한다. 림프관의 림프는 하나 이상의 림프절을 거쳐 혈액으로 유입되는데 림프절은 림프관으로 유입되는 항원을 포획하고, 비장(脾臟, spleen)은 혈액에 있는 항원을 포획하고 혈중 항원항체결합체와 미생물을 제거한다.

점막면역조직(MALT, mucosa-associated lymphoid tissue)은 상피조직에 산재해 있는 면역세포들의 집합이다. 피부와 점막은 모두 합하면 표면적이 400㎡으로 농구장 면적과 비슷하고, 대부분의 병원체가 유입되는 경로인 만큼 전체 면역세포의 70%가 이곳에 있다. 점막면역조직은 림프조직이 존재하는 위치에 따라 기관지연관림프조직(bronchus-associated lymphoid tissue), 장연관림프조직(gut-associated lymphoid tissue), 피부연관림프조직(skin-associated lymphoid tissue) 등으로 불리고 편도(tonsil), 아데노이드(adenoid), 파이어반(Payer patch), 충수(appendix) 등은 면역세포들이 림프소절(lymphoid nodule)을 형성한다.

흉선은 태어나서부터 사춘기까지 계속 자라다가 사춘기가 끝나면서 줄어들기 시작하고 노인이 되면 현저히 작아져서 대부분이 지방조직으로 대치된다. 비장 조직은 70세 이후 위축되고, 림프절은 노화에 따라 숫자가 줄어들고 퇴행 변화가 온다.

백혈구

면역노화의 큰 특징은 T세포의 퇴화

백혈구에는 과립구(granulocyte), 림프구(lymphocyte), 단구 (monocyte) 등 3종류가 있다. 과립구와 단구는 선천면역을 담당하고, 대부분의 림프구는 적응면역을 담당한다.

과립구는 병원체를 공격하는 과립(granule)을 가지고 있어서 그렇 게 명명되었으며 호중구(好中球, neutrophil), 호산구(好酸球, eosinophil), 호염구(好鹽球, basophil), 비만세포(肥滿細胞, mast cell) 등 4종류가 있다. 과립을 산과 염기로 염색했을 때 산에 염색이 잘 되면 산을 좋아한다 는 의미로 호산구라고 하고, 염기에 염색이 잘 되면 호염구, 산이나 염기에 모두 반응을 안 하면 호중구라고 한다. 비만세포는 독일의 면 역학자 에를리히(P. Ehrlich, 1854~1915)가 많은 영양소를 삼킨 세포라 는 의미로 명명했으며 호염구와 유사한 과립을 가지고 있다. 혈액에 있는 백혈구의 50~60%는 호중구인데, 골수에서 혈액으로 방출되면 6~12시간 정도 순환하다가 조직으로 들어가 2~4일간 머물며 병원 체를 포식한다. 호산구는 기생충을 공격하는 역할을 하고, 호염구와 비만세포는 히스타민을 분비하여 혈관의 투과성을 증가시켜 면역세 포들이 감염부위로 접근할 수 있도록 한다.

백혈구를 현미경으로 관찰된 모양으로 분류할 때 핵의 모양이 여 러 분절로 나뉘어 있으면 다형핵백혈구(polymorphonuclear leukocyte)라 고 하고, 그렇지 않으면 단핵백혈구(mononuclear leukocyte)라고 구분했 던 데서 단구(단핵구, monocyte)라는 이름이 유래했다. 다형핵백혈구는 지금은 과립구라고 부른다. 단구는 혈액에 있는 백혈구의 2~12%를 차지하며, 혈관 밖으로 나와 조직에 머무는 대식세포(macrophage)와 수지상세포(dendritic cell)로 분화한다. 대식세포와 수지상세포는 항원을 포식하여 주조직적합체(MHC, major histocompatibility complex)분자에 붙여 세포막 밖으로 노출시키는 항원제시(antigen presentation) 역할을 한다.

림프구(lymphocyte)는 림프에서 발견된 세포라는 의미로 명명되었으며 실제 림프 내 세포의 99%가 림프구이다. 혈액에 있는 백혈구의 30~40%는 림프구이지만 이는 전체 림프구의 2%에 불과하며, 대부분의 림프구는 림프조직에 존재한다. 림프구는 T림프구, B림프구, 선천성림프세포(innate lymphoid cell) 등으로 분류한다.

선천성림프세포는 항원특이수용체를 발현하지 않는 림프구로서 피부와 점막조직에서 과립구와 대식세포와 함께 선천면역을 담당한다. 자연살해세포(NK세포, natural killer cell)는 가장 많이 알려진 선천성림프세포이다. 전체 림프구의 대부분은 T세포이고 10~20%는 B세포이다. T림프구와 B림프구는 각각 T세포, B세포라고도 한다. 새롭게 형성되는 B세포와 T세포는 미감작(naive) 상태이지만 항원과 접촉하면서 성숙하여 특정 항원에 반응하는 작동세포(effector cell)와 기억세포(memory cell)로 분화한다. 성숙T세포와 B세포는 항원특이성을 갖고 적응면역에 관여하는데, B세포는 항원을 직접 인지하지만 T세포는 항원제시세포가 제시해주는 항원을 인지한다.

림프구는 현미경으로 보면 똑같이 보여 감별이 불가능하다. 따라서 세포 표면에 발현되는 분화표지분자군(CD, cluster of differentiation)

이라고 불리는 당단백질의 종류에 따라 구별한다. CD는 숫자를 붙여 구별하는데, 2016년 기준으로 371번까지 발견되었다. T세포에는 조력T세포(T_h)와 세포독성T세포(T_c)가 있으며 CD4를 발현하는 세포는 조력T세포이고, CD8을 발현하는 세포는 세포독성T세포이다. 조력T세포($CD4^+$)는 세포독성T세포의 증식과 분화를 유도하며 B세포를 형질세포로 전환시킨다. $CD4^+$T세포의 아형인 조절T세포(T_{reg})는 면역반응을 억제하는 기능을 하고, 세포독성T세포($CD8^+$)는 바이러스에 감염된 세포나 종양세포를 제거하는 역할을 한다.

노화에 따른 면역계의 퇴행과정을 면역노화(immunosenescence)라고 하며 선천면역보다는 적응면역, 특히 T세포가 퇴화된다. 골수가 노화하면 미감작 T세포 생산이 감소하고 흉선이 퇴화하여 T세포의 기능은 현저하게 감소한다. 또 미감작 B세포의 생산도 감소하며 항체를 생산하는 능력도 저하된다. 호중구의 기능도 저하되어 세균이 침입했을 때 호중구의 이동이 감소하고 세균을 잡아먹는 포식활동이 줄어든다. 뿐만 아니라 대식세포와 수지상세포의 기능도 노화에 따라 떨어진다. NK세포는 숫자가 증가하고 염증반응도 증가하지만 병원체나 암세포에 대한 방어력은 떨어진다.

항체

노인은 병원균에 대한 항체는 감소하고 자가항체는 증가한다

노벨상이 제정된 후 1901년 첫 생리의학상을 받은 사람은 독일의 생리학자 베링(E. Behring, 1854~1917)이다. 디프테리아를 치료할 수 있는 항독소를 발견한 공로로 노벨상을 받았는데, 그가 발견한 항독소를 지금은 항체(抗體, antibody)라고 부른다. 혈청에는 IgA, IgD, IgE, IgG, IgM 등 5종류의 항체가 있다. Ig는 면역글로불린(immunoglobulin)을 의미하고, 뒤에 붙은 A, D, E, G, M은 그 항체를 처음 발견한 사람들이 연구했던 정황에 따라 붙인 것으로, 일정한 규칙은 없다. 면역글로불린과 항체는 같은 말이다.

생소한 병균이 처음 몸에 들어오면 B세포가 IgM을 생산한다. IgM은 반감기가 10일 정도이며 분비되는 양이 많지 않아 병균이 많으면 대처할 수 없다. IgM의 공격권을 벗어난 병균이 증식하면 IgG가 생산된다. IgG는 생산량이 많고 항원과의 결합력이 강해 병균에 효과적으로 대처할 수 있다. 인체가 처음 접하는 항원에 대해 항체를 생산하는 것을 1차 면역반응이라고 하며, 보통 1주일 이내에 일어난다. 나중에 동일한 항원이 다시 들어오면 1차 반응 때보다 훨씬 빠르게 더 많은 항체를 생산하는 2차 면역반응이 나타난다. 2차 면역반응은 이미 형성된 기억세포에 의한 반응이기 때문에 기억반응이라고 하고, 이때는 처음부터 IgG를 대량 생산한다.

항체는 B세포 표면에 붙어 수용체 역할을 하는 것도 있고, 세포에서 분리되어 혈액이나 간질액에 있는 것도 있다. 모든 항체는 처음에는 B세포수용체로 기능하는데, 항원이 여기에 붙으면 B세포는 활성화되어 형질세포나 기억세포로 전환된다. 형질세포(plasma cell)는 표면에 항체는 없고 분비형 항체를 만들도록 특화된 세포이다. 보통 1~2주 내에 죽지만 일부는 골수에서 수년간 생존하기도 한다.

노인의 B세포는 특정 항원과 반응하는 항체형성능력이 줄어들고, 생성된 항체도 병원체에 대한 공격력이 감소한다. 반면 자가항체(自家抗體, autoantibody)는 증가한다. 노인에게 흔히 관찰되는 자가항체는 항갑상선글로불린(anti-thyroglobulin), 항DNA 항체, 류마티스인자 등이다. 다발골수종(multiple myeloma)은 형질세포가 비정상적인 면역글로불린을 분비하는 암세포로 변하여 골수에서 증식하는 질환인데, 65세 이상에서 발병하며 평균 진단 나이는 70세이다.

보체

노화로 인해 비정상적으로 활성화된다

보체(補體, complement)는 면역계와 협동하여 병원체와 세포의 파편을 제거하는 단백질이다. 적어도 20개의 서로 다른 혈청단백으로 구성되어 활동하기 때문에 보체계(complement system)라고 하고, 구성성분의 명칭은 C1에서 C9까지 complement의 C에 번호를 붙여 표기한다. 보체단백의 분해로 생긴 조각은 C3a처럼 소문자 접미어로 표기한다.

보체는 간에서 합성되어 혈액을 순환하다가 활성화되어 기능하며 활성화 경로(activating pathway)는 고전경로(classical pathway), 렉틴경로(lectin pathway), 대체경로(alternative pathway) 등이 있다. 렉틴경로와 대체경로는 항체에 의존하지 않기 때문에 선천면역에 해당하고, 고전경로는 항원에 결합한 IgM 혹은 IgG항체에 의해 시작되므로 적응면역에 해당한다.

고전경로는 C1이 항체에 결합하여 C2와 C4를 절단하여 C2a, C4b가 형성되고, C2a와 C4b가 결합한 C2a4b는 C3를 절단하여 C3a와 C3b를 형성한다. C2a4b와 C3b가 결합한 C2a4b3b는 C5를 C5a와 C5b로 절단한다. 렉틴경로는 만노스결합렉틴(MBL, mannose-binding lectin)이 미생물 표면의 탄수화물에 결합하여 시작된다. 이 결합에 의해 MASP(MBL-associated serine protease)이 활성화되어 고전경로와 마찬가지로 C3가 C3a와 C3b로 절단되고 C5는 C5a와 C5b로 절단된다. 대체경로에서는 C3가 자발적으로 가수분해되어 B인자, D인자, 프로퍼딘에 작용하여 C3bBb를 형성하고, C3b와 다시 결합한 C3bBbC3b는 C5를 C5a와 C5b로 절단한다. 3가지 초기경로의 최종 결과는 C5를 C5a와 C5b로 절단하는 C5전환효소의 형성인데, 고전경로와 렉틴경로에서 형성되는 C5전환효소는 C2a4b3b이고, 대체경로에서는 C3bBbC3b이다.

C5b는 표적세포나 면역복합체의 표면에 형성되어 막공격복합체(MAC, membrane attack complex)가 거기에 붙도록 한다. 막공격복합체는 막에 큰 구멍을 만들어 세포가 죽게 한다. C3b와 C4b는 항원을 옵소닌화(opsonization)하여 포식세포가 항원을 포식하도록 한다. 옵소닌(opsonin)은 탐식되는 입자에 표식(tag)을 하여 포식세포가 섭취하도록 하는 단백질로, 보체와 항체가 하는 역할이다. C3a와 C5a는 염증을 촉진하여 감염부위로 백혈구가 신속하게 이동할 수 있게 한다. 보체는 이처럼 막공격복합체가 작용할 수 있게 하고, 옵소닌 역할과 염증을 증진하는 역할도 하는데, 노화와 퇴행성신경질환에서 비정상적으

로 활성화된다.

사이토카인 ────────────────────────

IL-6와 TNF-α는 노화로 증가한다

사이토카인(cytokine)은 세포를 의미하는 cyto와 움직임을
의미하는 kinein을 합성하여 명명된 분자들의 그룹이다. 5~25kDa
크기의 작은 단백질로 면역세포들 사이에 자가분비(autocrine)와 주변
분비(paracrine) 신호전달에 관여한다. 그러나 간혹 내분비(endocrine) 신
호전달에도 관여하여 호르몬과 구별이 어려운 경우도 많다.

지금까지 발견된 사이토카인은 수백 종류이다. 초기 면역학자들
은 사이토카인을 분류하기 위해 인터루킨(IL, interleukin)이라고 명명하
고, 발견 순서대로 번호를 매겼다. 이것은 백혈구(leukocyte) 사이(inter)
에서 통신한다는 사실을 반영한 이름이지만, 사이토카인이 백혈구
사이에서만 작용하는 것은 아니다.

사이토카인은 표적세포의 성질에 따라 서로 다른 효과를 유도하
는 다면성(pleiotrophy)을 보이는 반면, 2개 이상의 사이토카인이 유사
한 기능을 하는 중복성(redundancy)을 보이기도 한다. 또 2개 이상의
사이토카인은 서로 상승작용(synergism)을 보이기도 하고, 서로 억제
하는 길항작용(antagonism)을 보이기도 한다. 또 하나의 사이토카인이
표적세포에 작용하면 더 많은 추가적인 사이토카인을 유도하는 연쇄
반응유도(cascade induction)가 발생하기도 한다. 연쇄반응으로 사이토

카인이 과잉 생산되는 현상을 사이토카인 폭풍(cytokine storm)이라고 한다.

사이토카인은 분자와 수용체 구조에 따라 다음 6개 패밀리(family)로 분류하는데 면역노화(immunosenescence)와 염증노화(inflammaging)에서 증가하는 대표적인 사이토카인은 IL-6와 TNF-α이다.

(1) 인터루킨-1 패밀리(IL-1α, IL-1β) : 염증반응 매개

(2) 클래스1 사이토카인 패밀리(G-CSF, GM-CSF, erythropoietin, IL-2, IL-6) : 세포증식과 분화, 항체분비 조절

(3) 클래스2 사이토카인 패밀리(인터페론: IFN-α, IFN-β, IFN-γ) : 면역반응 조절

(4) 종양괴사인자 패밀리(TNF-α, TNF-β) : 면역/골격/신경세포의 발달과 항상성 조절

(5) 인터루킨-17 패밀리(IL-17) : 염증반응 매개

(6) 케모카인(chemokine) : 백혈구 이동 유도

염증

노화 관련 만성질환에는 무균성 염증이 많다

세포는 적응한계를 초과하는 자극에 손상을 받는다. 손상(損傷, damage)은 외상(外傷, trauma), 감염(感染, infection), 허혈(虛血, ischemia) 등에 의해서 유도되고 이에 대한 방어반응으로 염증(炎症, inflammation)이 나타난다. 염증이 생기지 않으면 감염을 인식할 수 없고, 상처도 치유되지 않는다. 인체는 염증반응을 통해 세포손상을 일으키는 미생물, 독소, 손상조직을 제거하는데 그 과정은 백혈구와 혈장단백의 활성화, 염증반응의 조절과 종식, 손상조직의 복구 순으로 이루어진다.

염증에서 가장 중요한 요소는 백혈구가 손상부위로 이동하여 미생물이나 괴사세포를 포식하여 자유라디칼로 공격하여 분해하는 것이다. 유발물질이 제거되면 염증반응을 끝내기 위한 항염증반응이 활성화되어 과도한 조직손상을 예방하고 손상된 조직을 복구한다.

조직의 복구(復舊, repair)는 손상된 조직이 원래의 조직으로 복구되는 것과 섬유조직으로 대체되는 복구의 2종류가 있다. 진정한 의미에서의 복구는 손상조직을 원래의 조직으로 환원하는 것이다. 이때 줄기세포가 중요한 역할을 한다. 손상된 조직이 원래 상태로 완전히 복구되려면 세포분열이 가능하고 조직의 기본 미세구조가 보존되어 있어야 하는데, 이러한 복구는 일부 조직에 국한된다. 조직에 재생능력이 있다 하더라도, 조직의 손상이 심해 실제 조직을 구성하는 실질세포뿐만 아니라 세포외기질을 포함한 미세구조가 파괴되면 실질세포의 증식에 의한 복구는 이루어질 수 없다.

손상조직이 크면 복구에 세포, 산소, 영양분이 많이 필요한데 혈관이 새롭게 만들어져 손상된 조직의 복구에 필요한 재료를 공급한다. 신생혈관은 내피세포의 결합력이 약해 조직에 부종을 유발한다. 혈관이 충분히 만들어져 보급로가 확보되면 조직의 임시복구에 필요한 세포들이 모이고 부종은 줄어든다. 이때 섬유모세포(fibroblast)

와 단구(monocyte)가 중요한 역할을 하는데, 눈으로 보기에 작은 알갱이같이 생겼기 때문에 육아조직(肉芽組織, granulation tissue)이라고 한다. 현미경으로 보면 섬유모세포와 혈관들이 뒤엉켜 있다. 섬유모세포가 각종 결합조직을 분비하여 손상조직을 재조직하면 육아조직은 흉터조직(scar tissue)으로 되어간다. 손상조직이 흉터조직으로 대체되면 원래 조직의 기능은 상실하지만 구조의 안정성은 확보된다.

염증은 공격에 대한 방어과정이지만 적절히 멈추지 못하고 과하게 지속되면 오히려 해가 되고 정상조직을 공격하기도 한다. 류마티스와 루푸스 같은 자가면역질환(autoimmune disease)이 이런 경우이다. 노화하면 면역세포의 기능이 떨어지고 항염증반응의 기능이 감소하여 균이 없는 만성적인 염증상태가 지속되어 조직이 손상된다. 노화에 따른 염증반응과 항염증반응의 불균형을 염증노화(inflammaging)라고 하는데, 만성적인 낮은 강도의 무균성 염증은 노화 관련 만성질환을 가진 여러 조직에서 발견된다.

마이크로바이옴

장내세균의 다양성 감소는 노쇠와 관련 있다

태아는 무균환경에서 자라지만 자궁을 벗어나면 산모와 주변 환경에 있던 미생물들이 들어와 피부, 비강, 구강, 내장, 비뇨생식관 등에 상주하게 된다. 이를 미생물군집(마이크로바이옴, microbiome)이라고 한다. 인체에 상주하는 미생물들의 총 숫자는 38조(10~100조) 개,

무게는 0.2kg이며, 수로는 인체 전체의 세포 수보다 많다. 세균, 진균, 바이러스, 원생생물 등으로 구성되는데 세균이 압도적으로 많다.

외부 환경과 가장 긴밀하게 접촉하는 기관은 피부가 아닌 위장관이다. 위장관은 미세한 점막이 겹친 구조이기 때문에 실질적인 표면적은 피부보다 훨씬 넓다. 소장을 매끈한 표면을 가진 원통으로 생각하고 표면적을 계산하면 $0.33\,\text{m}^2$이지만 주름과 융모를 완전히 펼쳐서 계산하면 $200\,\text{m}^2$가 된다. 이렇게 넓은 소장에는 1,000억 개의 미생물이 있고, 대장에는 이보다 1,000배 더 많은 미생물이 있다.

장에서 분비되는 체액은 하루 7L(타액1.5L+위액2L+담즙0.5L+췌장액1.5L+장액1.5L)인데, 장 내강에서 체액은 음식과 미생물과 섞인 다음 다시 장세포(enterocyte)로 흡수된다. 장내세균의 대부분은 식이섬유대사, 비타민과 아미노산의 생합성, 면역조절 등과 같이 인체에 필요한 역할을 하는 공생(symbiosis)관계에 있고 일부는 병원체(pathogen)이다.

음식의 소화와 흡수는 미생물과 위장관의 협업 결과이다. 세균들이 식이섬유를 대사해서 아세트산(acetic acid, CH_3-COOH), 프로피온산(propionic acid, C_2H_5-COOH), 부티르산(butyric acid, C_3H_7-COOH) 등과 같은 짧은 지방산(SCFA, Short-chain fatty acid)을 생산하면 장세포는 이를 에너지원으로 소비한다.

장에 상주하는 미생물 종류는 1,000여 종에 이르므로 개별 미생물을 분리하여 연구하기보다는 주로 미생물 전체의 유전체를 분석하여 연구한다. 주요 세균그룹은 방선균류(Actinobacteria), 박테로이데테스(Bacteroidetes), 피미큐테스(Firmicutes) 등이다. 방선균류로 번역하는 Actinobacteria는 현미경으로 보면 가느다란 실 모양의 균사와 같은 형태를 보여, 과거에는 진균을 의미하는 '-myces'라는 접미어를 붙여 Actinomyces라고 명명했다. 호흡기, 위장관, 여성생식기 등에 상주하다가 점막이 파괴되었을 때 병을 유발한다. 박테로이데테스는 탄수화물대사와 영양흡수에 역할을 하고 피미큐테스는 짧은 지방산을 생산한다. 건강한 성인에게는 박테로이데테스와 피미큐테스가 상대적으로 많고 방선균류는 적다.

장에 상주하는 장내세균(Enterobacteriaceae)에는 수백 종이 있는데, 대부분은 병을 유발하지 않지만 대장균(E. coli), 장티푸스균(Salmonella), 이질균(Shigella), 폐렴막대균(Klebsiella) 등은 병원체로 작용한다. 패혈증의 30%, 요로감염의 70%도 이들 장내세균 때문에 발생한다.

미생물군집은 식사, 생활습관, 위생상태, 질병, 항생제 노출 등과 같은 환경에 따라 종류와 숫자가 변하며, 나이에 따라서도 달라진다. 나이가 들면 일반적으로 비피도박테리아(Bifidobacterium)와 유산균(Lactobacillus)은 감소하고, 장내세균과 클로스트리듐(Clostridium)은 증가한다. 노인은 젊은 성인에 비해 미생물군집을 구성하는 미생물의 다양성이 감소하며, 인체 대사에 기여하는 활동도 줄어 짧은 지방산의 합성이 감소한다. 장내세균의 다양성 감소는 노쇠와도 관련이 있으며, 100세 이상 장수하는 노인의 장내세균 군집은 일반 노인들과 다르다. 장내미생물은 장상피줄기세포(intestinal epithelial stem cell)의 성장을 조절한다. 그러나 노인의 장내미생물 군집은 줄기세포 성장을 촉진하시 못할 뿐 아니라 면역기능에도 악영향을 주고, 장상피세포의 염증을 유발하여 투과성을 증가시킨다. 투과성이 증가하면 장내미생물이 체내로 유입되어 전신의 면역반응이 유발된다.

감염병

노인은 감염병으로 인한 사망률이 3~4배 높다

감염을 일으키는 병원체는 바이러스, 세균, 진균, 기생충 등 네 종류가 있는데, 노인의 감염질환은 다른 연령보다 원인균이 훨씬 다양하다. 노인은 선천면역의 저하로 피부와 점막기능이 쇠퇴하고 기도에 침투하는 이물질에 대한 점액섬모제거활동과 기침반사가 저하된다. 위장관에서는 위산분비가 감소하여 음식에 대한 살균기능이 저하되고 비뇨기계에서는 소변 배출장애로 저류와 역류가 잘 생긴다. 그 외에 개인마다 차이가 나는 면역능력, 동반질환, 영양 및 사회경제적인 요인 등이 감염질환의 발생과 예후를 결정한다.

노인에게 많이 발생하는 감염질환은 요로감염, 폐렴, 위장관염, 심내막염, 패혈증, 피부감염 등이고 인공관절이나 임플란트와 같은 인공기구의 사용이 늘어나면서 이와 관련된 감염질환도 증가하고 있다.

65세 이상의 노인은 젊은 성인에 비해 감염병으로 인한 사망률이 3~4배 높다. 노인에게는 당뇨병, 신질환, 만성폐질환 등의 만성질환이 많고, 영양실조로 인한 감염병도 많은데 감염병을 앓으면서 영양실조가 더 심각해지는 악순환을 겪게 된다. 병원에 입원한 노인의 30~60%는 단백질열량영양실조(protein-energy malnutrition)에 해당하며 이 경우 병원감염 등으로 사망률이 증가한다. 평소에 거동이 어려웠던 노인은 치료하는 동안 기력이 없어 침대에 누워서 지내게 되는데, 감염병 치료가 끝난 후에도 일어나지 못해 다른 합병증으로 사망하는 경우도 많다.

백신 ————————————————————————————

노인에게는 백신 효과가 감소한다

백신(vaccine)에는 약독화백신, 불활화백신, 톡소이드백신, 아단위백신, 다당류백신, 단백결합백신, 합성단백백신, 유전자백신(바이러스 벡터, DNA, RNA) 등이 있고 투여는 피하주사, 근육주사, 흡입, 경구 등의 경로로 이루어진다. 동일 미생물을 타깃으로 하는 백신이라 하더라도 백신접종 후 피접종자의 상태와 백신의 제형에 따라 다양하게 면역반응이 나타난다.

백신접종의 성패는 피접종자에게 보호 효과를 기대할 수 있는 면역반응이 장기간 유지되는가의 여부에 달려 있다. 효과를 가늠할 수 있는 가장 중요한 인자는 항체이다. 백신접종으로 형성된 항체는 병원체나 독소에 직접 결합하여 중화하는 역할 이외에 항원을 옵소닌화하여 대식세포의 포식작용을 촉진하고 보체계를 활성화한다.

다양한 경로로 인체에 들어온 백신항원은 림프관이나 혈관을 타고 림프절이나 비장에 도달하여 B세포수용체(IgM, IgD)와 결합해 B세포를 활성화한다. 활성화된 B세포는 증식하고 일부는 형질세포로 분화하여 항원특이항체를 생산한다. B세포는 대식세포와 T세포의 도움을 받아 항체를 생산하기도 한다. 단백질 항원은 수지상세포나 대식세포와 같은 항원제시세포에 의해 포식되어 펩티드로 분해된 다음, MHC 분자에 의해 제시되어 미감작T세포를 감작시켜 작동세포(effector cell)와 기억세포(memory cell)로 분화시킨다. 작동세포인 조력T세포(T_h)는 대식세포를 활성화하고 B세포가 항체를 생산하도록 하고 세포독성T세포(T_c)를 감작시켜 세포독성 능력을 확보한다. 대부분의 작동세포는 일주일 내에 소멸되기 때문에 기억T세포와 기억B세포의 역할이 중요하다. 백신접종의 목표는 나중에 항원 자극이 주어지면 빠르게 충분한 양의 항체를 만들어낼 수 있는 기억B세포를 유지하는 것이다.

노인은 백신의 종류에 상관없이 접종 후 항체형성과 유지 측면에서 질적, 양적 저하가 나타난다. 나이가 들면서 전체 T세포 중 미감작 T세포 수가 점차 줄어들고, 이전의 여러 감염으로 인해 기억T세포의 비율이 상대적으로 높아지기 때문에 새로운 항원 자극에 반응할 림프구가 줄어든다. 기억T세포라 하더라도 노화되어 항원에 대한 반응이 감소한다.

내분비기관은 호르몬을 만들어 샘처럼 방출하기 때문에 선(腺, 샘, gland)이라고 명명된다. 신체 곳곳에 흩어져 있으며 뇌에는 뇌하수체, 송과선, 목에는 갑상선, 복부에는 췌장, 부신, 난소가 있고 몸통 밖으로 고환이 있다. 이들 내분비기관은 시상하부의 통제를 받으면서 서로 영향을 주고받는 피드백(feedback)시스템을 이룬다.

호르몬은 대개 30세를 경계로 매년 1% 정도씩 감소하기 시작한다. 나이가 들면서 혈중 호르몬이 증가하는 경우도 있으나 이는 호르몬 표적세포의 수용체나 수용체후 장애 때문에 호르몬 효과가 나타나지 못해, 피드백시스템으로 호르몬 분비가 증가하는 현상이다. 혈장 청소율(淸掃率, 제거율, clearance)이 감소해도 혈중 호르몬이 증가할 수 있다. 호르몬은 신장, 간, 폐 등을 통해 분해되거나 배출되는데, 노화로 신장, 간, 폐의 기능이 저하되기 때문에 혈장 청소율이 감소한다. 혈장 청소율이란 시간당 혈장에서 제거되는 양을 의미한다. 혈중 호르몬이 많으면 보통은 호르몬 효과가 상승하지만 호르몬이 작용하는 표적세포의 수용체와 수용체후 작용이 정상적이지 않으면 호르몬 효과가 나타나지 못한다.

시상하부

신경계와 내분비계를 통합한다

간뇌(間腦, diencephalon)는 신경이 매우 광범위하게 연결되므로 신경계와 내분비계의 통합에 중요한 역할을 하며 시상, 시상상부, 시상하부, 시상밑부 등 네 부분으로 나눈다. 시상을 의미하는 thalamus는 잠자는 방이라는 뜻인데 시각과 관련된다고 생각하여 시상(視床)이라고 번역했다. 시상상부(epithalamus)는 태아 발생 시기에 시상의 위에 있었다는 의미로, 성인에게는 시상의 뒤쪽에 위치하는 송과선(松果腺)이 해당된다. 시상밑부(subthalamus)와 시상하부(hypothalamus)는 시상의 아래에 있다.

시상하부는 변연계의 중앙에 위치하여 많은 신경회로들이 모이고 흩어지는 곳이며 혈액 공급이 풍부해서 혈중 호르몬과 화학물질의 농도를 쉽게 감지할 수 있다. 또한 신경정보와 화학물질의 혈중 농도를 종합해서 뇌간과 척수의 자율신경을 조절하고, 뇌하수체는 호르몬을 분비하여 통제한다. 시상하부는 뉴런의 세포체가 모여 여러 신경핵을 이루고 있으며, 시상하부에서 위치하는 상하좌우의 관계에 따라 '~구역(area, zone)' 혹은 '~핵(nucleus)'이라고 이름 짓는다. 기능에 따라서는 부교감중추, 교감중추, 체온조절중추, 기아중추, 갈증중추, 포만중추 등과 같이 '~중추(center)'라고 명명하기도 한다.

뇌하수체

노인은 시상하부–뇌하수체 축의 피드백시스템이 와해된다

뇌하수체(腦下垂體, pituitary gland)란 뇌 아래에 드리운 것이라는 뜻으로 영어 pituitary는 점액을 의미하는 라틴어 pituita에서 유래했다. 1899년 명명될 당시에는 코로 나오는 점액을 분비하는 곳이라고 여겼기 때문이다. 뇌하수체는 전엽과 후엽으로 나눈다. 발생학적으로 전엽은 입천장에서 기원해서 머리뼈 안으로 들어가고, 후엽은 시상하부가 아래로 연장되어 두 개가 앞뒤로 붙은 것이다. 그래서 시상하부와 뇌하수체후엽은 같은 뇌조직으로 신경섬유로 연결되지만, 뇌하수체전엽은 혈관을 통해 시상하부와 간접적으로 연결된다.

시상하부가 뇌하수체전엽에 보내는 호르몬은 자극하는 것과 억제하는 것이 있다. 갑상선자극호르몬 분비호르몬(TRH), 생식선자극호르몬 분비호르몬(GnRH), 성장호르몬 분비호르몬(GHRH), 코티코트로핀 분비호르몬(CRH)은 뇌하수체가 호르몬을 분비하도록 하는 호르몬(releasing hormone)이고, 도파민과 소마토스타틴은 뇌하수체의 호르몬 분비를 억제하는 호르몬(inhibiting hormone)이다. 코티코트로핀 분비호르몬(CRH)은 부신피질자극호르몬 분비호르몬이라고 한다.

뇌하수체전엽은 시상하부의 분비/억제 호르몬과 혈액 정보를 종합적으로 판단하여 성장호르몬(GH), 프로락틴(prolactin), 난포자극호르몬(FSH), 황체형성호르몬(LH), 갑상선자극호르몬(TSH), 부신피질자극호르몬(ACTH) 등 6종류의 호르몬을 분비한다. 부신피질자극호르몬은 프로오피오멜라노코틴(POMC, proopiomelanocortin)이 몇 개로 쪼개져서 만들어지는데, 이때 α, β, γ-멜라닌세포자극호르몬(MSH, melanocyte-stimulating hormone), 베타-엔도르핀(β-endorphin), 베타-리포트로핀(β-lipotropin), 감마-리포트로핀(γ-lipotropin)도 같이 분비된다. ACTH, α, β, γ-MSH를 멜라노코틴(melanocortin)이라고 한다.

뇌하수체후엽은 바소프레신(vasopressin)과 옥시토신(oxytocin)을 분비한다. 옥시토신은 산모가 출산할 때 자궁수축을 유도하고 산후에는 젖이 잘 나오도록 하며 평소에는 짝짓기를 유도하는 심리효과를 나타낸다. 바소프레신은 신장에서 물을 재흡수하도록 하여 소변을 농축시키고 소변량을 줄인다. 그래서 항이뇨호르몬(ADH, antidiuretic hormone)이라고도 불린다.

시상하부-뇌하수체 호르몬은 하루 24시간 동안 똑같은 속도로 분비되는 것이 아니라 간헐적으로 분비되는데, 특히 CRH와 TRH는 수면각성주기에 따라 변한다. 시상하부의 일중변동은 뇌하수체호르몬 분비에 반영되기 때문에 ACTH는 오전 6~8시가 최대이며 TSH는 오후 9시부터 오전 5시 사이에 가장 많이 분비된다. 또 성장호르몬과 프로락틴은 취침 직후에 분비량이 가장 많다.

시상하부, 뇌하수체, 표적기관(target organ)은 축(axis)을 형성하여 피드백시스템으로 호르몬 분비를 조절한다. 대표적으로 시상하부-뇌하수체-갑상선 축, 시상하부-뇌하수체-성선 축, 시상하부-뇌하수체-부신 축이 있다. 레닌-안지오텐신-알도스테론 축처럼 시상하부-뇌하수체를 포함하지 않는 것도 있지만, 시상하부-뇌하수체 축은 모든 내분비 피드백시스템의 중심이다. 체온, 음식섭취, 에너지균형, 수면각성주기, 성행동, 생식주기, 수분전해질 균형, 스트레스적응, 일주기리듬 등을 조절하며 항상성을 유지하는 핵심이 된다.

노인의 시상하부는 다양한 피드백 신호를 감지하는 민감도가 떨어진다. 그래서 시상하부-뇌하수체 축의 피드백시스템이 원활하지 못하게 되고, 호르몬의 일중변동 패턴이 와해된다. 노인은 내분비기능이 전반적으로는 감소하지만, 표적기관의 반응감소는 피드백시스템을 통해 호르몬수치를 높이는 경우도 있다. 따라서 노인에게 어떤 증상이 있을 때 호르몬수치를 기준으로 내분비기관의 문제인지 아닌지 판단하기는 어렵다. 또 표적기관의 수용체 및 수용체 후 반응의 감소로 비전형적인 증상이 나타나는 경우도 많아, 생리적인 노화현상인지 병적인 것인지 구별하기는 매우 어렵다.

성장호르몬

노인의 성장호르몬 치료는 유해하다

세포, 조직, 기관, 신체 등이 커지는 것을 성장(成長, growth)이라고 한다. 성장은 출생 후 사춘기까지 지속되는데 성장호르몬, 갑상선호르몬, 인슐린, 성호르몬, 부신피질호르몬 등이 중요한 역할을 한다. 특히 성장호르몬(GH, growth hormone)이 중요하다. 1999년 일본의 생화학자 코지마 마사야스(児島将康, 1959~)가 성장을 촉진하는 호르몬을 생쥐의 위에서 발견하고, 성장을 의미하는 고대유럽어 'ghre-'와 분비호르몬을 의미하는 접미어 '-relin'을 결합해 그렐린(ghrelin)이라고 명명했다. 그렐린은 공복 시 위에서 분비되어 뇌하수체에서 성장호르몬의 분비를 자극하고 식욕을 촉진한다.

성장호르몬은 사춘기에 급격히 상승해서 성장을 유도하고 사춘기가 끝나면 급격히 감소하며 성인기 이후에는 주로 지방, 당, 단백질 대사에 관여한다. 성장호르몬의 성장촉진 효과는 IGF-1을 매개로 일어난다. IGF-1은 골격계에서는 연골조직의 분열을 자극하여 성장을 촉진하고 그 이외의 조직에서는 인슐린과 같은 활동을 한다. IGF(Insulin-like growth factor)는 IGF-1과 IGF-2가 있는데, IGF-2는 출생 전 태아의 성장에 관여하고, IGF-1은 출생 이후 성장에 중요하다.

성장호르몬은 나이가 들면서 감소하므로 성장호르몬을 투여하면 항노화 효과가 있을 것으로 생각하여 노인에게 성장호르몬 치료를 시도했던 사례가 있다. 그 결과 근육량과 체중은 늘었으나 근육의 강도는 증가하지 않았고 오히려 관절통, 부종, 인슐린저항성, 유방암, 전립선암, 대장암 등의 부작용이 많이 발생했다.

갑상선 ────────────────

갑상선호르몬 농도가 낮을수록 수명이 길다

갑상선(甲狀腺, thyroid gland)은 갑옷 모양으로 생긴 샘이라는 뜻인데, 우리 몸에서 가장 큰 내분비기관이지만 목에 딱 달라붙어 있어서 맨눈으로 보이는 것은 아니다. 뇌하수체에서 분비되는 갑상선자극호르몬(TSH)은 갑상선에서 티록신(thyroxine)을 분비하도록 한다. 흔히 갑상선호르몬이라고 하면 티록신을 의미한다. 티록신은 아미노산 티로신(tyrosine) 2개와 요오드(I) 3~4개가 결합해서 만들어진다. 요오드가 3개 결합한 것은 T_3(tri-iodotyronine), 4개가 결합하면 T_4(tetra-iodotyronine)라고 하는데, $T_3 : T_4 = 1 : 3$의 비율로 분비된다. T_3가 T_4보다 3배 정도 활성도가 강하다.

티록신은 신체 모든 곳에 작용하여 에너지대사를 촉진하는 등 다양한 활동을 한다. 나이가 들면서 생산이 감소하는데, 티록신 청소율도 감소하기 때문에 혈중 티록신 농도에는 변화가 없다. 반면 갑상선자극호르몬(TSH) 수치는 상승한다. 이는 갑상선에서 TSH에 대한 민감도가 떨어져 피드백시스템에 의해 뇌하수체에서 TSH를 더 많이 분비하기 때문이다.

갑상선질환으로는 갑상선항진증, 갑상선저하증, 갑상선결절 등이 있는데, 발생률은 대략 각각 0.7%, 3%, 5% 정도이다. 결절 발생률 5%라는 수치는 의사가 목을 촉진해서 발견된 것이고, 초음파검사를 하면 성인의 30%에게서 결절이 발견되며, 그중 5%는 암이다. 노인은 갑상선저하증 발생빈도가 2~4%, 항진증은 0.7%로 젊은 성인과 차이가 없지만 결절과 암은 증가한다. 우리나라 건강검진 초음파 검사에서는 60세 이상 인구의 55%에서 결절이 발견되었다. 결절 중 암 비율도 증가하여 61세 이상에서는 결절의 6%, 71세 이상에서는 16%가 암이다.

설치류의 수명과 티록신과의 관계를 보면 혈중 티록신 농도가 낮을수록 수명이 길었다. 사람에게서도 유사하여, 100세 노인들과 그 가족들은 티록신(T₃) 농도가 낮았다. 혈중 티록신 농도가 낮으면 피드백시스템에 의해 갑상선자극호르몬(TSH) 농도가 증가하는데, TSH가 약간 증가한 사람들도 수명이 길었다. 갑상선호르몬이 낮으면 수명이 연장되는 현상은 에너지소비를 성장과 증식보다는 보호 유지로 전환하기 때문인 것으로 추정한다.

부신피질

40세 이후 부신멈춤이 나타난다

부신(副腎, adrenal gland)은 신장 위에 1cm의 두께로 얇게 붙어 있는 내분비기관이다. 피질(겉질, cortex)과 수질(속질, medulla)로 구분되는데, 피질이 90%를 차지한다. Medulla란 말은 중앙(marrow)을 의미하는 라틴어에서 유래했으며, 한자로 골수를 의미하는 수(髓) 자를 사용해 '수질(髓質)'이라고 번역한다. 수질은 발생학적으로 피질과는 별개조직인 교감신경계의 일부이므로, 부신호르몬이라고 하면 보통 부신피질호르몬을 의미한다.

부신피질이 분비하는 호르몬은 모두 콜레스테롤에서 만들어지는 스테로이드 호르몬이다. 모두 22종인데 기능적으로 미네랄로코티코이드, 글루코코티코이드, 안드로겐 등 3가지로 분류된다. 이들 피질 호르몬은 조절 시스템이 서로 겹치는 부분이 있기는 하지만 분비세포와 기능이 다르고, 분비조절 시스템도 각각이다. 코티코이드(corticoid)는 cortex와 steroid가 합해진 말로 피질에서 분비되는 스테로이드라는 의미이다. 미네랄(무기질) 대사에 관여하는 것을 미네랄로코티코이드(mineralocorticoid), 글루코스(포도당) 대사에 관여하는 것은 글루코코티코이드(glucocorticoid)라고 한다. 미네랄로코티코이드는 염류코티코이드, 글루코코티코이드는 당질코티코이드라고 번역하기도 한다.

미네랄로코티코이드의 대표는 알도스테론(aldosterone)이다. 알데히드(aldehyde)를 가진 스테롤(sterol) 분자라는 의미로 명명된 호르몬이며, 신장에서 나트륨을 재흡수하는 기능을 한다.

글루코코티코이드의 대표는 코티솔(cortisol)로, 포도당을 합성하고 면역을 억제하며 비활성형인 코티손(cortisone)으로 대사된다. 1949년에 코티손이 처음 발견되었을 때 17-hydroxy-11dehydrocorticosterone의 축약형으로 명명되었고, 그로부터 2년 뒤에 발견된 코티솔은 cortisone에 알코올기가 붙어 있는 구조여서 알코올을 의미하는 접미어인 '-ol'을 붙여 명명되었다.

코티솔은 부신피질자극호르몬(ACTH)의 작용으로 합성이 시작된다. ACTH는 뇌하수체에서 분비되는데 시상하부의 코티코트로핀분비호르몬(CRH)에 의해서 조절되고, 코티솔은 시상하부의 CRH 분비를 조절한다. 알레르기와 류마티스 치료 목적으로 많이 사용되는 코티솔은 히드로코티손(hydrocortisone)이라고 불리는데, 인체에 투약되면 시상하부-뇌하수체를 억제하여 부신의 코티솔 생산이 감소한다. ACTH은 아침에 가장 많이 분비되었다가 점차 감소하기 때문에 혈중 코티솔 농도도 아침에 가장 높았다가 점차 감소하는 일중변동을 보인다. 노인은 아침 최고 분비 시간이 앞당겨지고 24시간 내내 혈중 농도가 올라가 있다. 증가된 혈중 코티솔은 신경손상, 인지기능 저하, 골밀도 감소, 근육감소, 내장비만, 인슐린저항성 증가, 죽상경화증, 면역기능 저하 등을 유발한다. 시상하부-뇌하수체-부신 축의 기능을 확인하는 방법으로 코티솔보다 50배 강한 덱사메타손을 주사해서 코티솔 분비가 억제되는지를 보는데, 노인에게서는 억제반응이 감소한다. 이는 코티솔 분비 피드백시스템이 와해되었음을 의미한다.

알도스테론은 레닌(renin)-안지오텐신(angiotensin)-알도스테론(aldosterone) 시스템에 의해 조절된다. 레닌은 신장에서 신동맥압이 떨어졌을 때 생성되어 간에서 생산되는 안지오텐시노겐을 안지오텐신 I 으로 전환한다. 안지오텐신 I 은 폐에서 안지오텐신전환효소(angiotensin converting enzyme)에 의해 안지오텐신 II 로 전환되고, 안지오텐신 II 는 부신피질에서 알도스테론을 분비시키며, 알도스테론은 신장에서 나트륨 재흡수를 촉진한다. 이 시스템을 RAA축(renin-angiotensin-aldosterone axis)이라고 한다. 노인은 레닌 생산이 감소하고 안지오텐신 II 에 의한 알도스테론 생산도 감소한다.

부신피질에서 분비되는 안드로겐(androgen)은 디하이드로에피안드로스테론(DHEA, dehydroepiandrosterone), DHEA-S(dehydroepiandrosterone sulfate), 안드로스테네디온(androstenedione) 등이 있는데 부신 바깥에서 테스토스테론으로 전환되어 안드로겐의 효과를 나타낸다. 남성은 테스토스테론의 대부분이 고환에서 생성되므로 부신 안드로겐이 전신에 미치는 영향은 미미하지만, 상대적으로 여성에게는 역할이 크다. 여성의 안드로겐은 부신과 난소에서 분비되며, 두 곳에서 분비되는 양은 남성의 부신에서 분비되는 양과 비슷하다.

　부신은 남녀 모두 고환과 난소에서 성호르몬을 분비하기 전인 7~8세경부터 안드로겐을 분비하기 시작하여 사춘기 발현에 역할을 하고 20~25세에 절정에 다다랐다가 이후 매년 2%씩 감소한다. 40세를 기점으로 확연히 감소하기 때문에 이를 부신멈춤(adrenopause)이라고 부른다. 80세가 되면 부신의 안드로겐 분비는 젊은 성인의 10~20% 수준까지 감소하지만 상대적인 역할은 더 중요해진다. 안드로겐이 부신에서 분비된 다음 테스토스테론으로 전환될 뿐만 아니라 에스트로겐으로도 전환되기 때문이다. 남성 노인 테스토스테론의 50%는 부신에서 유래한 것이고, 폐경 여성의 에스트로겐 대부분은 부신에서 분비된 안드로스테네디온이 말초조직에서 에스트론과 에스트라디올로 전환된 것이다.

부신수질

노인은 혈중 에피네프린은 증가하지만 교감신경계 활성은 감소한다

인체의 내부 환경을 자동적으로 조절하는 시스템은 자율
신경계와 내분비계인데, 부신수질은 두 시스템이 만나는 곳이다. 부
신수질은 혈액으로 카테콜아민을 분비하는 내분비기관이지만 발생
학적으로 신경계에서 유래하고, 기능적으로도 교감신경계의 일부이
다. 카테콜아민은 카테콜(catechol)과 아민(amine)기를 가지고 있는 모
노아민인데, 카테콜은 벤젠 고리에 2개의 알코올기가 있는 페놀(phe-
nol)이다. 카테콜아민은 도파민(dopamine), 노르에피네프린(norepineph-
rine), 에피네프린(epinephrine) 등이 있다. 도파민과 노르에피네프린은
신경전달물질이고, 에피네프린은 부신수질에서 분비되는 호르몬이
다. 그러나 신경전달물질과 호르몬은 전혀 별개가 아니고 부신수질에
서 에피네프린이 분비될 때 노르에피네프린과 도파민도 소량이 혈액
으로 같이 분비되며, 에피네프린도 뇌에서 신경전달물질로 기능한다.

에피네프린과 아드레날린(adrenaline)은 동일 물질이다. 아드레날
린은 adrenal(부신)에 접미어 '-ine'를 붙인 것이고, 에피네프린은 ne-
phros(신장)에 위쪽을 의미하는 접두어 'epi-'와 접미어 '-ine'을 붙였
다. 노르에피네프린(노르아드레날린)은 보통(normal)을 의미하는 'nor-'
를 붙인 것인데, 유기화학에서 메틸기(-CH₃)가 없는 물질에 'nor-'를
붙인다. 카테콜아민은 방향족 아미노산인 티로신(tyrosine)으로부터 도
파민→노르에피네프린→에피네프린의 순서로 합성되며, 노르에피네
프린에 메틸기가 첨가되면 에피네프린이 된다.

부신수질에서 분비되는 카테콜아민의 80%는 에피네프린이고 20%는 노르에피네프린이다. 카테콜아민은 급성 스트레스 상황에서 혈액으로 방출되었다가 2분 이내로 대사되어 없어지기 때문에 교감신경계의 작용을 전신에 일시적으로 작용시키는 기능을 한다.

혈액으로 방출된 카테콜아민은 심장펌프 기능을 촉진하고 전반적인 에너지대사를 촉진한다. 노인은 부신수질에서 에피네프린 분비가 감소하지만, 혈장 청소율도 같이 감소하기 때문에 혈중 에피네프린은 증가한다. 교감신경계의 활성(tone)도 증가하지만 교감신경 수용체의 민감도가 감소하여, 전반적인 교감신경계의 활성은 줄어든다. 노인에게 자주 발생하는 기립성저혈압은 카테콜아민의 결핍이나 교감신경의 위축 때문이 아니라 수용체 및 수용체후 결함 때문이다.

장내분비세포 ──────

위장관과 췌장에서 내분비기능을 하는 세포

위장관과 췌장에서 내분비기능을 하는 세포를 장내분비세포(enteroendocrine cell)라고 한다. 췌도(膵島, 랑게르한스섬)는 췌장의 외분비조직에 섬 모양으로 흩어져 있다. 처음 발견한 독일 병리학자 랑게르한스(P. Langerhans, 1847~1888)에게서 명칭이 유래했는데, 알파세포(A세포, α cell), 베타세포(B세포, β cell), 델타세포(D세포, δ cell), 췌장폴리펩티드세포(PP세포, pancreatic polypeptide cell) 등 4가지 종류가 있다. 알파세포는 글루카곤을 분비하고 베타세포는 인슐린을 분비한다.

췌도 이외에 위장관 점막상피에 산재한 장내분비세포의 종류와 위치, 분비호르몬은 다음과 같다.

(1) D세포(위, 십이지장, 췌장): 소마토스타틴(somatostatin)

(2) EC세포(위, 소장, 대장): 세로토닌(serotonin)

(3) G세포(위): 가스트린(gastrin)

(4) Gr세포(위, 십이지장): 그렐린(ghrelin)

(5) I세포(소장): 콜레시스토키닌(cholecystokinin)

(6) K세포(십이지장, 공장): GIP(glucose-dependent insulinotropic peptide)

(7) L세포(회장, 대장): GLP-1(glucagon-like peptide-1)

(8) M세포(소장): 모틸린(motilin)

(9) N세포(회장): 뉴로텐신(neurotensin)

(10) S세포(소장): 세크레틴(secretin)

EC세포(장친크롬세포, enterochromaffin cell)는 크롬염(chromium salt)에 염색된다 하여 명명된 이름으로, 신경계의 신호를 받아 호르몬을 분비하는 신경내분비세포(neuroendocrine cell)이다. 신경내분비세포의 대부분은 시상하부, 뇌하수체, 부신수질처럼 기관(organ)을 구성하지만 세포가 흩어져 분포하는 경우도 있다. 이를 퍼진신경내분비계통(diffuse neuroendocrine system)이라고 한다. 호흡 상피조직에 있는 소과립세포(small granule cell)와 위장관에 있는 EC세포가 이에 해당한다.

인슐린

혈당은 나이에 따라 증가한다

인슐린(insulin)은 1921년 캐나다 의학자 밴팅(F. Banting, 1891~1941)이 발견했는데, 랑게르한스섬에서 분비되는 물질이어서 라틴어 insula(섬)에 접미어 '-in'을 결합해 명명되었다. 2년 뒤인 1923년에 발견된 글루카곤(glucagon)은 glucose(포도당)에 앞으로 밀어낸다는 뜻의 그리스어 agein을 결합해서 명명되었다. 인슐린은 혈당을 낮추지만 글루카곤은 혈당을 올리므로 서로 상반된 역할을 한다.

혈중 인슐린 농도가 동일한 경우에도 그 효과는 다르게 나타난다. 이를 감수성(sensitivity)이라고 하는데, 인슐린감수성을 결정하는 기관은 인슐린의 주요 표적기관인 간, 근육, 지방조직이다.

인슐린감수성의 반대는 인슐린저항성(insulin resistance)이다. 같은 인슐린 농도일 때 간, 근육, 지방조직 등에서 인슐린에 대한 반응이 감소하는 것을 볼 수 있는데, 나이가 들수록 인슐린저항성이 증가한다. 비만이 가장 중요한 원인이며, 체중만으로 평가하는 것보다는 지방의 분포양상을 통해 인슐린저항성을 더 잘 예측할 수 있다. 노인은 복부지방이 증가하고 골격근은 감소하며 근육세포 안팎으로 지방이 축적되는데, 이는 인슐린저항성의 원인이 된다.

인슐린저항성이 증가하면 혈당이 상승하고 췌장 베타세포는 인슐린을 더 많이 분비하게 된다. 인슐린 분비량이 인슐린저항성을 보상하면 혈당이 정상으로 유지되지만, 분비량이 인슐린저항성을 따라가지 못하면 대사증후군과 당뇨병이 생긴다.

내분비

대사증후군(metabolic syndrome)은 심혈관질환 위험인자가 군집된 상태를 지칭한다. 진단기준은 매우 다양한데 미국보건부(NIH)가 2001년에 발표한 〈국가콜레스테롤교육프로그램: 성인치료패널III(NCEP-ATP III, National Cholesterol Education Program: Adult Treatment Panel III)〉의 기준은 다음과 같다,

   (1) 혈중 중성지방 ≥150mg/dL

   (2) 혈중 HDL-C <40mg/dL(남성), <50mg/dL(여성)

   (3) 혈압 ≥130/85㎜Hg

   (4) 공복혈당 ≥100mg/dL

   (5) 허리둘레 ≥90cm(남성), ≥85cm(여성)

   (5)번 복부비만 기준은 대한비만학회에서 정한 한국인 복부비만 기준치이고, 미국보건부가 발표한 미국인 기준은 남성 >102cm, 여성 >88cm이며, 세계보건기구(WHO) 아시아-태평양지역의 복부비만 기준은 남성 ≥90cm, 여성 ≥80cm이다.

위의 5가지 중 3가지 이상에 해당되면 대사증후군으로 진단한다. 2007년 국민건강영양조사 자료에 따르면 한국인 성인의 31%가 대사증후군에 해당하고, 60세 이상은 42%가 해당한다. 대사증후군 환자의 40%는 4년 이내에 당뇨병으로 발전한다.

혈당은 정상 기준이 공복 시 100mg/dL 미만, 식후 2시간은 140mg/dL 미만이다. 혈당은 나이에 따라 증가하는데 50세 이후 공복혈당은 10년마다 1.1mg/dL씩 증가하고, 식후 2시간 혈당

은 9mg/dL씩 증가한다. 공복혈당이 100~125mg/dL이면 공복혈당장애(impaired fasting glucose)라 하고, 경구당부하검사 2시간 혈당이 140~199mg/dL일 때는 내당능장애(impaired glucose tolerance)라고 한다. 내당능(耐糖能)이란 혈당을 처리하는 능력이란 의미인데 식후혈당으로 판단한다. 경구당부하 검사란 포도당 75g을 섭취하고 2시간째 혈당을 측정하는 것인데, 포도당 75g 대신 밥을 먹고 식후 2시간 혈당을 측정하기도 한다.

공복혈당장애와 내당능장애는 정상과 당뇨병의 경계에 있어서 당뇨병 전단계라고 한다. 65세 이상 노인의 25%가 당뇨병 전단계에 해당한다. 당뇨병(糖尿病, diabetes mellitus)의 진단기준은 계속 변해왔는데, 2003년 WHO가 제시한 기준은 공복혈당이 126mg/dL 이상이거나 경구당부하 2시간 혈당이 200mg/dL 이상인 경우이다.

당화혈색소(HbA1c)는 1980년대부터 혈당의 지표로 사용되고 있는데, 2015년 대한당뇨병학회는 HbA1c가 6.5% 이상인 경우도 당뇨병으로 진단하자고 제안했다. 혈색소(Hemoglobin)는 HbA1, HbA2, HbF 등의 변이가 있는데 HbA1이 95%로 제일 많다. 헤모글로빈A1에 포도당이 부착하면 당화혈색소가 되는데, 전기영동하면 HbA1a, HbA1b, HbA1c 3개의 분획으로 분리된다. 이 중 HbA1c가 60~80%로 가장 많고, 혈중 혈당을 잘 반영한다. 적혈구의 수명이 120일이므로 당화혈색소는 1~3개월간의 평균 혈당을 반영한다.

당뇨병은 제1형 당뇨병, 제2형 당뇨병, 기타 당뇨병, 임신성 당뇨병 등 4가지로 분류하지만 90%가 제2형 당뇨병이기 때문에 보통 당뇨병이라고 하면 제2형 당뇨병을 의미한다. 대부분 40세 이후에 발병하며, 나이가 들수록 증가한다. 우리나라 30세 이상 성인의 10%는 당뇨병이 있으며, 65세 이상 노인은 30%가 당뇨병이 있다. 노인당뇨병은 당뇨병의 특징적인 증상인 다뇨(多尿)와 다음(多飮) 없이 정신적, 신체적 퇴화현상을 보이기도 한다. 즉 요실금, 집중력 감소, 낙상, 감염병, 체중감소 등과 같이 고혈당과 관련이 없어 보이는 증상이 많다.

당뇨병 환자의 혈당조절 목표는 당화혈색소 기준으로 6.5% 이내로 조절하도록 권고된다. 65세 이상 노인들에게는 치료에 따라 저혈당과 같은 부작용이 많고, 심혈관질환을 예방하거나 사망률을 낮추는 효과가 없거나 오히려 증가하는 경향도 있다.

생식(生殖, reproduction)과 성(性, sex)활동을 담당하는 생식기관(genital organ)은 생식선, 부속선, 생식관, 외부생식기 등으로 구성된다. 생식선(生殖腺, 성선, 생식샘, gonad)은 생식세포(germ cell)와 성호르몬을 생산하는 기관으로 고환과 난소가 있다. 남성에게만 있는 부속선(accessory gland)은 전립선(prostate), 정낭(seminal vesicle), 망울요도샘(bulbourethral gland)이며, 정액의 일부를 생산한다. 생식관(生殖管, genital tract)은 생식세포의 이동통로로서 남성은 부고환-정관-요도이며, 여성은 난관-자궁-질이다. 외부생식기(external genitalia)는 음경(penis)과 음부(vulva)가 해당한다.

생식선은 시상하부-뇌하수체-생식선 축(axis) 시스템을 통해 작동한다. 시상하부는 생식선자극호르몬분비호르몬(GnRH, gonadotropin releasing hormone)을 70~90분 간격으로 분비하여 뇌하수체가 생식선

자극호르몬을 분비하도록 한다. 생식선자극호르몬은 난포자극호르몬(FSH, follicle stimulating hormone)과 황체형성호르몬(LH, luteinizing hormone)이 있다. FSH는 고환에서는 정자를 성숙시키고 난소에서는 난포를 발달시키며 에스트로겐과 프로게스테론 합성을 자극한다. LH는 고환에서는 테스토스테론 생산을 촉진하고, 난소에서는 배란을 유도하고 프로게스테론 생성을 자극한다. 생식선에서 분비되는 성호르몬의 혈중 농도는 시상하부와 뇌하수체에 피드백되어 GnRH, FSH, LH 생산을 조절한다.

난소

노화의 기점은 35세

난소(卵巢, ovary)는 피질(cortex)과 수질(medulla)로 구성된다. 난포(follicle)가 있는 피질이 대부분을 차지하며 수질은 혈관이 많은 성긴결합조직이다. 난포에는 난자의 근원이 되는 세포인 난모세포(卵母細胞, oocyte)가 하나씩 있다. 난모세포와 난포는 태아 때 최대로 만들어졌다가 점차 줄어들어 사춘기에는 46만 개가 남는다. 월경주기마다 20개의 난포가 성장하고, 그중 우성난포 1개만 최종단계까지 성숙하여 난모세포를 내보낸다.

월경주기는 배란을 중심으로 난포기와 황체기로 나눈다. 난포기(follicular phase)는 난포자극호르몬(FSH)의 자극으로 우성난포가 형성되어 배란을 준비하는 시기이다. 난포는 성장이 끝나면 황체형성호르몬(LH)의 작용으로 난소 벽을 뚫고 난모세포를 밖으로 튕겨 보낸다. 배란된 난모세포는 난자(ovum)라고 하며, 정자와 만나면 접합자(zygote)가 된다. 접합자는 수정란이라고도 한다. 황체기(luteal phase)는 배란 후 황체가 형성되었다가 소멸되는 기간이다. 노란 물체라는 이름의 황체(黃體, corpus luteum)는 난모세포가 빠져나간 난포를 말한다. 프로게스테론과 에스트로겐의 재료가 되는 콜레스테롤 지방이 많아 노랗게 보인다.

난자는 출생 이전에 이미 만들어져 있던 것이 순차적으로 배란되는 것이므로 나이가 들수록 노화된 난자가 생산된다. 노화된 난자의 염색체는 돌연변이가 많고 수정확률이 감소하며, 수정된 경우에도 착상되지 않아 유산할 가능성이 증가한다. 20대 여성의 불임률은 5%인 데 비해 35~40세의 불임률은 32%, 40~45세의 불임률은 70%이고, 45세 이후에는 임신이 어렵다. 35세 이상 여성의 임신을 고령임신이라고 하며 고혈압, 당뇨병, 유산, 사산, 선천기형, 난산 등이 많아진다.

난소가 생산하는 성호르몬은 콜레스테롤을 재료로 프로게스테론, 안드로겐, 에스트로겐의 순서로 합성된다. 난소에서 합성되는 안드로겐은 DHEA와 안드로스테네디온이며 테스토스테론도 소량 있다. 에스트로겐은 안드로스테네디온과 테스토스테론에 방향화효소(aromatase)가 작용해서 합성되는데 에스트론(E1), 에스트라디올(E2), 에스트리올(E3), 에스테트롤(E4)의 4종류가 있다. 모두 18개의 탄소로 구성되며 히드록실기의 개수가 다른데 E1은 1개, E2는 2개, E3는 3개, E4는 4개를 가지고 있다. 이중 에스트라디올이 가장 강한 에스트로겐 작용을 한다. 가임기 여성에게 가장 많은 에스트로겐은 에스트라디올이며 폐경 이후에는 에스트론이 가장 많다.

가임기에는 시상하부에서 70~90분 간격으로 순간적으로 대량 분비되던 GnRH는 노화에 따라 주기적이고 박동적인 분비가 감소하고, 폐경기가 되면 주기적인 변화가 사라지면서 생식기는 서서히 퇴화한다. 난소는 40세 이후 기능이 쇠퇴하기 시작하여 50세에 난포 기능이 소실된다. 월경이 사라지기 때문에 폐경(肺經, menopause)이라고 한다. 폐경은 보통 50세 전후에 이루어지며 폐경이 늦게 오는 여성은 좀 더 오래 산다.

난소와 난관은 직접 연결되지 않아 난자는 난소를 뚫고 난관으로 이동한다. 그래서 난자가 배출될 때마다 난소에는 흉터가 생기며 폐경기의 난소 표면은 복숭아씨처럼 보인다. 폐경 후 난소는 에스트로겐과 프로게스테론은 거의 생산하지 않고, 안드로스테네디온은 폐경 전의 절반 정도 생산하는데 혈중 안드로스테네디온 농도에 미치는 영향도 별로 없다. 폐경 여성의 혈중 안드로스테네디온은 대부분 부신에서 생산된 것으로, 폐경 후 혈액에 존재하는 에스트로겐은 안드로스테네디온이 말초조직에서 에스트론과 에스트라디올로 전환된 것이다. 여성은 30세부터 폐경까지 테스토스테론이 급격히 감소하며 이후에는 좀 더 완만히 감소한다. 그러나 폐경 이후에 여성은 에스트로겐이 더 급격히 감소하기 때문에 상대적으로 안드로겐의 비율이 상승하여 외모가 남성적으로 변한다.

고환

노화의 기점은 40세

고환(睾丸, 정소, testis)은 치밀결합조직인 백색막(白色膜, tunica albuginea)으로 싸여 있으며, 백색막의 섬유다발이 고환 내부로 들어가 고환을 250개의 고환소엽(testicular lobule)으로 나눈다. 각각의 소엽에는 레이디히(Leydig)세포와 정세관(精細管, seminiferous tubule)이 있다. 레이디히세포는 테스토스테론을 합성하며 정세관에서는 정자가 만들어진다. 정세관의 상피는 서톨리(Sertoli)세포와 정자발생세포로 구성된다. 정자는 정조세포(精祖細胞, spermatogonia)라고 불리는 줄기세포가 분화하고 증식한 것이고 서톨리세포는 정조세포가 정모세포와 정자세포 단계를 거쳐 정자로 분화하도록 돕는 역할을 한다. 레이디히세포는 발견자인 독일의 해부학자 레이디히(F. Leydig, 1821~1908)의 이름을 딴 것이고, 서톨리세포는 발견자인 이탈리아 생리학자 서톨리(E. Sertoli, 1842~1910)의 이름에서 명명된 것이다.

안드로겐(androgen)에는 테스토스테론(testosterone), 디하이드로테스토스테론(dihydrotestoterone), 디하이드로에피안드로스테론(DHEA, dehydroepiandrosterone), 안드로스테네디온(androstenedione), 안드로스테네디올(androstenediol) 등이 있다. 혈액을 순환하는 안드로겐은 주로 고환에서 생산되고 일부는 부신에서 생산된다. 모든 안드로겐은 탄소 19개로 구성되는데 디하이드로테스토스테론의 작용이 제일 강하고, 테스토스테론은 이것보다 50% 약하다. DHEA와 안드로스테네디온은 말초조직에서 테스토스테론으로 전환되어 남성호르몬의 역할을 한다.

테스토스테론은 난포자극호르몬(FSH)과 황체형성호르몬(LH)이 고환에 작용하여 분비된다. LH는 레이디히세포에 주로 작용하여 테스토스테론을 분비하게 한다. FSH의 주요작용은 서톨리세포에 작용하여 정자생성을 유도하는 것이지만, 레이디히세포에도 작용해서 테스토스테론 분비를 촉진한다. 노화에 따라 GnRH와 LH의 박동성 분비가 감소하고 레이디히세포의 기능이 감퇴한다. 혈중 테스토스테론 농도는 40세부터 매년 1%씩 감소하고 정자의 생산은 50~80세 사이에 30% 감소한다. 정자는 노화로 인한 임신능력 저하는 없지만 40세 이후에는 비정상적인 염색체를 가진 정자의 빈도가 높아져 유산이나 기형아 출산이 증가할 수 있다.

여성은 폐경과 동시에 급격하게 노화하지만 남성은 점진적으로 노화과정을 겪는다. 테스토스테론이 감소하면서 근량과 근육강도가 줄어들고 빈혈, 골밀도감소, 고관절골절, 성기능감소, 인지능력감소 등이 나타난다. 턱수염은 테스토스테론의 농도에 비례해서 줄어들고 생식기관도 위축된다. 테스토스테론이 낮은 사람에게 경도인지장애가 있는 경우 알츠하이머 치매로 빠르게 진행한다.

음경

음경은 나이 든다고 짧아지지 않는다

음경(陰莖, penis)은 3개의 실린더 모양 해면체 발기조직, 음경요도와 피부로 구성된다. 위쪽에 음경해면체가 2개 있으며 아래쪽에는 요도를 감싸고 있는 요도해면체가 1개 있고, 요도해면체는 음경 끝에서 귀두(glans)를 형성한다. 음경의 길이는 21세에 최대가 되는데 나이가 든다고 짧아지지는 않는다.

음경발기는 3개의 해면체에 혈액이 차는 현상이다. 발기는 외부 자극이 중추신경에 도달하여 유발되고, 해면체 혈관의 자율신경계에 의해 조절된다. 해면체는 치밀결합조직인 백색막(tunica albuginea)으로 둘러싸여 있어, 일단 해면체에 들어온 혈액은 밖으로 나가지 못한다. 마치 와인 병의 코르크 마개가 수분을 흡수하여 부풀다가 병 입구의 제한된 공간에서 단단해지는 것과 같다.

성인은 수면 중 3~5회 발기하며 한 번에 30~60분 정도 지속되어 총 3시간 정도 발기상태를 유지한다. 나이에 따른 야간발기 횟수는 그대로지만 발기지속 시간은 감소한다. 사춘기에는 총 발기시간이 수면시간의 40%에 달하지만 노인은 20%로 줄어든다. 원하는 시간에 발기가 되지 않는 것을 발기부전이라고 하는데, 만족스러운 성생활에 필요한 만큼 발기가 충분하지 않거나 발기가 되더라도 유지가 안 되는 상태를 말한다. 발기는 음경을 만지는 자극과 정신적인 자극에 의해서 유발되며 수면 중 발기가 잘 된다면 심리적인 원인일 가능성이 많다. 아시아인의 발기부전 유병률은 20대는 15%, 30대 30%, 40대 41%, 50대 54%, 60대 70%이다.

전립선

전립선비대증은 40세에 시작된다

앞에 서 있는 샘이라는 뜻의 전립선(前立腺, prostate)은 정액의 30%를 분비하는 분비기관으로 방광 아래에 위치한다. 선(腺)조직과 이를 둘러싼 섬유근(纖維筋)조직으로 구성되어 있으며 2×3×4cm의 밤알 크기이다. 안쪽에는 방광에서 나오는 요도에 좌우 정관이 만나 하나의 요도를 이루어 음경으로 나간다. 전립선 안에 들어간 정관을 사정관이라고 부르는데, 사정할 때 오르가슴을 느끼는 곳이다.

전립선은 40세 이후 커지기 시작하고 50대까지 매년 0.4mL씩 커지다가 60~70대에는 1.2mL씩 커진다. 고령일수록 크기가 증가하는 속도가 빨라지기 때문에 평균수명이 증가할수록 전립선비대증을 앓는 사람들이 급증한다. 전립선비대증의 유병률은 60대 36%, 70대 43%, 80대 53%이다. 전립선비대증의 문제는 방광출구폐색이지만 배뇨근불안정(detrusor instability)과 배뇨근력저하가 동반된다.

전립선비대증에 의한 증상은 저장증상, 배뇨증상, 배뇨후증상으로 분류되는데, 저장증상은 소변을 자주 보거나 밤에 소변을 보기 위해 깨고 소변이 급하게 마려우며 심하면 요실금이 발생하는 증상이다. 배뇨증상은 소변줄기가 가늘고 배에 힘을 줘야만 소변이 나오거나, 바로 배뇨를 시작하지 못하고 지연되거나, 소변줄기가 끊어지는 증상이다. 정상 최대 요속은 20~25mL/sec인데, 방광출구폐색이나 배뇨근력저하가 있으면 최대 요속이 15mL/sec 이하로 떨어진다. 배뇨후증상은 잔뇨와 배뇨후점적이다. 배뇨 후 방광에 남는 소변을 잔뇨(residual urine)라고 하며 정상 잔뇨량은 50mL 이하이다. 배뇨후점적은 배뇨 후 소변이 약간 흘러내리는 증상으로, 이는 전립선요도에 남아 있다가 나오는 것이다.

골반바닥 ──────────────────────

노인은 골반바닥의 해먹 역할이 와해된다

골반(骨盤, pelvis)은 천골(薦骨, 엉치뼈, sacrum), 미골(尾骨, 꼬리뼈, coccyx), 그리고 2개의 관골(寬骨, 볼기뼈, hip bone)로 구성된다. 골반은 척추와 다리를 이어주는 역할 이외에 직장, 방광, 생식기관이 위치하는 공간을 제공한다. 아래쪽에는 근육과 인대가 골반저(骨盤底, 골반바닥, pelvic floor)를 형성하여 골반 장기들을 아래에서 받쳐주고 있다.

골반바닥은 골반가로막, 깊은샅공간, 비뇨생식가로막으로 구성된다. 골반가로막(골반횡격막, pelvic diaphragm)은 골반바닥을 형성하는 근육으로 항문올림근(levator ani muscle)과 꼬리근(coccygeus muscle)으로 구성된다. 마치 해먹처럼 펼쳐져 요도, 질, 항문을 감싸 긴장도를 유지하고 방광, 직장, 자궁 등 골반장기들이 얹혀 있을 수 있게 받치는 역할을 한다. 항문올림근은 외항문괄약근을 형성한다. 비뇨생식가로막(요생식격막, urogenital diaphragm)은 샅막(perineal membrane)이라고도 불리는데 질긴 근섬유조직으로 구성된 판(sheet) 모양의 막으로 앞쪽 골반출구를 덮고 있다. 비뇨생식가로막 위의 얕은 공간은 깊은샅공간(deep perineal pouch)이라고 하며, 외요도괄약근과 요도질괄약근이 있다.

나이가 들면서 골반바닥 근육과 섬유조직이 약해져 늘어나게 되면 해먹 역할을 제대로 하지 못해 골반장기들이 아래로 처지고 방광류, 직장류, 탈장, 자궁탈출증 등과 같은 골반장기탈출증이 생긴다.

비뇨기계는 신장, 요관(尿管, ureter), 방광, 요도(尿道, urethra)로 구성된다. 요로(尿路, urinary tract)란 소변이 나오는 길인데, 신장의 사구체에서 여과된 소변이 분비와 재흡수과정을 모두 끝내고 최종적으로 소변이 모이는 신배(calyx)가 요로의 시작이다. 각 신장에는 8~12개의 신배가 있으며 깔때기 모양으로 생긴 신우(腎盂, pelvis)에 모두 모여 요관으로 나온다. 요관은 방광으로 연결되고, 방광은 다시 요도로 연결된다. 요로는 상부와 하부로 나눌 수 있는데, 신우와 요관은 상부요로, 방광과 요도는 하부요로에 해당한다.

요관은 나이에 따른 변화가 별로 없지만 방광과 요도에는 많은 변화가 나타난다.

신장

신장기능은 30대 이후 감퇴한다

심장에서 방출된 혈액의 20%는 신장으로 가는데, 20대 성인 기준으로 분당 1.2L에 이른다. 신장 하나당 600mL/min로, 이를 신혈류량(renal blood flow)이라고 한다. 신장 1개에는 100만 개의 사구체가 있으며 이곳에서 혈액을 여과하여 소변을 만든다.

신장의 기능은 사구체여과율(GFR, glomerular filtration rate)을 측정하여 평가하는데 정상 수치는 120mL/min이다. 그러나 사구체여과율 측정은 까다롭고 비용이 많이 들기 때문에 보통 크레아티닌청소율(Ccr, Creatinine clearance rate)로 평가한다. 크레아티닌(creatinine)은 횡문근의 크레아틴(creatine)이 대사될 때 또는 식이단백에 의해 생성되는데 일정한 속도로 혈액으로 방출되어 사구체여과를 거쳐 소변으로 배출된다. Ccr을 구하는 식은 (Ucr×V)/Scr이다(Ucr:크레아티닌 소변농도, V:24시간 소변량, Scr:크레아티닌 혈청농도).

나이가 들수록 사구체 수가 감소하고 경화된 사구체가 많아지므로 신혈류량과 사구체여과율은 30대 이후부터 10년당 10%씩 감소한다. 신기능상실은 나이에 따라 어느 정도 예측이 가능하기 때문에 혈청 크레아티닌 농도만 측정하여 콕크롭트-골트(Cockroft-Gault) 식[Ccr(ml/min)=(140-나이)×체중(kg)/72×Scr(mg/dL)]으로 크레아티닌청소율을 구하기도 한다. 여성은 여기에 0.85를 곱한다.

사구체의 여과액은 세뇨관(renal tubule)을 지나면서 바소프레신의 작용에 따라 재흡수와 분비과정을 거쳐 최종적으로 여과량의

0.5~1%를 소변으로 배출한다. 세뇨관이 특정 물질을 배설하고 재흡수하는 능력은 체액과 전해질 항상성에 중요한데, 전반적인 세뇨관의 기능은 노화에 따라 감소하여 수분과 나트륨이나 칼륨 등 전해질을 처리하는 능력이 손상된다. 그러므로 노인은 땀을 많이 흘리거나 염분 섭취가 변하는 등의 상황에서 수분과 전해질 항상성을 유지하기가 어려워진다.

바소프레신은 밤에 잘 때 분비가 증가하여 소변 생성을 줄여야 하는데, 노인은 바소프레신의 분비가 낮에 증가하고 야간에는 저하되어 야간뇨가 잘 생긴다.

만성 신질환 환자의 대부분은 노인이고 65세 이상 노인의 50%는 사구체여과율이 60mL/min 미만인 만성신부전 상태이다. 이처럼 나이가 들수록 신장기능이 감퇴하는 것이 일반적이지만 모든 노인이 그런 것은 아니다. 성인의 1/3은 나이가 들어도 사구체여과율이 감소하지 않는다.

수분대사

노인은 수분조절 능력이 떨어진다

성인 남성은 체중의 60%, 여성은 체중의 50%가 수부이다. 그러나 이 비율이 노인 남성은 50%, 노인 여성은 45%로 감소한다.

체액(body fluid, body water)은 물이라는 용매(solvent)에 여러 용질(solute)이 녹아 있는 용액(solution)이라고 할 수 있다. 총 체액의 2/3는 세

포내액(intracellular fluid)이고, 1/3은 세포외액(extracellular fluid)이다. 세포외액은 다시 혈관내액(intravascular fluid)과 간질액(interstitial fluid)으로 나뉜다.

세포막은 선택적 투과성이 있어서 물은 안팎을 자유롭게 이동하지만 용질은 그렇지 않다. 세포막을 경계로 용질농도가 다를 때 물이 이동하여 두 구획의 용질농도를 동일하게 하려는 현상이 나타나는데, 이를 삼투(滲透, osmosis)라 하고 물이 이동하는 힘을 삼투압(osmotic pressure)이라고 한다. 세포외액의 삼투질농도(osmolarity)는 나트륨농도에 의해 결정되고 세포내액은 칼륨농도에 의해서 결정된다. 세포외액의 나트륨농도(145mmol/L)와 세포내액의 칼륨농도(150mmol/L)는 거의 동일하며 세포내액과 세포외액의 삼투질농도는 같다.

시상하부의 삼투수용체(osmoreceptor)는 혈액의 삼투질농도를 감지하여 수분균형을 조절한다. 삼투수용체는 혈액의 삼투질농도가 상승하면 바소프레신을 분비하여 신장에서 수분의 재흡수를 촉진한다. 바소프레신은 유효순환혈액량에 의해서도 조절된다. 유효순환혈액량(effective circulating volume)이란 조직에 혈액을 공급하는 동맥혈량을 의미하는데, 이것이 감소하면 동맥의 압수용체(baroceptor)를 통해 정보가 뇌간과 시상하부로 전달되어 바소프레신을 분비한다.

수분균형은 나트륨 항상성과 같이 이루어지므로 바소프레신뿐 아니라 알도스테론의 작용도 중요하다. 바소프레신은 수분 재흡수를 촉진하는 반면, 알도스테론은 나트륨과 수분이 동시에 재흡수되도록 한다. 나트륨은 하루에 500g이 여과되었다가 여과된 나트륨의 99%가 재흡수되는데, 최종적으로는 과다 섭취된 분량만큼 소변으로 배설된다. 알도스테론은 저나트륨혈증이나 유효순환혈액량(신장혈류)의 감소가 있을 때 부신피질에서 분비되어 신장에서 나트륨 재흡수를 촉진한다. 나트륨은 재흡수되면서 삼투작용으로 수분도 같이 재흡수 되도록 한다.

세포내액은 항상 일정하기 때문에 총체액량의 결핍이나 과잉은 세포외액의 결핍이나 과잉으로 나타난다. 세포외액은 나트륨이나 수분의 손실이 섭취량을 초과할 때 감소한다. 수분은 피부, 폐, 위장관, 신장을 통해 인체 밖으로 나가는데, 이뇨제 복용, 고혈당에 의한 삼투성 이뇨, 구토나 설사, 과호흡과 과도한 발한 등에 의해 수분 손실이 나타난다.

순수한 수분손실이나 순수한 나트륨손실은 드물며 보통은 두 가지가 같이 결핍된다. 탈수(dehydration)는 엄밀하게는 순수한 수분결핍을 뜻하지만 보통 탈수라고 하면 수분결핍을 포함한 체액량결핍을 의미한다. 노인의 20~30%는 탈수상태(체액량결핍)인데, 수분상실과 나트륨상실의 상대적인 비율에 따라 혈중나트륨농도가 달라진다. 세포외액의 결핍, 특히 유효순환혈액량이 감소하면 인체는 몇 분 이내에 교감신경이 활성화되어 혈관수축과 맥박상승이 나타나고, 몇 시간 이내에 신장에서 나트륨과 수분의 재흡수가 증가한다. 노인은 이런 반응이 저하되어 있어서 조금만 세포외액이 부족해도 유효순환혈액량이 감소하여 기립성저혈압이 자주 나타난다.

체액량 결핍이 세포외액의 결핍을 의미하듯이 체액량 과잉은 세포외액의 과잉을 의미하는데 신장에서 나트륨과 수분이 배출되지 못하는 것이 원인이다. 신장에서 나트륨을 재흡수하는 것은 알도스테론, 수분을 재흡수하는 것은 바소프레신인데, 알도스테론이 증가하면 상대적으로 나트륨저류가 많고 바소프레신이 증가하면 수분저류가 많아진다. 세포외액에서 혈장과 간질액 사이의 수분 이동에 나트륨은 관여하지 않으며, 스탈링(Starling)장력인 모세혈관 안팎의 정수압차(hydrostatic pressure)와 혈장단백에 의한 교질삼투압(colloid osmotic pressure)에 의해 결정된다. 체액량 과잉이 3~4L 이상이면 간질액이 증가하는 부종(浮腫, edema)이 나타난다. 노인에게는 심부전, 저알부민혈증, 정맥질환, 혈압약이나 진통소염제의 부작용 등이 복합적으로 작용하여 부종이 많다.

나트륨 균형

노인의 8%는 저나트륨혈증이다

나트륨(natrium, sodium, Na^+)은 소금(NaCl)의 형태로 섭취된다. 소금은 입안에서 나트륨이온과 염소이온으로 나뉘고 나트륨이온은 미뢰에 작용해 짠맛을 느끼게 한다. 체내에서 염소이온은 나트륨이온과 짝이 되어 작용하며, 신장에서도 나트륨이 재흡수될 때 같이 재흡수된다. 혈청 나트륨 농도를 135~145mmol/L 구간에서 일정하게 유지하는 것은 수분과 전해질 항상성에 중요하다. 그런데 체내 나트륨 보유량은 거의 일정하기 때문에 나트륨 농도는 체액량에 의해 결정된다. 체액량 과잉이면 저나트륨혈증이 생기고 체액량 결핍이면 고나트륨혈증이 생긴다.

노인의 8%, 그리고 요양시설에 입주한 노인의 16%는 혈청 나트륨 농도가 135mmol/L 미만인 저나트륨혈증이 나타난다. 저나트륨증은 대부분 수분과잉이 원인이다. 수분과 나트륨은 같이 움직이기 때문에 수분 단독의 과잉은 드물고 수분저류가 상대적으로 더 많을 때 저나트륨혈증이 생긴다. 원인은 다양한데, 울혈성심부전에 의한 저나트륨혈증은 체액증가와 저나트륨혈증이 같이 발생하는 전형적인 경우이다. 노인은 젊은 성인에 비해 체액량이 감소하면서 저나트륨혈증이 잘 발생하고, 특별한 이유 없이 바소프레신이 증가하여 저나트륨혈증이 발생하는 경우도 많다.

고나트륨혈증은 혈청 나트륨 농도가 145mmol/L 이상인 상태로, 요양시설 노인의 1%가 이에 해당하며 대부분 수분결핍 때문이다. 설사, 구토, 이뇨제 복용, 고혈당으로 인한 삼투성 이뇨, 고열, 과호흡 등과 같은 이유로 체액량이 손실되었을 때 수분섭취가 충분하지 못하면 고나트륨혈증이 발생한다. 노인은 갈증 반응이 저하되어 있는 데다가 신체질환으로 스스로 움직이기가 어려워, 간병인에게 수분섭취를 의존해야 하는 경우 이런 문제가 자주 발생한다.

칼륨 균형

노인은 과일과 야채 섭취가 부족하면 저칼륨혈증이 잘 발생한다

칼륨(kalium, potassium, K^+)은 음식으로 섭취되고 신장으로 배설된다. 칼륨은 사구체를 자유로이 통과하여 여과되었다가 90%는 재흡수되고, 10%가 소변으로 배설된다. 이는 나트륨이 여과량의 1%만 배설되는 것과는 대조적인데, 정상 신장은 나트륨과 수분은 체내로 비축하고 칼륨은 소변으로 배설하려는 경향이 있다. 칼륨도 나트륨처럼 매일 섭취량이 다르더라도 신장에서 소변으로 배출량을 조절해 혈중 농도를 3.5~5.5mmol/L로 일정하게 유지한다. 혈청 칼륨농도가 3.5mmol/L 미만이면 저칼륨혈증이라고 한다.

칼륨은 과일과 야채에 많은데 노인은 음식 섭취가 충분치 못하거나 이뇨제 복용으로 소변 배설 증가, 구토나 설사로 인한 위장관 손실 등이 있을 때 저칼륨혈증이 잘 발생한다. 혈청 칼륨농도가 5.5mmol/L 이상인 고칼륨혈증은 신장질환으로 인한 사구체여과율의 감소로 칼륨 배설이 줄어들 때 잘 발생한다.

배뇨

노인의 배뇨조절장애는 뇌기능 저하가 주요 원인이다

방광에 모인 소변을 배출하는 것을 배뇨(排尿, urination, micturition)라고 하며 이는 하부요로를 구성하는 방광과 요도의 기능이다. 방광(膀胱, urinary bladder)은 점막층, 점막하층, 근육층, 외막의 네 층으로 이뤄져 있다. 배뇨근(排尿筋, detrusor muscle)이라고 부르는 방광 근육은 얇은 근육들이 여러 방향으로 교차하여 마치 코코넛 껍질과 비슷하게 그물처럼 짜인 구조인데, 출구에서는 두꺼워져 내요도괄약근(internal urethral sphincter)을 형성한다. 남성의 요도(尿道, urethra)는 길이가 15~20cm이고 전립선요도, 막요도, 음경요도로 나뉜다. 여성의 요도는 4cm이며 질의 앞에 단단히 부착되어 있다. 남녀 모두 요도가 비뇨생식가로막을 지나는데 이곳에서 외요도괄약근이 요도를 둘러싸고 있다. 남성의 이 부분은 막요도라고 한다. 내요도괄약근은 자율신경의 조절을 받으며 외요도괄약근은 수의적으로 조절된다.

배뇨를 조절하는 중추신경은 대뇌, 교뇌(pons), 척수이다. 대뇌는 배뇨 시기를 결정하는 곳이고, 교뇌는 배뇨근의 수축과 요도괄약근의 이완을 조율한다. 천골신경(薦骨神經, 엉치신경, sacral nerve)은 척수배뇨중추를 이루어 배뇨반사의 중심 역할을 한다. 대뇌, 특히 전두엽은 척수배뇨중추를 억제함으로써 전체적인 배뇨활동의 중추 역할을 한다. 대뇌가 발달하기 전인 영유아는 오줌을 잘 가리지 못하고 3~4세는 되어야 소변을 가릴 수 있다. 반대로 노화와 질병으로 뇌기능이 떨어지면 방광 기능도 영유아 시기로 퇴화한다.

방광은 비어 있을 때는 쭈그러져 있다가 소변이 차는 동안 늘어나고, 요의(尿意)가 있을 때는 배뇨근이 수축하는 동시에 괄약근이 이완되면서 배뇨가 이뤄진다. 내외괄약근에 문제가 있으면 요실금이 생기고, 배뇨근의 문제는 빈뇨나 소변배출장애로 나타난다. 노인은 방광수축력이 감소하므로 배뇨 후 방광의 잔뇨량이 증가한다. 혈관질환으로 방광 허혈이 있으면 방광의 일부가 섬유화되면서 배뇨근이 줄어들고 기능이 악화될 수 있다. 또 항콜린성 약물로 인한 배뇨 부작용도 잘 나타난다.

요실금(尿失禁, urinary incontinence)이란 본인의 의지와 상관없이 자신도 모르게 소변이 나오는 것을 말한다. 성인 남성의 17%, 성인 여성의 38%에게서 나타나고, 시설 입소 노인은 50%가 요실금이 있다. 과민성방광(overactive bladder)은 갑작스럽게 배뇨 욕구가 강하게 일어나 늦출 수 없는 병으로, 요절박이 대표적인 증상이다. 요절박(urinary urgency)이란 강하고 갑작스런 요의를 느끼면서 소변을 참을 수 없는 증상이다. 과민성방광은 성인의 10~20%, 노인의 30~40%에게서 볼 수 있다.

근골격(筋骨格, musculoskeleton)은 인체의 형태와 움직임을 담당하며 근육과 뼈 이외에도 힘줄, 인대, 연골 등이 포함된다. 근육 조직은 골격근, 심근, 평활근 등 3종류가 있는데, 골격근만이 근골격을 구성한다. 근육은 양 끝에서 가늘어져 힘줄을 형성하여 뼈와 연결된다. 팔에 있는 이두근(biceps)이나 삼두근(triceps)처럼 근육의 한쪽 끝에 힘줄이 2~3개 있는 근육들도 있는데 근육은 오로지 수축만 하므로 관절운동은 반대 방향으로 작용하는 근육그룹이 쌍으로 작용하여 이루어진다.

뼈

골량은 30세 이후 감소한다

뼈 조직은 골세포(骨細胞, 뼈세포, osteocyte), 조골세포(造骨細胞, 뼈모세포, osteoblast), 파골세포(破骨細胞, 뼈파괴세포, osteoclast) 등 3종류의 세포와 세포외기질로 구성되는 결합조직이다. 생화학적 성분은 수분 20%, 유기질 35%, 무기질 45%로, 유기질의 대부분은 콜라겐이고 무기질의 대부분은 수산화인산칼슘이다. 조골세포가 콜라겐을 만들어 분비하고 여기에 미네랄이 침착하면 뼈가 된다.

뼈는 수산화인산칼슘[calcium hydroxyapatite, $Ca_{10}(PO_4)_6(OH)_2$]의 결정(crystal)으로 이루어져 있다. 결정은 지름 2~7nm, 길이 5~10nm의 막대 모양으로 결정들이 콜라겐의 망사구조에 퍼져 있어 전체적인 표면적이 넓으며, 합계는 $4 \times 10^5 \, m^2$에 이른다. 결정 표면은 체액과 접촉하고 있어 결정성분과 체액성분은 물질교환이 활발하다. 뼈는 인체 대사에 필요한 미네랄을 저장하는 역할을 하며 체내 칼슘의 99%, 인의 90%, 탄산염의 80%, 마그네슘의 60%, 나트륨의 35%가 뼈에 저장되어 있다.

뼈의 겉과 안은 구조가 달라서 겉은 치밀골이고 내부는 해면골이다. 치밀골(피질골, compact bone)은 조직이 치밀하여 견고하지만 해면골(cancellous bone, spongy bone)은 망사로 된 스펀지같이 생겼다. 해면골을 구성하는 그물구조를 골소주(骨素柱, trabecula)라 하는데, 골소주 사이의 공간은 골수(骨髓, bone marrow)가 된다. 골조직의 80%는 피질골이며, 해면골은 20%이지만 해면골은 부피에 비해 표면적이 커서 대사활동은 주로 해면골에서 이루어진다.

골세포는 뼈를 건강한 상태로 유지시키고, 파골세포는 낡은 뼈를 흡수하며 조골세포는 새로운 뼈를 만든다. 파골세포와 조골세포에 의해 뼈 조직이 교체되는 것을 골재조립(bone remodeling)이라고 한다. 인체의 다른 대사과정과 비교하면 느리지만 파골세포는 매일 0.5g 정도의 칼슘을 함유하는 뼈를 파괴하고 조골세포는 동일한 양의 뼈를 만들기 때문에, 모든 뼈는 7년 주기로 새롭게 교체된다. 성장기에는 조골세포가 파골세포보다 더 활발하지만 조골세포는 노화에 따라 산화스트레스, 텔로미어 단축, 염증반응, DNA 손상 등의 영향으로 활성이 감소하는 반면 파골세포는 활동이 더 활발해지기 때문에 골량(bone mass)이 점차 감소한다.

골량은 골밀도(bone density)와 같은 의미로 사용된다. 골밀도는 미네랄의 양을 측정하여 판단하기 때문에 BMD(bone mineral density)라고 한다. 골량은 20대 후반에 최대가 되었다가 30세 이후 매년 0.1~0.3% 정도로 조금씩 감소하고 여성은 폐경 이후 매년 1~2%씩 급격하게 감소한다. 고령이 되면 남녀 간의 골량 소실률은 비슷해진다. 골밀도를 측정하는 표준검사는 이중에너지 X-선흡수계측법(DXA, dual energy X-ray absorptiometry)이다. 1987년 처음 소개된 DXA는 연조직을 투과하는 저에너지와 골조직을 투과하는 고에너지의 X-선을 이용하여 방사선이 인체를 투과할 때 투과율의 차이를 측정하여 뼈의 밀도를 측정하는 것이다. 골다공증은 요추와 대퇴골 두 군데를 촬영하여 낮은 골밀도를 기준으로 젊은 집단의 평균치와 비교하여 진단한다. 1994년 세계보건기구(WHO)는 골밀도가 T-score[(본인 측정값−젊은 집단 평균값)/표준편차]가 −2.5 이하이면 골다공증(osteoporosis), −1.0과 −2.5 사이이면 골감소증(osteopenia)이라고 정의했다.

골밀도를 측정하는 이유는 골절 위험성을 예측하기 위한 것인데, 골밀도가 낮을수록 골절 위험이 상승한다. 그러나 골밀도와 골절 발생의 상관관계에 대한 자료가 쌓이면서 T−score만으로 골절을 예측하는 것을 보완할 필요성이 생겼다. 골밀도가 높은 것이 반드시 뼈가 강하다는 것을 의미하는 것은 아니기 때문이다. 2000년 미국보건부(NIH)는 골다공증을 "골강도의 약화로 골절의 위험이 증가하는 골격계 질환"이라고 새롭게 정의했다. 골강도(bone strength)는 뼈가 골절에 저항할 수 있는 능력을 말하며 골량과 골질(bone quality)에 의해 결정된다. 골량은 골강도의 60~90%를 결정하므로 가장 중요하고, 골질은 뼈의 크기, 모양, 내부구조, 콜라겐의 질, 석회화 양상 등을 말한다.

해면골이 피질골보다 노화의 영향을 많이 받는다. 나이가 들면 콜라겐 섬유끼리 교차연결이 감소하고 해면골의 그물구조가 얇아지고 끊어져 연결망이 파괴된다. 노화에 따른 육체활동의 감소도 골량과 골강도를 감소시킨다. 골세포는 기계적 자극이 감소하면 골형성을 적게 하기 때문이다.

노인 골절의 위험인자는 골다공증과 낙상이다. 고관절골절 환자의 평균나이는 82세인데, 85세 이상 남성의 12%, 여성의 19%는 고관절골절을 경험하고, 90세 이상으로 한정하면 남성의 20%, 여성의 30%가 고관절골절을 경험한다. 노인에게 고관절골절이 발생하면 수술과 관계없이 남성은 36%, 여성은 18%가 1년 이내에 사망한다. 여성에게 고관절골절이 더 많은 것은 수명이 더 길며, 골다공증이 더 빨리 생기기 때문이다. 낙상뿐만 아니라 물건을 들거나 몸통을 숙일 때와 같이 척추에 압박이 있을 때는 척추골절이 발생하는데, 노인은 특별한 외상병력 없이도 골다공증으로 인한 압박골절이 흔히 발생한다. 척추압박골절은 척추가 으스러져 납작하게 눌러앉는 것으로, 심한 경우 으스러진 뼛조각이 척수신경을 누르게 된다. 손목관절 골절은 넘어지면서 손을 짚을 때 주로 발생하며 손목관절을 이루는 요골 끝이 압축력으로 여러 조각으로 부서진다.

연골

혈관이 없기 때문에 재생되지 않는다

연골(軟骨, cartilage)은 70%가 물이고, 30%는 세포외기질로 구성된다. 세포는 연골세포가 유일하며 신경과 혈관조직이 없어 산소와 영양분은 연골을 싸고 있는 연골막의 모세혈관에서 확산된다. 세포외기질은 콜라겐, 엘라스틴, 글리코사미노글리칸, 프로테오글리칸 등인데, 글리코사미노글리칸의 대부분은 히알루로난이다.

태아와 성장기에는 모든 뼈가 연골에서 만들어지는데, 성장이 끝난 성인은 관절에 접한 뼈끝에만 연골이 조금 붙어 있다. 큰 뼈로 된 관절일수록 연골이 많으며 큰 관절이 아닌데도 연골이 많은 곳은 가슴뼈와 갈비뼈를 연결하는 갈비연골이다.

연골은 유리연골(hyaline cartilage), 탄력연골(elastic cartilage), 섬유연

골(fibrocartilage)의 3종류로 분류한다. 가장 흔한 형태는 유리연골로 관절 표면, 코, 후두, 기관, 기관지, 갈비연골에 분포한다. 탄력연골은 탄력섬유가 많아 유리연골에 비해 잘 휘어지는 특성이 있고, 귓바퀴와 후두덮개에 분포한다. 섬유연골은 치밀결합조직이 많은 연골로 추간판(intervertebral disc)에 분포한다.

걸을 때 무릎관절의 연골에 하중이 전달되면 연골은 힘을 흡수하여 뼈에 고르게 분산하는 역할을 한다. 관절에 가해지는 부하는 관절 주변의 근육과 인대에도 같이 분산되는데, 근육과 인대가 약해지면 하중이 연골에 부가되어 연골이 손상된다. 연골조직은 혈관이 없기 때문에 어린아이를 제외하면 손상된 연골은 완전히 치유되지는 않는다. 나이에 따라 연골을 구성하는 프로테오글리칸 분자들은 노화되고 히알루로난 중합체의 길이도 짧아진다. 콜라겐 숫자가 감소하는 것은 아니지만 콜라겐의 교차결합이 증가하기 때문에 부드러움을 잃고 딱딱해진다. 연골에 있는 콜라겐은 반감기가 117년으로, 손상된 콜라겐이 새로운 것으로 교체되지는 않는다.

추간판은 바깥쪽과 안쪽의 성분이 다르다. 바깥은 치밀결합조직인 섬유륜이고 안쪽은 젤 같은 수핵으로 이루어져 있다. 건조중량 기준으로 섬유륜은 70%가 콜라겐이며 수핵은 20%의 콜라겐과 50%의 프로테오글리칸으로 구성된다.

콜라겐은 나이가 들수록 변성되고 최종당화산물이 많아지며 교차결합이 증가하여 딱딱하게 굳어가고, 수분은 감소한다. 수분이 현저히 감소하면 균열이 생겨 추간판 물질이 밖으로 흘러나오는 추간판 탈출증(hernia of intervertebral disc)이 발생한다. MRI 검사를 해보면 나이가 들수록 추간판탈출이 증가하지만, 노인은 대부분 증상이 없고 30~50세 사이에 증상이 가장 많이 나타난다. 노인은 추간판탈출로 인한 문제보다는 그와 동반되는 퇴행성관절염과 척추협착증이 문제가 된다.

관절

75세 이상 노인의 80%는 골관절염이 있다

관절(關節, joint)은 뼈와 뼈가 맞닿아 연결된 곳을 말하며 인체에는 총 360개의 관절이 있다. 윤활관절(synovial joint)과 고정관절(solid joint)로 나누며, 자유롭게 움직이지 못하는 관절을 모두 고정관절로 분류하는데 관절에 따라 움직임이 제한적으로 있다. 머리뼈는 뼈 22개가 붙어 마치 한 개의 뼈처럼 작동한다. 골반의 천골(엉치뼈)과 골반뼈, 팔의 요골(노뼈)과 척골(자뼈), 다리의 경골(정강뼈)과 비골(종아리뼈)은 인대로 단단히 결합되어 관절의 움직임이 거의 없다. 추간판으로 연결된 척추관절은 움직임이 있기는 하지만 제한적이다. 윤활관절은 자유롭게 움직이는 관절로, 두 뼈가 약간 떨어져 있고 그 사이에 매끈한 윤활액(潤滑液, synovial fluid)으로 채워진 윤활막이 있다. 윤활액은 95%가 물인데 히알루론산과 루브리신(lubricin)이 많아 윤활유처럼 작용한다.

윤활관절은 뼈, 연골, 윤활막, 인대, 힘줄, 주변근육으로 구성된다. 힘줄은 근육과 뼈를 연결하여 근육의 힘을 뼈에 전달하고 인대는 뼈와 뼈를 연결하여 관절을 안정화시킨다. 노인은 힘줄과 인대가 뼈에 붙는 면적이 감소하고, 힘줄이 뼈에 부착하는 부위에 석회화와 미세 파열이 많아 작은 충격에도 쉽게 손상된다. 힘줄과 인대의 변화는 관절운동의 범위를 감소시키고, 감소 정도는 관절마다 다르지만 움직이는 범위가 평균적으로 20~25% 정도 줄어든다.

가장 흔한 관절질환은 골관절염(osteoarthritis)으로, 과거 퇴행성관절염(degenerative arthritis)이라고 불렀던 병이다. 직업을 계속 유지할 수 없을 정도로 신체기능을 심각하게 저하시키며 허혈성심질환에 이어 두 번째로 흔한 질환이다. 골관절염을 진단하는 방사선 검사 기준으로 보면 75세 이상 노인의 80%는 골관절염이다. 초기 변화는 연골에서 나타나는데 연골 표면이 불규칙해지고 균열이 나타나다가 미란이 생기고 연골과 붙어 있는 뼈도 미란과 비후가 발생하며 윤활막에도 염증이 생긴다. 골관절염 환자들은 관절 주변의 근육이 약한 경우가 많으며 무릎 관절염이 있는 사람이 활동하지 못하는 것은 관절통보다는 근육의 약화 때문이다.

연골에는 신경이 없으므로 심하게 손상되더라도 통증이 없다. 골관절염으로 인한 통증은 관절 깊숙한 곳에서 느끼는 것이 보통이며 골관절염이 심한 것과 증상이 비례하는 것은 아니어서, 방사선 검사에서 심한 소견을 보이더라도 증상이 없는 경우도 많다. 골관절염의 관절통은 관절을 사용하면 심해지고 쉬면 좋아지지만, 병이 진행되면 움직임과 관계없이 통증이 생긴다. 사실 골관절염이 있을 때 왜 통증이 생기는지는 아직도 확실히 알지 못한다. 다만 방사선 검사 결과 병변의 정도가 같은 경우에 여자가 남자보다, 직업이 없는 사람이 있는 사람보다, 이혼한 사람이 결혼한 사람보다 증상이 더 심하고, 경제적으로 어려운 환자에게는 친절한 전화 상담이 진통제를 복용하는 것만큼 진통 효과가 있다. 이는 골관절염 환자가 통증을 느끼는 데 사회적·정신적 요소가 중요하다는 것을 의미한다.

골격근

근육은 40세부터 감소한다

골격근은 나이가 들수록 근육을 구성하는 근섬유의 숫자와 크기가 감소하는데, 1형 섬유보다는 2형 섬유 감소가 두드러진다. 근세포 내 미토콘드리아가 감소하고 미오신은 양, 강도, 탄력성이 모두 감소하며 근세포 내, 혹은 근세포 사이에 지방이 증가한다. 근육줄기세포인 근위성세포(myosatellite cell)는 감소하여 근세포가 손상되면 새로운 세포로 교체되지 않고 섬유조직으로 채워진다. 근위성세포는 비만, 고혈당, 고지방산혈증, 노화 등의 상황에서 근세포가 아닌 지방세포로 전환되기도 한다.

노인 근육감소의 중요한 요인은 신체활동 부족으로 여겨졌지만, 그보다는 노화로 증가하는 내장지방 축적, 인슐린저항성, 염증과정을 매개로 발생하는 근감소성 비만이 주요 원인으로 보인다.

근량(muscle mass)과 강도(strength)는 30세 때 최대가 되고 40세 이후부터 감소하는데, 근량은 10년마다 8%씩 감소하고 강도는 10~15%씩 감소한다. 70세 이후에는 속도가 더욱 빨라져 근량은 10년마다

15%씩 감소하며, 강도는 25~40%씩 감소하여 결과적으로 90세에는 근량이 20세의 절반 정도가 된다. 노화에 따라 점진적으로 발생하는 근량의 손실은 남성이 여성보다 더 빠르며, 상지보다는 하지가 더 심하다. 근육이 감소하면 독립적인 생활을 제약하고 낙상과 골절이 증가하여 입원과 사망이 증가하는데 근량보다는 근력의 감소가 더 큰 영향을 미친다.

노화에 의한 근량의 손실을 근감소증(sarcopenia)이라고 한다. 이는 미국 약리학자 로젠버그(I. Rosenberg)가 1989년에 살(flesh)을 의미하는 그리스어 sarx와 손실(loss)을 의미하는 penia를 결합해서 만든 용어이다. 근감소증 개념이 소개된 후 근량에 연구가 집중되었지만 근량의 감소가 근력저하에 미치는 영향은 크지 않다는 주장이 제기되면서 연령에 따른 근력감소(dynapenia)라는 개념이 등장했다. Dyna는 힘(power)을 의미하는 그리스어이다. 근량의 감소만큼이나 근력저하도 중요하다는 사실이 밝혀지면서 2009년 '유럽노인근감소증워킹그룹(EWGSOP, European Working Group on Sarcopenia in Older People)'에서는 근감소증을 골격근량과 근력의 감소로 정의하게 되었다. 2010년 '아시아근감소증워킹그룹(AWGS, Asian Working Group for Sarcopenia)'도 EWGSOP와 동일한 개념을 사용해 아시아인의 관점에서 기준을 만들었다.

근감소증 진단방법은 지난 25년 동안 다양하게 제시되어왔다. 대부분은 근량과 근력, 신체활동능력(physical performance)을 측정하여 진단한다. 근량은 이중에너지 X-선흡수계측법(DXA) 혹은 생체전기저항분석(BIA, bioelectric impedance analysis)으로 평가한다. DXA는 골다공증을 진단하는 방법이기도 한데, 먼저 골량(bone mass), 지방량(fat mass), 제지방량(lean body mass)을 측정한 다음, 팔다리에서 측정한 제지방량을 사지골격근량(ASM, appendicular skeletal muscle mass)으로 간주하고 이를 키(meter)로 보정한 사지골격근지수(ASM/㎡)가 건강한 젊은 남녀의 평균값보다 2표준편차 이하이면 근감소증으로 진단한다. 근력은 보편적으로 악력(grip strength)을 측정하는데, AWGS에서는 연구집단의 하위 20%를 기준으로 남자는 26kg 미만, 여성은 18kg 미만이면 근감소증에 해당하는 근력감소로 본다고 정했다. 신체활동능력은 보행속도로 평가하며 AWGS에서는 6m 보행속도가 0.8m/s 미만일 경우를 진단의 기준점으로 제시했다. 그런데 근감소증 진단은 아직까지 일치된 진단기준이 없어 기준을 어떻게 두는가에 따라 유병률의 차이가 크다.

II부

보이지 않는 세계

늙어감의
화학방정식

의학에서 인체를 직접 대상으로 연구할 수 없는 경우 모델
생물(model organism)을 연구한다. 프랑스의 생화학자 자크 모노(Jacques
Monod, 1910~1976)는 "대장균에게 진실인 것은 코끼리에게도 진실"이
라고 했는데, 이는 현대생물학의 특징을 간단히 정의한 것으로 볼 수
있다. 노화생물학의 경우 효모, 초파리, 꼬마선충, 생쥐 등이 대표적
인 모델생물이다. 사람보다 수명이 짧고 자손이 많아 변수를 제거하
고 연구하기가 좋기 때문이다. 현재 우리가 알고 있는 노화와 수명에
대한 생화학적 지식의 대부분은 이들 모델생물을 연구하여 얻은 것
이다.

진화과정에서 새로운 유전자는 이전에 존재하던 유전자로부터 발
생하며, 유전자의 새로운 기능도 이전 유전자에서 진화한 것인데, 비
슷한 유전자 서열을 가진 유전자들을 homolog(homo=same, logos=rela-

tion)라고 하며 동족체 혹은 상동유전자라고 번역한다. 아버지와 어머니에게서 하나씩 받아 짝을 이루는 염색체인 상동염색체(homologous chromosome)도 같은 개념이다.

종(種, species)이 다른 상동유전자는 ortholog(ortho=correct, logos=relation)라고 하며 동원체 또는 이종상동유전자라고 번역한다. 이종상동유전자는 동일한 조상에서 유래한 유전자로, 동일 단백질을 발현한다. 종이 다른데 상동유전자라고 하면 이종상동유전자를 의미한다.

1990년대부터 지금까지 모델생물 연구를 통해 얻은 노화에 대한 지식을 종합해보면 다음과 같다.

(1) 단일 유전자의 돌연변이가 수명연장 효과를 보인다.

(2) 유전자군 연구를 통해 생물학적 노화경로를 밝힐 수 있다.

(3) 생물학적 노화경로가 수십억 년 떨어져 있는 다양한 종에 보존되어 있다.

(4) 유전조작과 환경조작으로 수명을 연장할 수 있다.

(5) 노화는 노폐물이 쌓인 결과일 수 있지만, 재생능력을 억제하는 유전자의 적극적인 활동일 수 있기 때문에, 노화는 어쩔 수 없는 수동적인 과정이 아니라 스위치를 켜고 끄는 능동적 과정일 수 있다.

효모 ———————————————

유전자의 23%가 인간과 상동유전자

    자기복제가 가능한 물질을 생물 혹은 생명체라고 한다. 현대과학에서 생물은 rRNA 염기서열에 따라 분류하며 최상위 단위로 세균, 고세균, 진핵생물 등 3가지 역(域, domain)으로 나눈다. 세균과 고세균은 모두 원핵생물이지만 고세균의 rRNA 염기서열이 세균보다는 진핵생물에 더 가깝기 때문에 별개의 역으로 구분한다.

    진핵생물은 원생생물, 진균(fungus), 식물, 동물 등 4개의 계(界, kingdom)로 나눈다. 지금은 균이라고 하면 병균이나 세균을 의미하지만 한자 '균(菌)'은 艸(풀 초)와 囷(곳집 균)이 결합한 것으로 습기가 많은 곳에서 자라는 곰팡이를 뜻하는 글자였다. 그러나 19세기에 박테리아(bacteria)가 세균(細菌)으로 번역되면서 균(菌)은 진균(眞菌)으로 불리게 되었다. 그래서 영어로 fungus라고 하는 진균, 균류, 곰팡이 등은 같은 의미이며 mycosis(진균증)은 진균에 감염된 질환을 의미한다.

    진균은 육안으로 관찰되는 집락의 형태에 따라 크림 모양의 집락을 보이는 효모(yeast)와 실 같은 균사(hyphae)로 된 사상균(mold)으로 나눈다. 사상균은 균사를 분지하여 성장하는 다세포생물로, 서로 엉켜 균사체(mycellium)를 형성한다. 야생에서 맨눈으로 보이는 버섯은 두 개체의 균사체가 교배해 만든 자실체(子實體, fruiting body)이다.

    대부분의 균류는 나세포성인데, 자유생활을 하는 단세포성 균류를 효모(yeast)라고 한다. 효모라는 용어는 단일 분류군을 지칭하는 것은 아니고 진화과정에서 형성된 생활양식을 의미한다. 영어 yeast는 거품이라는 의미의 고대영어에서 유래한 단어이며, 발효(醱酵)의 근본이라는 뜻으로 '효모(酵母)'라고 번역되었다.

효모는 지금까지 1,500종이 발견되었다. 실험실에서 사용되는 효모는 사카로미세스 세레비시이(Saccharomyces cerevisiae)이며 프랑스의 과학자 파스퇴르(L. Pasteur, 1822~1895)가 맥주에서 분리해냈던 균이다. Saccharomyces는 그리스어로 설탕(Saccharo)과 곰팡이(myces)가 합해진 말이고, cerevisiae는 맥주라는 의미의 라틴어로, 맥주효모균이라고 번역한다. 효모라고 하면 보통 맥주효모균을 가리키며 빵, 포도주, 에일맥주 등 거의 모든 발효식품에서 볼 수 있는 가장 흔한 균이다.

1996년에 유전체 분석이 완료되어 맥주효모균은 염기서열이 완전히 분석된 최초의 진핵생물이 되었다. 염색체는 16개이고, DNA의 총 길이는 12×10^6bp이며, 6,300개의 유전자를 가지고 있다. 인간과는 23%의 상동유전자를 가지고 있다.

효모는 지름 5~10μm의 공 모양이고 최적 조건인 30~35℃에서 100분이면 숫자가 2배로 증식한다. 즉 한 세대가 100분인 것이다. 효모는 반수체(haploid)와 이배체(diploid)가 공존한다. 염색체가 쌍으로 있는 세포를 이배체라고 하고, 그것의 절반만 가지고 있는 세포는 반수체라고 한다. 반수체 효모는 유전체가 그대로 보존되는 체세포분열(mitosis)의 생활주기를 가지는데, 스트레스 상황에서는 죽는다. 이배체 효모도 평상시에는 체세포분열로 증식하지만 스트레스 상황에서는 감수분열(meiosis)하여 4개의 반수체 포자가 되었다가 나중에 결합(유성생식)하여 이배체가 된다. 효모는 이처럼 무성생식(체세포분열)과 유성생식(반수체끼리의 결합)의 주기를 갖는데, 이배체의 무성생식 기간 동안 축적된 해로운 돌연변이는 감수분열 때 제거되는 유전체 갱신 (genome renewal)을 한다.

효모는 50년 넘게 노화연구의 모델생물이었으며, 2가지 방법으로 연령(나이)을 계산한다. 하나는 세포분열 횟수(복제수명, Replicative Life Span)를 측정하는 것이고 다른 하나는 세포가 분열하지 않는 시간 (Chronological Life Span)을 측정하는 것이다. 두 번째 나이는 역연령(曆年齡)이라고 한다. 달력에 따라 세는 나이라는 의미다. 효모의 평균적인 복제수명은 26회이고, 역연령은 30~35℃의 조건에서 100분이다.

효모는 무성생식 동안에는 출아(budding)로 비대칭적 세포분열을 하기 때문에 모세포와 딸세포의 크기가 다르며, 손상된 세포성분은 모세포에 남고 딸세포는 새로운 세포성분을 가지고 태어난다. 그래서 연속되는 세포분열에서 계속 모세포로 남는 세포는 복제수명이 끝나면 죽는다.

초파리

유전자의 60%가 인간과 상동유전자

실험실에서 사용되는 초파리는 파리목 초파리과에 속하는 노랑초파리(Drosophila melanogaster)이다. 드로소필라(Drosophila)는 그리스어로 '이슬(drosos)을 좋아한다(philos)'는 뜻이고, 멜라노가스터(melanogaster)는 그리스어로 '검은(melas) 배(gaster)'라는 뜻이다. 야생에서 번데기는 동이 트기 전에 날개가 생기는 성체가 되기 때문에 이슬을 사랑한다는 이름이 붙었고, 성체 초파리의 복부에는 검은 줄이 있어서 검은 배라고 명명되었다.

노랑초파리의 몸은 전체적으로 노란색이며 길이는 2~2.5㎜이고 머리, 가슴, 배로 나뉜다. 다리는 6개, 날개는 1쌍이 있다. 썩은 과일, 상한 음식, 신맛이 나는 음식을 좋아하기 때문에 영어로 fruit fly, vinegar fly 등으로 불리고 우리는 초파리라고 번역했다. 동물실험에서 초파리라고 하면 노랑초파리를 말한다.

초파리의 수명은 10~20일이며 인생주기는 유충, 번데기, 성체의 3주기이다. 초파리는 1900년대 초부터 유전학을 연구하는 모델 생물로 사용되었는데, 미국의 유전학자 토마스 모건(Thomas Morgan, 1866~1945)은 초파리 연구를 통해 염색체의 역할을 발견하여 1933년 노벨상을 수상했다.

초파리의 유전체 분석은 2000년 완결되었다. 초파리는 3쌍의 상염색체와 1쌍의 성염색체를 가지고 있으며, DNA 전체 길이는 140만 bp이고 유전자는 16,000개이다. 인간 유전자와는 60%가 상동유전자이다.

꼬마선충

유전자의 60~80%가 인간과 상동유전자

꼬마선충은 선형동물(nematode)이다. 네마토드(nematode)는 그리스어로 실(nematos)과 '-와 같은(-odes)'을 합성한 것인데, 이를 '기다란 선 모양으로 된 동물'이라는 의미의 '선형동물(線型動物)'이라고 번역했다. 기생충인 회충이나 요충도 선형동물이며 꼬마선충은 썩은 식물에서 서식하는 자유생활 동물이다.

꼬마선충의 학명인 카에노랍디티스 엘레간스(Caenorhabditis elegans)는 그리스어의 '최근(caeno)'과 '막대 모양(rhabditis)', 라틴어의 '우아한(elegans)'을 조합한 것이다. 우리말로는 예쁜꼬마선충이라고 번역하고, 꼬마선충이라고도 한다. 길이가 1㎜로 다른 선형동물에 비해 작고, 몸체가 투명해서 그런 이름이 붙었다. 성(sex)은 자웅동체와 수컷 2가지인데, 전체 개체의 대부분은 자웅동체이며 0.1%만이 수컷이다.

일생주기는 수정란으로 태어나 배아, 유충, 성체를 거치며 수명은 3주이다. 유전체의 염기서열분석은 1998년 완결되었고, 염색체 5쌍과 성염색체 1쌍에 1억bp의 DNA를 가지고 있다. 인간 유전자와 60~80%가 상동유전자이다.

꼬마선충은 1,000개의 체세포와 1,000~2,000개의 생식세포를 가지고 있다. 신경세포는 300개인데, 신경세포끼리의 연결망인 커넥톰(connectome, 신경회로 지도)은 2019년에 완성되었다. 꼬마선충은 전체 세포의 숫자와 커넥톰이 밝혀진 유일한 동물이다.

생쥐

유전자의 99%가 인간과 상동유전자

쥐(rat)는 쥐과(Muridae)에 속하는 동물을 총칭하는 것으로

모델생물

설치류(齧齒類, rodent)에 속한다. Rodent는 물어뜯는다는 뜻의 라틴어에서 유래한 말이고, 이를 번역한 것이 '설치(齧齒)'이다. 쥐들은 치아가 평생 자라기 때문에 딱딱한 물건을 갉아먹는 데 적응되어 있다.

실험동물로 많이 사용하는 쥐는 집쥐(Rattus norvegicus)와 생쥐(Mus musculus)이다. 생쥐는 집쥐에게서 유래했는데, 집쥐와 생쥐는 인간과 동일한 척추동물 포유류에 속하며 모델생물 연구에 투자되는 연구비의 80%가 이 두 동물에 집중되어 있다. 20세기 중반에는 주로 흰 집쥐가 사용되었으나 중반 이후에는 생쥐를 많이 이용한다. 생쥐는 40개의 염색체를 가지고 있으며 2002년에 유전체 분석이 완결되었다. 포유류 중에서 유전체가 가장 많이 밝혀진 종으로, 인간 유전자와는 99%가 상동유전자이다.

생쥐는 작은 쥐라는 뜻의 '새앙쥐'를 줄인 말로, 집 주변에 많이 보이는 집쥐보다는 작아서 그런 이름이 붙었다. 집쥐는 머리와 몸통 길이가 28cm 정도이고 생쥐는 9cm 정도인데, 체구가 큰 집쥐는 연구자들의 손가락을 물어 피가 나게 하는 경우도 있다. 집쥐는 시궁쥐라고도 하며 집 주변이나 시궁창에 주로 살기 때문에 붙은 이름이다. 실제로 우리 주변에서 흔히 보는 쥐다.

생쥐의 평균수명은 2년이고 집쥐는 그보다 약간 길다. 과학에서 랫트(rat)라고 하면 집쥐를 말하고 마우스(mouse)라고 하면 생쥐를 말한다.

표준인간

인간을 구성하는 주요 분자는 핵산, 단백질, 당, 인지질

인체의 해부학과 생리학을 기술할 때 표준인(standard man)을 정의할 필요가 있다. 표준인은 실제로 존재하지는 않지만, 인체를 숫자로 이해하기 위해서 다음과 같이 정의한다.

나이	30세
신장	170cm
체중	70kg
체표면적	1.73㎡
근육	체중의 40% (650개, 30kg)
지방	체중의 20% (15kg)
뼈	체중의 15% (206개, 10kg)
수분	체중의 60% (42L)
혈액량	5L

	남자	여자
근육	45%	36%
지방	15%	27%
뼈	15%	12%
나머지	25%	25%

세포 종류	200종
세포 개수	30조 (30×10^{12}) 개
주요 분자	핵산, 단백질, 당, 인지질
DNA 분자 개수	46개
단백질분자 종류	10만 종
지질분자 종류	1,000종
원자 크기	0.1nm
물 분자 크기	0.2nm
포도당 분자 크기	1nm
단백질 분자 크기	10nm
세포 크기	10~30μm

원자(原子, atom)는 핵(nucleus)과 전자(electron)로 구성되고,
핵은 양성자(proton)와 중성자(neutron)로 구성된다. 양성자 개수가 원자
번호가 되는데, 모든 원자에서 양성자와 전자의 숫자는 동일하다.

자연계에 존재하는 원자는 92종이며, 원자의 탄생과 죽음은 별의
탄생과 죽음과 같이 나타나는 현상으로 지구에서는 순환할 뿐이고,
인체를 구성하는 원자 대부분은 1년 안에 새로운 원자로 교체된다.

물질을 구성하는 입자라는 개념으로 고대부터 사용되었던 개념은
원소(元素, element)이다. 현재는 원자의 개념으로 대체되었지만 여전
히 사용되고 있다. 현재는 원소의 개념을 정의하기가 애매하지만 보
통 한 종류의 원자로만 구성된 물질을 지칭할 때 쓴다.

자연계에는 원자번호가 동일한 원소가 많이 존재하는데 이를 동
위원소(同位元素, isotope)라고 한다. 원소가 화학반응에서 어떻게 행동

할지는 전자의 숫자와 배치가 결정하기 때문에 동위원소들의 화학적 성질은 동일하다.

생물과 무생물 모두 동일한 원소로 구성되지만, 일단 생명을 얻으면 원소를 환경에서 선별적으로 추출하기 때문에 원소들의 배합이 다르다. 인체는 60종의 원자로 구성되며 중량 기준으로 산소가 65%이고 탄소가 18%, 수소 10%, 질소 3% 순이다. 산소가 이렇게 많은 것은 인체의 60%가 물이기 때문이다. 물을 제외한 건조중량 기준으로는 탄소가 제일 많다.

산소, 탄소, 수소, 질소의 4대 원소와 칼슘, 인, 칼륨, 황, 나트륨, 염소, 마그네슘 등 7가지 원소를 포함한 11가지 원소가 인체의 99.9%를 차지한다. 11대 원소를 제외한 나머지 원소는 미량 원소라고 부른다. 그중에서 망간, 철, 코발트, 구리, 아연, 셀레늄, 몰리브덴, 요오드 등 8가지는 세포활동에 필수적이다. 그래서 인체를 구성하는 필수원소는 총 19가지이며 그중에서도 가장 핵심적인 원소를 CHONPS, 즉 탄소(Carbon), 수소(Hydrogen), 산소(Oxygen), 질소(Nitrogen), 인(Phosphorus), 황(Sulfur)으로 본다.

수소

노인은 수소이온을 잘 배출하지 못한다

프랑스 화학자 라부아지에(A. Lavoisier, 1743~1794)는 물을 뜨거운 철관에 통과시켜 수소를 얻는 데 성공하고, 수소를 연소하면

물이 생긴다는 사실도 발견했다. 그리고 이 기체의 이름을 그리스어 hydro(물)와 genes(생성)를 결합하여 hydrogen이라고 명명했다. 이를 번역한 것이 수소(水素)이다.

수소는 양성자 1개와 전자 1개로 구성된 원소인데, 전자를 잃으면 수소이온(H^+)이 된다. 수소이온은 양성자와 같은 말이다. 용액에서 수소이온을 방출하는 물질을 산(acid)이라고 하고, 수소이온을 받아들이는 물질은 염기(base)라고 한다.

Acid는 라틴어 acidus(신맛)에서 유래했으며, 염기(鹽基)라고 번역된 base는 염(鹽, salt)을 만들어내는 기초라는 의미이다. 염이란 산과 염기가 반응하여 생긴 이온 화합물을 말하며 일상생활에서 염이라고 하면 대표적으로 염화나트륨을 의미한다. 산은 신맛이 나고 염기는 쓴맛이 난다.

산이나 염기 화합물이 용해된 용액은 산성이나 염기성이 된다. 산이 1차적이라면 염기는 2차적인데, 용액이 얼마나 산성인지는 L당 수소이온(H^+)의 몰농도를 로그값으로 바꾼 pH(산도)로 표현한다. pH는 power Hydrogen의 준말이다. pH=0이 제일 강한 산성이고 pH=14는 제일 강한 염기성이며, 순수한 물은 pH=7로 이를 중성이라고 한다.

수용액이 염기성을 나타내는 물질을 '알칼리(alkali)'라고 한다. 이 말은 아라비아어의 정관사 'al-'과 재(qalii)에서 유래했다. 과거 식물을 태우고 남은 재(ash)를 총칭하는 말이었는데, 가열 후 남는 재는 처음보다는 단단하고 다른 화합물이 만들어질 수 있는 바탕이 되는 물질이라는 의미로 base라고도 했다.

체액은 pH=7.35~7.45의 매우 좁은 범위에서 유지된다. 혈액 중 수소이온이 조금만 변해도 이를 완충(buffer)하는 시스템이 작동한다. 30분 이내에 혈액의 알칼리 성분인 중탄산염(HCO_3^-)의 농도가 변하고, 1시간 이내에 호흡 횟수와 깊이가 변해 혈중 이산화탄소(CO_2) 배출량을 조절한다. 혈중 중탄산염과 호흡은 $H^+ + HCO_3^- \rightleftarrows H_2CO_3 \rightleftarrows H_2O + CO_2$의 반응경로로 조절되는데, 호흡이 깊어지고 빨라지면 혈중 이산화탄소 분압이 낮아지면서 반응이 오른쪽으로 진행되어 수소이온이 감소한다.

인체 대사과정에서 하루에 1mmol/kg의 수소이온(H^+)이 만들어지지만 신장으로 전부 배설된다. 따라서 정상적인 소변의 pH는 5.5 미만을 유지한다. 체내에서 산과 염기가 생성됨에도 불구하고 체액의 pH가 일정하게 유지되는 상태를 산염기평형(acid base balance)이라고 한다. 이를 유지하는 것은 호흡과 신장이며, 이는 인체의 항상성에 가장 중요한 시스템이다. 나이가 들면 신장과 폐의 기능이 떨어지고 이뇨제와 같은 약물은 산염기평형에 영향을 미쳐, 노인은 산염기 불균형이 오기 쉽다. 또 산을 배출하지 못하면 혈중 수소이온이 증가하는 산증(acidosis)도 쉽게 생긴다.

탄소

생명체의 기초가 되는 원소

탄소를 의미하는 carbon이란 말은 라부아지에가 숯을 의미하는 라틴어 carbonem에서 가져와 만든 것이다. 이를 번역한 탄소(炭素)도 목탄(木炭, 숯)이나 석탄(石炭)의 성분이라는 의미다.

물을 제외한 건조중량 기준으로 하면 인체의 절반 이상은 탄소다. 탄소는 가장 바깥쪽 전자껍질에 4개의 전자를 가지고 있어서 4개의 원소와 공유결합을 할 수 있으며 탄소, 수소, 산소, 질소, 인, 황 등과 결합하여 다양한 화합물을 만든다. 탄소는 수소와는 단일결합을 하고 산소, 질소, 황 등과는 이중결합을 하며, 탄소끼리는 단일, 이중, 삼중결합을 할 수 있고 고리를 만들 수도 있다. 탄소는 이처럼 다양한 화합물을 만들 수 있고 탄소끼리 긴 사슬의 고분자도 만들 수 있어 생명체의 기초가 되었다. 지금까지 알려진 수천만 개의 화합물 중 95% 이상이 탄소화합물이다.

생명체의 탄소는 대기권의 이산화탄소(CO_2)에서 유래한다. 무기물에 있는 탄소를 유기물로 바꾸는 것을 탄소고정(carbon fixation)이라고 하는데, 광합성이 대표적인 탄소고정이다. 탄소고정을 할 수 있는 생물을 독립영양생물(autotroph)이라 하고 유기물을 섭취해야만 하는 생물은 종속영양생물(heterotroph)이라고 하며, 동물은 모두 종속영양생물이다. 동물은 산소를 이용해 탄소를 연소시켜 나오는 이산화탄소를 대기로 돌려보낸다.

질소

단백질을 많이 먹는다고 근육이 커지는 것은 아니다

산소를 발견한 라부아지에는 산소를 제외한 공기는 생명과 관련이 없다는 의미로 생명을 의미하는 그리스어 zoion에 부정을 뜻하는 접두사 'a–'를 붙여 azote라고 명명했다. 이것이 한자로 '막힐 질(窒)' 자를 사용해 질소(窒素)라고 번역되었다. 영어 nitrogen은 화약 원료로 사용했던 초석(硝石, 질산칼륨, KNO_3)을 뜻하는 그리스어 nitre와 genes(생성)를 합성한 것이다.

사람을 포함한 동식물은 대기 중의 질소(N_2)를 직접 이용할 수 없고, 유기물의 형태로 된 것만을 이용한다. 질소 분자를 유기물의 질소로 변환하는 것을 질소고정(nitrogen fixation)이라고 하며, 번개와 세균에 의해 이루어진다. 번개는 질소를 산화시켜 질산염(NO_3^-)을 만들고, 콩과식물 뿌리에 공생하는 세균은 질소를 환원시켜 암모니아(NH_4^+)를 만든다. 질소고정으로 만들어진 질산염과 암모니아는 식물에 흡수되어 동물에게 전달된다. 인체는 질소를 단백질의 형태로 섭취하고 요소(urea, CH_4N_2O)의 형태로 배출한다.

인체에서 질소는 대부분 단백질과 핵산염기의 구성성분이 된다. 인체는 단백질과 핵산의 대사과정에서 생기는 아미노산, 퓨린, 피리미딘을 폐기하지 않고 재사용하기는 하지만, 폐기되는 단백질과 핵산을 대체할 정도의 질소는 섭취해야 한다. 건강한 성인은 질소배설량과 섭취량이 동일한 질소평형상태에 있다. 단백질을 많이 섭취한다고 해서 여분의 단백질이 저장되는 것은 아니며 잉여 아미노산의 탄소골격은 탄수화물이나 지방으로 전환되어 축적되고, 질소는 배출된다. 그러므로 단백질을 많이 섭취하는 것만으로는 근육이 커지지 않는다.

성장기에는 질소섭취량이 배설량보다 많다. 이를 양성질소평형(positive nitrogen balance)이라고 한다. 반면 질소배설량이 섭취량보다 많은 것을 음성질소평형(negative nitrogen balance)이라고 하는데 기아상태에서는 음성질소평형이 되고, 이것이 장기간 지속되면 생존할 수 없다.

질소화합물 중 산화질소(NO)와 과산화아질산염(peroxynitrite, ONO_2^-)은 반응성이 높아 활성질소종(RNS, reactive nitrogen species)이라고 한다. 산화질소는 무색의 가스인데, 세포에서 합성되어 1㎜ 이내에서 순간적으로 작용하고 수초 이내에 아질산염(nitrite, NO_2^-)이나 질산염(nitrate, NO_3^-)으로 산화된다. 산화질소는 짝을 이루지 않은 전자를 함유한 자유라디칼로서 라디칼을 표시하는 •을 붙여 •NO라고 표기하기도 한다. 산화질소는 라디칼인 $•O_2^-$와 반응하여 과산화아질산염을 형성할 수 있다. 과산화아질산염(ONO_2^-)은 질산염(NO_3^-)과 원소 구성은 같으나 결합방식이 다른 이성질체(isomer)이고, 라디칼은 아니지만 강력한 산화제이다. 전이금속인 철(Fe)을 함유한 단백질인 헤모글로빈, 미오글로빈, 시토크롬 등을 산화시키고, 아미노산을 공격해서 단백질구조를 변형시키며, 수소이온(H^+)과 반응하여 히드록실(•OH) 라디칼을 형성한다.

산화질소는 아미노산인 아르기닌(arginine)으로부터 산화질소합성효소(NOS, nitric oxide synthase)에 의해 생성된다. 산화질소합성효소에는 내피NOS(eNOS, endothelial NOS), 신경NOS(nNOS, neuronal NOS), 유도 가능한 NOS(iNOS, inducible NOS) 등 3종류가 있다. 혈관내피세포에 있는 내피NOS에 의해 합성된 산화질소는 혈관 항상성에 중요하다. 또 대식세포와 같은 면역세포는 유도 가능한 NOS(iNOS)를 가지고 있어, 미생물과 암세포를 접하면 산화질소를 합성하여 사멸시킨다. 신경NOS는 신경조직과 근육조직에서 산화질소를 합성하며 평활근을 이완시키고 신경계의 신호전달에 관여한다.

산소

강한 에너지의 원천이자 노화의 주범

라부아지에는 물질이 타는 연소과정이 공기의 특정 원소와 반응하는 것이라는 것을 밝히고 이것이 산(酸, acid)의 신맛을 만드는 것이라고 생각해, 산을 뜻하는 그리스어 oxys와 genes를 합해 oxygen이라고 명명했다. 이것이 산소(酸素)로 번역되었다.

산소는 친화력이 강해 거의 모든 원소와 결합한다. 산소가 다른 원소와 결합한 화합물을 모두 산화물(酸化物, oxide)이라고 하며 좁은 의미에서는 산소가 음(-)전하를 띠는 화합물만을 지칭한다. 이산화탄소(CO_2)나 산화철(Fe_2O_3) 같은 분자들이 대표적인 산화물이다.

산화수(oxidation number)란 모든 결합이 이온결합일 때 원자가 갖는 전하수라고 생각할 수 있는 가상의 값으로, 산화상태(oxidation state)를 표시한다. 산화물에서 산소(O^{2-})가 음전하 2를 가지는 것은 전자 2개를 자기 쪽으로 가져오기 때문이다. 따라서 산소의 산화수는 −2이고 상대방 원소는 +2가 된다. 산화수가 +숫자를 가지면 그만큼 산화된 것이고, −숫자는 그만큼 환원된 것이다. 대부분의 산화물을 구성하는 산소의 산화수는 −2이다.

산소 원자 2개가 결합한 화합물을 과산화물(過酸化物, peroxide)이라고 한다. 접미어 'per-'는 많다는 의미이다. 대표적인 과산화물은 과산화수소(H_2O_2)이다. 과산화물에서 산소 원자의 산화수는 −1이다. 과산화물의 산소보다 산화수가 높은 것은 초과산화물(superoxide, hy-peroxide)이 된다. 초과산화물(O_2^-)은 산소분자(O_2)에 전자 1개가 결합한 것으로 산화수는 −1/2이다. 반대로 산소원자의 산화수가 −2보다 낮은 화합물은 아산화물(亞酸化物, suboxide)이라고 한다.

공기 중에 산소가 지금처럼 많아진 것은 25억 년 전 번성했던 시아노박테리아(cyanobacteria)가 산소를 생산하면서부터이다. 이후 산소를 이용하는 호기성 생물들이 산소로부터 강한 에너지를 얻어 생존 경쟁에 승리했다. 산소를 사용하지 못하는 혐기성 생명체는 산소가 없는 곳인 동물의 내장, 땅속, 깊은 바다로 숨어들게 되었고, 산소호흡을 하는 생명체는 산소의 강한 활성으로 인한 손상을 받게 되었다.

활성산소(reactive oxygen)는 화학적으로 반응성이 큰 산소 원자를 포함하는 분자들인데, 대부분 초과산화물(superoxide)에서 유래한다. 초과산화물은 라디칼을 표시하는 •를 붙여 •O_2^-로 표기한다. 미토콘드리아의 호흡사슬로 전달되는 전자와 호흡사슬을 통과하는 전자의 비율이 맞지 않을 때 전자가 호흡사슬을 모두 마치기 전에 산소와 결합하여 $O_2 + e^- \rightarrow •O_2^-$ 반응으로 초과산화물이 생성된다. 미토콘드리아에서 산화적 인산화 과정이 활발할 때 호흡에 사용되는 산소의 0.1~4% 정도가 초과산화물이 된다.

초과산화물은 생성되자마자 초과산화물불균화효소(SOD, superoxide dismutase)에 의해 $2H^+ + 2 \cdot O_2^- \rightarrow H_2O_2 + O_2$ 반응으로 산소와 과산화수소로 바뀐다. 산화수가 $-1/2$인 초과산화물의 산소 2개 중 하나는 산화수가 -1인 과산화수소의 산소로 환원되고, 다른 하나는 산화수가 0인 산소분자로 산화되는 반응이 동시에 일어나기 때문에 이를 불균화 반응이라고 부른다.

과산화수소(H_2O_2)는 물에 녹은 철이 있을 때 철로부터 전자를 받아 펜톤반응(Fenton reaction), $H_2O_2 + Fe^{2+} \rightarrow OH^- + \cdot OH + Fe^{3+}$으로 히드록시라디칼(hydroxy radical, $\cdot OH$)이 된다. 히드록시라디칼은 생체분자 중 가장 반응성이 높은 분자여서 어떤 분자든 접촉하면 즉시 전자를 빼앗아 그 분자를 라디칼로 만들고 연쇄반응을 불러온다. 손상은 단백질, DNA, 세포막의 인지질 등을 공격해서 나타나며, 장기적인 효과는 DNA 손상을 통해 나타난다. 반면 과산화수소는 히드록시라디칼만큼 반응성이 높지 않고 느리다. 따라서 상대적으로 긴 시간 동안 존재하며 핵까지 이동할 시간이 있어서 DNA에 작용할 기회가 많고, 실제적인 손상을 많이 유발한다.

낮은 농도의 활성산소는 세포증식과 분화 등 세포의 기능에 필요하다. 평상시에는 보통 미토콘드리아의 산소호흡에서 부산물로 만들어지는데, 호중구와 대식세포가 미생물을 포식할 때는 급격히 만들어지기도 한다. 활성화된 대식세포는 초과산화물($\cdot O_2^-$), 산화질소($\cdot NO$), 과산화아질산염(peroxynitrite, ONO_2^-)을 생산하여 병원체를 공격한다.

초과산화물, 과산화수소, 히드록시라디칼 등은 활성이 높아 활성산소종(ROS, reactive oxygen species)이라고 하며 활성질소종(RNS, reactive nitrogen species)인 산화질소(NO)와 과산화아질산염(ONO_2^-)과 종종 함께 작용하기 때문에 같이 묶어 활성산소질소종(RONS, reactive oxygen and nitrogen species)이라고 한다. RONS는 모든 호기성세포에서 만들어지며 에너지대사, 면역방어, 신호전달 등에 관여한다.

활성산소는 형성되어 매우 짧은 시간 동안 작용하고 항산화(antioxidant) 시스템에 의해 제거된다. 오염물질, 방사선, 담배 등과 같이 외부에서 유입되는 활성산소도 항산화시스템에 의해 제거된다. 항산화체계는 초과산화물불균화효소(SOD), 카탈라아제(catalase), 글루타티온과산화효소(glutathione peroxidase) 등으로 구성되며, SOD가 초과산화물을 과산화수소로 전환시키면 카탈라아제와 글루타티온과산화효소가 과산화수소를 물로 전환시킨다.

소독약으로 쓰이는 과산화수소는 공기 중에서 열을 발산하면서 $2H_2O_2 \rightarrow 2H_2O + O_2$ 반응으로 물과 산소로 변하는데, 체내에서는 카탈라아제에 의해 동일한 반응으로 처리된다. 글루타티온과산화효소는 글루타티온(GSH)을 GSSG로 산화하면서 $H_2O_2 + 2H^+ + 2e^- \rightarrow 2H_2O$ 반응으로 과산화수소를 제거한다. 이렇게 처리되지 못한 과산화수소는 히드록시라디칼이 된다.

세포 내 활성산소 물질이 생성과 분해 과정의 불균형 때문에 일시적, 또는 지속적으로 과다하게 많아지는 상태를 산화스트레스(oxidative stress)라고 한다. 활성산소가 증가하면 DNA나 지질과 반응하여 손상을 입힌다. 특히 히드록시라디칼은 독성이 강해 DNA와 반응하여 DNA부가물(DNA adduct)을 형성하거나, 지질을 산화시켜 지질과산화물(lipid peroxide)을 생성하여 세포괴사(necrosis)를 유발한다. 신경계, 내분비계, 면역계 등 조절시스템이 만성적인 산화스트레스에 민감하고 노화 관련 질환인 심혈관질환, 만성폐쇄성폐질환, 만성신장질환, 암, 퇴행성신경질환인 파킨슨병과 알츠하이머병 등과 관련된다.

인

단백질의 비정상적 인산화는 노화를 유발한다

독일의 연금술사 헤니히 브란트(Hennig Brand, 1630~1710)는 소변이 노란색이어서 금이 있을 것으로 추정하고 소변에서 금을 추출하려 했다. 소변을 끓여 남은 찌꺼기를 높은 온도로 가열해서 나오는 연기를 모아 농축시켰더니 초록빛 용액이 나왔다. 이것은 나중에 phosphorus라고 명명되었다. 그리스어로 금성을 뜻하는 빛(phos)을 가져오는 것(phoros)이라는 의미이다. 새벽에 금성이 나타나면 곧 태양이 떠오르기 때문이다. 이것이 도깨비불을 의미하는 한자 인(燐)으로 번역되었다.

인의 산화물을 산화인(酸化燐, phosphorus oxide)이라고 하며 아산화인(P_2O), 삼산화인(P_2O_3), 사산화인(P_2O_4), 오산화인(P_2O_5) 등이 있다. 오산화인은 P_2O_5라는 실험식으로 표기하지만 실제 분자식은 P_4O_{10}이며, 가수분해 반응으로 인산(燐酸, phosphoric acid)이 된다. 인산의 가장 단순한 형태는 오르토인산(orthophosphoric acid, H_3PO_4)인데, 인산 2분자가 축합되면 피로인산(pyrophosphoric acid, $H_4P_2O_7$)이 된다. 인산(H_3PO_4)은 3개의 수소가 모두 수소이온으로 떨어져나갈 수 있는 산이다. 수소 3개가 모두 분리되면 인산염(phosphate, PO_4^{3-})이라고 한다.

인산은 생체분자와 결합하여 인지질, 핵산, ATP와 같은 유기인산염(organic phosphate)을 구성한다. AMP(adenosine monophosphate)는 아데노신과 인산 1분자가 에스터결합한 뉴클레오티드이다. AMP에 인산염(PO_4^{3-})이 결합하면 ADP(adenosine diphosphate)가 되고, 피로인산염($P_2O_7^{4-}$)이 결합하면 ATP(adenosine triphosphate)가 된다. 생체분자와 에스터결합을 하지 않는 인산염(PO_4^{3-})은 무기인산염(inorganic phosphate)으로 Pi로 표기하며, 피로인산염($P_2O_7^{4-}$)은 PPi라고 표기한다.

인체 내 인(phosphorus)은 600g 정도가 있는데, 85%는 뼈와 치아에 수산화인회석[水酸化燐灰石, hydroxyapatite, $Ca_{10}(PO_4)_6(OH)_2$] 형태로 있고, 15%는 유기인산염(organic phosphate)으로 존재한다. 혈액에는 무기인산염(inorganic phosphate, P_i)의 형태로 소량 존재하는데 체액의 정상 pH에서 인산염은 HPO_4^{2-}, $H_2PO_4^-$의 2가지 형태가 4:1의 비율로 존재하면서 체액에서 산을 중화하는 완충제 역할을 한다.

인산염인 인산기(PO_4^{3-})는 단백질에 결합하는 작용기 중에서 가장 작고 음전하를 가지고 있어 단백질의 구조를 미세하게 조정하여 단백질을 활성화하거나 억제할 수 있다. 그래서 단백질의 활성화는 인산화에 의해 이루어지는 경우가 많으며, 인산기를 붙이는 효소의 이름도 움직임을 의미하는 그리스어 kinein에 효소를 의미하는 접미어 '-ase'를 붙여 키나아제(kinase)라고 한다. 우리말로는 인산화효소라고 번역한다. 모든 단백질의 30%가량은 인산화효소에 의해 활성상태가 변형되기 때문에 단백질인산화효소(protein kinase)는 세포 내 신호전달의 주요 경로가 된다. 또 단백질의 비정상적인 인산화는 여러 노화 관련 질환에 중요한 역할을 한다.

황

노화 관련 질환을 유발하는 산화형 글루타티온

순수한 황(sulfur)은 냄새가 없지만 공기 중의 수분과 반응하면 황화수소(H_2S)가 생성되면서 냄새를 풍긴다. 황화수소의 냄새는 썩은 달걀 냄새와 비슷한데, 화산이나 광천수에서 생성되거나 또는 하수구처럼 산소가 부족한 장소에서 유기물이 미생물에 의해 분해될 때 생성된다. 인체에서는 입 냄새의 원인이 되기도 한다.

황(黃)이란 원소의 색깔을 나타내고, 유황(硫黃)은 흐르는 황색 돌이라는 뜻이다. Sulfur는 불의 근원을 뜻하는 라틴어 sulphurium에서 왔다. 고대 그리스에서는 역병을 치료하는 데 황을 사용했는데, 오직 신만이 황을 보낼 수 있다고 믿었기 때문에 신성(神性)이라는 의미로 thion이라고 불렀다. 그래서 황화수소기(-SH)를 티올기(thiol group)라고 명명하게 되었다.

대부분의 무기질이 체내에서 1차적으로 이온 상태로 작용하는 것과 달리, 황은 대부분 아미노산이나 비타민의 구성성분으로 존재한다. 또 일부는 황산염(sulfate, SO_4^{2-}) 이온으로 존재하면서 산염기평형에 관여한다.

황을 포함한 아미노산은 메티오닌(methionine)과 시스테인(cysteine)이 있고 시스테인은 서로 S-S결합을 하여 이합체인 시스틴(cystine)을 만든다. S-S공유결합은 단백질 접힘에 중요한 역할을 하는데, 펩티드사슬을 구성하는 시스테인의 티올기 사이에 이황화결합(disulfide bond)이 생기면 펩티드사슬이 가교결합(cross-linking)으로 묶이기 때문에 단백질의 3차원 구조가 한층 더 견고해진다.

글루타티온(glutathione, GSH)은 글루탐산, 시스테인, 글리신 등 3개의 아미노산이 결합한 트리펩티드(tripeptide)이며, 글루탐산의 'gluta-'와 황을 의미하는 '-thione'이 결합된 이름이다. GSH는 Glutathione SH를 의미한다. 글루타티온(GSH)은 과산화수소 같은 강한 산화제가 있을 때 산화되면서 이황화결합을 형성하여 세포손상을 방지하며, 환원형(GSH)과 산화형(GSSG)으로 존재한다. 세포 내에서 산화형과 환원형의 비율은 세포 산화스트레스의 척도가 되며, 산화형의 증가는 산화스트레스 정도를 반영한다. 건강한 세포에서는 90% 이상이 환원형인데, 나이가 들수록 환원형은 감소하고 산화형은 증가하여 알츠하이머치매, 파킨슨병, 뇌졸중과 같은 퇴행성신경질환을 유발한다.

칼슘

노화로 뼈 이외의 여러 조직에 침착된다

칼슘(calcium)은 인체를 구성하는 미네랄 중에서는 제일 많으며, 마그네슘(Mg)과 함께 알칼리 토금속(alkaline earth metals)에 속한다. 이들 원소는 전자껍질 최외각에 존재하는 2개의 전자를 잃고 +2의 전하를 가진 양이온으로 되려는 경향이 있고, 체내에서도 이온의 형태로 생리적 기능을 한다.

체내에 있는 칼슘의 99%는 뼈와 치아에 수산화인회석[$Ca_{10}(PO_4)_6(OH)_2$]의 형태로 존재하고 나머지 1%가 근육조직과 세포외액에 있다. 칼슘은 인체를 구성하는 다른 원소들보다 핵이 무거워 X-선을 많이 흡수하기 때문에 X-선을 촬영하면 뼈가 잘 보인다. 혈액이나 체액에 있는 칼슘은 절반 정도가 Ca^{2+} 이온 형태로 존재하는데, Ca^{2+}이 결합하는 수백 가지의 단백질들은 호르몬분비, 신경전달, 근육의 수축과 이완, 혈액응고 등의 생리기능에 관여한다.

칼슘은 신장, 간, 위장관, 피부 등을 통해 소량씩 배설된다. 다른 미네랄과 마찬가지로 체내에서 합성되는 것은 아니기 때문에 음식으로 섭취해야만 한다. 성인은 칼슘 섭취량의 20~40%가 소장에서 흡수되는데 골격발달이 많은 성장기 어린이의 경우 소장 흡수율이 75%까지 증가하고 임신 중에도 증가하지만 폐경기 여성은 20% 정도까지 떨어지고 노인은 점차 흡수율이 저하된다.

혈액의 칼슘 농도는 부갑상선호르몬과 비타민D에 의해서 조절되고 혈중 칼슘(Ca^{2+})이 많아지면 인산염(PO_4^{3-})과 결합하여 뼈에 저장된다. 이를 석회화(石灰化, calcification)라고 한다. 반대로 혈중 칼슘이 부족하면 뼈에 있는 칼슘이 혈액으로 유출된다. 이를 골흡수(骨吸收, bone resorption)라고 한다. 석회화란 말 자체는 칼슘이 침착되는 현상으로 정상적으로 뼈가 만들어지는 과정이지만, 나이가 들수록 뼈가 아닌 다른 조직에도 침착되는 경우가 많아진다.

　병적인 석회화는 세포손상과 염증을 유발하고 조직을 딱딱하게 하여 유연성을 파괴한다. 보통 석회화라고 하면 병적인 석회화를 의미한다. 혈중 칼슘농도가 비정상적으로 상승하는 경우 폐포, 신세뇨관, 혈관, 위점막 등에 석회화가 자주 나타나지만 이것이 조직의 기능장애를 유발하는 경우는 드물다. 조직의 기능을 저하시키는 병적인 석회화는 혈중 칼슘농도나 섭취하는 칼슘 양과는 관계없이 염증과 노화 때문에 발생하는데 동맥, 심장판막, 뇌, 관절, 인대, 유방, 근육, 지방, 신장, 방광, 담낭 등에 잘 생긴다. 염증으로 조직이 괴사된 곳에 칼슘이 침착하는 현상은 결핵이 대표적이고, 심장판막에 염증이 생겼을 때도 칼슘이 침착되어 판막을 더욱 파괴한다. 혈액순환장애로 인한 경색이나 출혈된 곳에도 석회화가 잘 생긴다.

　혈관 석회화는 혈관의 탄력성을 떨어뜨리고 수축기혈압을 증가시키며 당뇨병, 죽상경화증, 만성신질환 등이 있을 때 잘 나타난다. 내막과 중막에서 나타나는데, 죽상경화증에서는 내막이 석회화되고, 노화로 인한 동맥경화증에서는 중막이 석회화된다. 혈관 석회화는 조골세포가 뼈를 형성하는 것과 유사한데, 중막의 평활근세포가 조골세포와 유사한 세포로 변형되어 석회화를 유발하고 내피세포와 외막의 근섬유모세포(myofibroblast)도 조골세포 유사세포로 변하여 석회화를 유발한다.

　신장결석의 80%는 칼슘이 주성분인데, 칼슘을 많이 섭취한다든지 혈중 칼슘 수치와는 관계없고 소변으로 칼슘과 옥살산(oxalic acid) 배출이 많을 때 발생한다.

철

철이 부족하면 인지기능 저하가 빈혈보다 먼저 나타난다

철(iron)의 화학기호 Fe는 철을 의미하는 라틴어 ferrum에서 유래했다. 자연에서 철은 대부분 산화수 +2와 +3의 산화 화합물로 존재하며 산화수가 +2인 화합물을 제1철(ferrous)화합물, 산화수가 +3인 화합물을 제2철(ferric)화합물이라고 한다.

철은 체내에 남성은 4g, 여성은 2.5g 존재한다. 80%는 헴(heme) 단백질인 헤모글로빈, 미오글로빈, 시토크롬을 구성하고 20%는 간, 비장, 골수에 페리틴(ferritin) 형태로 저장되어 있다. 수용액에 존재하는 환원철(ferrous iron, Fe^{2+})과 산화철(ferric iron, Fe^{3+})은 전자를 서로 주고받으면서 서로 쉽게 전환되기 때문에 산화환원반응의 촉매 역할을 하고, 과산화수소와 펜톤반응(Fenton reaction, $H_2O_2+Fe^{2+} \rightarrow OH^- + \cdot OH+Fe^{3+}$)으로 히드록시라디칼($\cdot OH$)을 형성하여 조직을 손상시키기도 한다.

혈액 1cc에는 철이 0.5mg 들어 있다. 섭취된 철은 대부분 그대로 보존되기 때문에, 소장점막세포가 탈락되어 대변으로 소량 배출되는 것을 제외하면 가임기가 아닌 여성이나 남성의 체내에서는 철이 잘 보존된다. 따라서 철분 결핍이 있다면 출혈과 같은 비정상적인 손실이 있다는 것을 의미하며, 월경량이 많은 여성은 철분이 결핍되기 쉽다. 철은 여성이 남성보다 섭취 요구량이 높은 유일한 영양소이다.

노인은 체내 철 보유량이 부족해지면 인지기능과 면역기능이 저하되고, 철이 완전히 고갈되는 마지막 단계에는 빈혈이 나타난다. 철은 결핍과 과잉 시 모두 예민하게 조직 손상을 초래하는데, 철이 과잉이면 췌장, 혈관, 뇌 등에 축적되어 당뇨병, 죽상경화증, 뇌졸중, 퇴행성신경질환의 원인이 된다.

원자

유기체(有機體)란 용어는 일상적으로는 여러 부품이 하나의 기계같이 작동한다는 의미로 사용되지만 본래는 생명체(生命體)라는 의미이다. 유기체라고 번역된 영어 organism은 스스로를 조직하는 존재(self-organizing being)라는 의미로 18세기부터 사용되기 시작했다. 유기체를 구성하는 물질을 유기물(有機物)이라고 하고, 반대 개념인 무기물(無機物)은 생물을 제외한 광물(鑛物, mineral) 등을 지칭한다.

근대 이전까지 사람들은 유기물과 무기물의 차이를 생기론(生氣論, vitalism)으로 설명했다. 가장 원시적인 생기론은 애니미즘(animism)이다. 아리스토텔레스는 식물, 동물, 인간에 각각 특유의 프시케(psyche, 혼)가 있다는 개념으로 생물의 기능을 설명했고, 17세기에 데카르트는 동식물과 인간의 육체는 물질이라고 하면서 혼(魂)을 인간 정신으로만 한정시켰다. 이는 모두 생기론적인 사유이다.

19세기 초까지 과학자들은 유기물은 일종의 생명의 기운을 가지고 있으므로 오직 생명체에서만 생성될 수 있다고 믿었다. 생기론적인 믿음의 연장이다. 그런데 1828년 독일의 화학자 뷜러(Friedrich Wöhler, 1800~1882)가 실험실에서 암모니아와 이산화탄소로 요소(urea)를 합성했다. 요소는 포유류, 양서류, 연골어류 등에서 단백질 대사 산물이 배출되는 유기물인데, 이것이 실험실에서 합성됨으로써 유기물과 무기물의 구분이 모호해졌다.

현재는 유기물을 탄소를 함유한 화합물로 정의하고, 무기물은 유기물을 제외한 화합물로 정의한다. 그러나 탄소를 함유해도 일산화탄소(CO), 이산화탄소(CO_2), 탄산(H_2CO_3)과 같이 간단한 탄소화합물은 무기물로 분류한다. 또한 유기물과 무기물의 구분이 엄밀한 것은 아니며, 큰 의미도 없다.

생체분자 ———————————————
노화에 따른 변화는 고분자에서 나타난다

물질(物質, matter) 중 열(heat)과 같은 물리적인 처리를 하더라도 더 이상 분리되지 않는 물질을 순물질(pure substance)이라고 한다. 물(water)은 순물질인데, 전기분해하면 수소와 산소로 분리된다. 순물질 중에서 물과 같이 화학적 방법으로 분리되는 것을 화합물(化合物, compound)이라 하고, 화합물을 구성하는 물질은 원소(元素, element)라고 한다.

유기화학이라는 학문은 1800년대에 화학자들이 생명체를 구성하는 화합물을 연구하면서 시작되었다. 생명체를 의미하는 organism을 가져와 organic chemistry(유기화학)라고 명명했다. 유기물이 실험실에서 합성된다는 것이 밝혀지면서 유기물과 무기물의 경계가 모호해지자, 유기물은 탄소로 구성된 물질로 재규정되었다. 유기화학 역시 탄소화합물에 대한 연구학문이 되었다. 그런데 탄소 화학에 대한 지식이 늘어가면서 생명체와 관련 없는 탄소화합물도 많이 발견되었고, 이후 생명과 과련된 화학만을 다루는 생화학(biochemistry)이 유기화학에서 분리되었다.

물질의 고유 정체성을 유지하면서 물질 구성의 최소단위가 되는 것을 분자(分子, molecule)라고 한다. 생명체를 구성하는 원소들도 대부분 분자로 존재하기 때문에 생체분자(生體分子, biomolecule) 또는 생분자라고 한다. 분자 차원에서 정의하면, 생명은 여러 분자집단이 함께 작용하여 복제하는 단위라고 할 수 있다. 복제는 분자 하나로는 불가능하고 분자들의 집단적인 협력에 의해서만 가능하기 때문이다.

원자의 무게를 원자량이라고 하듯이 분자의 무게를 분자량이라 하며, 분자를 구성하는 원자들의 원자량을 합하면 분자량이 된다. 분자량도 원자질량 단위인 달톤(Da, dalton)을 사용한다. 분자량이 900Da보다 작고 크기가 1nm 정도인 생체분자는 저분자(低分子, small molecule)라고 하고, 분자량이 1만 이상인 분자를 고분자(高分子, macro molecule)라고 한다. 단백질, 당질, 지질, 핵산 등 생체분자의 대부분은 모두 고분자이다. 또 저분자라고 하더라도 고분자를 구성하는 단위체가 되기 때문에 저분자들도 아미노산, 포도당, 지방산, 뉴클레오티드 등 4가지 부류가 대부분이다. 생체분자 중 가장 큰 분자는 염색체 1번으로 분자량 1.8×10^{11}Da, 길이 8.5cm이고, 제일 작은 것은 분자량 18Da, 지름 0.2nm의 물 분자이다.

생체고분자는 대부분 중합체이다. 중합체(重合體, polymer)란 단위체 (monomer)들이 공유결합으로 연결된 분자로, 동일한 구조가 길게 반복된 구조물을 말한다. 지질분자는 분자량이 750~1,500 정도로 작아 고분자에 해당되지 않지만, 분자들끼리 비공유 결합으로 큰 구조를 만들기 때문에 지질도 중합체로 간주한다.

중합체의 기능을 결정하는 것은 중합체의 구조이다. 보통 물질은 녹는점을 기준으로 고체와 액체 상태로 구분되는데, 고분자는 특정 온도 구간에서는 점성과 탄성을 가지는 고무 형태로 존재하면서 기능한다. 저분자나 단위체들은 노화에 따른 변화가 없지만 고분자는 구조가 변하고, 따라서 기능변화가 나타난다.

화학결합
유기물은 공유결합으로 만들어진다

유기화합물은 공유결합으로 만들어진다. 공유결합(共有結合, covalent bond)이란 원자들끼리 전자를 공유하는 결합인데, 전자쌍 하나를 공유하면 단일결합, 두 쌍을 공유하면 이중결합, 세 쌍을 공유하면 삼중결합이라고 한다. 결합의 수는 C−C, C=C, C≡C처럼 선의 개수로 표현한다.

공유결합을 하는 두 원소가 동일하면 전자쌍을 동등하게 공유하지만, 다르면 전자를 끌어당기는 힘이 달라 전자가 어느 한쪽으로 치우치게 된다. 원자가 공유전자를 당기는 힘은 전기음성도(electronegativity)로 표현한다. 미국 화학자 폴링(L. Pauling, 1901~1994)이 전기음성도가 가장 큰 불소(F)에 4.0 값을 배정하고 상대적인 척도를 개발했는데, 인체의 구성 원소 중 전기음성도가 가장 큰 것은 산소(3.5)이며, 질소(3.0), 탄소(2.5), 수소(2.2) 순이고, 미네랄은 칼슘(1.0), 나트륨(0.9), 칼륨(0.8)의 순서이다.

분자를 구성하는 원자의 전기음성도 차이가 2.0보다 크면 전자가 한쪽으로 완전히 이동해서 공유결합이 아닌 이온결합(ionic bond)을 한다. 염화나트륨(NaCl)은 전기음성도가 0.9인 나트륨(Na)과 3.2인 염소(Cl)의 이온결합 물질이다. 이온결합은 반대 전하를 띤 이온 사이에 형성되어 염(鹽, salt)이라는 고체화합물을 만든다.

이온이란 원자가 전자를 잃거나 얻어 형성되는 전하를 띤 입자이다. 양전하를 띠면 양이온(cation), 음전하를 띠면 음이온(anion)이라고 한다. 영국의 화학물리학자 패러데이(M. Faraday, 1791~1867)가 전기분해를 설명하면서 이온이란 개념을 처음 사용했는데, 한 전극에서 용액으로 녹아 들어간 금속이 용액에서 다른 전극으로 이동하는 현상을 확인하고 그리스어로 '가고 있다(going)'는 의미로 이온(ion)이라고 했다.

일반적으로 유기물은 공유결합으로 만들어지고 무기물은 이온결합을 한다. 인체에 있는 대표적인 무기물은 수산화인회석 $[Ca_{10}(PO_4)_6(OH)_2]$이며, 이온결합으로 뼈에 존재하다가 혈장에 녹아나

올 때는 칼슘이온(Ca^{2+})과 수소인산이온(HPO_4^{2-})이 된다. 혈장에서 이온들은 물에 녹아 있는 작은 자석과 같아서, 같은 전하의 이온끼리는 밀쳐내고 반대 전하를 띠면 서로 끌어당긴다. 그래서 전기를 통하게 하는 전해질(電解質, electrolyte)이 된다. 인체의 주요 전해질은 나트륨(Na^+), 칼륨(K^+), 염소(Cl^-), 칼슘(Ca^{2+}), 마그네슘(Mg^{2+}), 수소인산(HPO_4^{2-}), 중탄산(HCO_3^-) 등이고, 체액에 있는 모든 이온은 전해질이다.

이온결합이나 공유결합과 같은 화학결합(chemical bond)은 분자의 모양과 성질을 결정하는 분자 내부의 힘(intramolecular force)이다. 물질의 물리적 성질은 분자 간 힘에 의해 결정되는데, 화학결합의 종류에 의해 결정된다. 특히 공유결합이 극성(polar)인지 비극성(non-polar)인지가 중요하다. 공유결합 원자의 전기음성도 차이가 크면 큰 만큼 전자가 한쪽으로 치우친다. 이를 극성 공유결합이라고 한다. 전기음성도 차이가 0.5~2.0의 구간이면 전자가 한쪽으로 쏠리는 극성 공유결합을 하고, 0.5보다 작으면 전자가 가운데 머무는 비극성 공유결합을 한다.

물(H_2O)분자는 산소와 수소의 전기음성도 차이가 1.3으로, 산소는 음(-)전하를 띠고 수소는 양(+)전하를 띠는 극성 공유결합 화합물이다. 그래서 H_2O의 산소는 주변 H_2O의 수소와 정전기적 인력이 생겨 붙게 된다. 이 인력은 수소결합(hydrogen bond)이라는 특별한 이름이 주어질 정도로 강하다. 수소결합은 결합(bond)이라는 이름이 붙었지만 전자를 공유하는 화학결합은 아니고, 수소를 포함한 모든 화합물이 수소결합의 힘이 있는 것도 아니다. 수소가 질소나 산소와 같이 작고 전기음성도가 매우 큰 원자와 결합된 상태에서만 다른 분자에 있는 질소나 산소 원자에 강하게 끌린다.

탄소와 수소의 전기음성도 차이는 0.3이며 C−H결합은 비극성 공유결합을 한다. 따라서 탄소와 수소로만 구성된 탄화수소(hydrocarbon)는 비극성 물질이다. 물에서 비극성 분자는 극성인 물과 멀어지려는 힘이 작용해 자기들끼리 뭉치는데, 이를 소수성(疏水性, hydrophobic)이라 한다. 지질과 물이 분리되는 현상이 대표적인 예이다. 반대로 물과 수소결합을 형성해서 물에 잘 녹는 분자를 친수성(親水性, hydrophilic)이라고 한다.

비극성 분자들은 물이 없는 상태에서도 서로 결합하려는 힘이 작용한다. 분자 내에서 전자 분포가 순간순간 바뀌기 때문이다. 한 분자 내부에서 전자 분포의 순간적인 변화는 인접한 다른 분자에 반대 전하분포를 일으켜 순간적인 상호작용이 생긴다. 마치 두 물체를 비비면 정전기가 나타나는 것과 유사하다. 이를 반데르발스 힘(van der Waals force)이라고 한다. 반데르발스 힘은 순간적이고 약하지만 분자가 아주 크면, 분자 전체에서 일어나는 힘의 합은 상당한 인력을 생성한다.

탄화수소

지질은 석유와 동일한 탄화수소다

탄화수소(炭化水素, hydrocarbon)란 탄소와 수소로만 이루어진 유기화합물을 말한다. C−C결합과 C−H결합은 비극성 결합이기 때문에 탄화수소는 소수성(疏水性) 물질이다.

탄화수소는 지방족탄화수소(aliphatic hydrocarbon)와 방향족탄화수소(aromatic hydrocarbon)로 나눈다. 19세기에 벤젠(benzene)과 유사한 화합물들이 발견되기 시작했을 때 특징적인 향(aroma)을 발산하는 것을 방향족(aromatic compound) 화합물이라고 하고, 그렇지 않은 것을 지방족화합물(alipathic compound)이라고 했다. '지방족'으로 번역된 alipathic은 그리스어로 기름(oil)을 의미하는 'aleiphar-'에서 유래했다.

지방족탄화수소는 3종류로 분류된다.

(1) 알칸(alkane): C-C 단일결합만으로 이루어져 있으며 작용기가 없다.

(2) 알켄(alkene): C=C 이중결합을 작용기로 갖는다.

(3) 알킨(alkyne): C≡C 삼중결합을 작용기로 갖는다.

알칸은 탄소가 공유결합을 할 수 있는 수소의 숫자가 최대인 탄화수소여서 포화 탄화수소(saturated hydrocarbon)라고 한다. 알켄과 알킨은 불포화 탄화수소(unsaturated hydrocarbon)인데, 원자가 첨가되는 첨가반응(addition reaction)에 의해 단일결합 화합물로 변할 수 있다.

1825년 패러데이가 발견한 벤젠의 분자식은 C_6H_6으로 육각형 고리를 이루는 C-C결합은 단일결합도 아니고 이중결합도 아닌 그 사이의 어떤 결합으로, 3쌍의 전자들이 고리 전체에 퍼져 있다. 벤젠 고리가 2개 이상 접합된 화합물을 다중고리방향족 탄화수소(polycyclic aromatic hydrocarbon, PAH)라 하는데, 대표적인 PAH는 담배가 연소할 때 생성되는 발암물질인 벤조[a]피렌(benzo[a]pyrene)이다. 방향족탄화수소는 이름과는 달리 모두 냄새가 있는 것은 아니고, 알켄의 특징인 첨가반응을 하지 않는 불포화화합물이라고 할 수 있다.

인체에 있는 대표적인 탄화수소는 지질이다. 지질 자체는 석유와 마찬가지로 수용성인 세포기질에 용해되지 않기 때문에 카르복실기(-COOH)와 같은 친수성 작용기가 부착되어 세포기질에 존재한다.

작용기

생체분자의 화학반응을 결정

공유결합에서 공유되는 전자가 두 핵 사이에 밀집되어 있으면 시그마(σ)결합이라고 하고, 전자가 두 핵 사이로부터 떨어져 있으면 파이(π)결합이라고 한다. C-C와 C-H결합은 σ결합이고 C=C와 C=O결합은 π결합이다. π결합은 σ결합에 비해 약해 쉽게 끊어지고, 화합물을 양성자(H^+)를 쉽게 받아들이는 염기로 만든다.

유기화합물에서 탄소와 수소 이외의 질소, 산소, 황, 인 등의 원자를 헤테로원자(heteroatom)라고 하며, 이종원자(異種原子)라고 번역한다. 헤테로원자는 비공유전자쌍을 가지며 이와 결합한 탄소에는 전자가 부족한 공간이 생긴다. 특히 전기음성도가 큰 질소나 산소는 비공유전자쌍을 가지는 극성결합을 만들고 탄소는 전자부족 상태가 되기 때문에 탄소는 친전자체가 되고 질소나 산소는 친핵체가 된다. 친전자체(electrophile)란 전자를 좋아하는 물질, 친핵체(nucleophile)는 핵을 좋아하는 물질이란 뜻으로 친핵체는 전자쌍을 주고 친전자체는 받아서 화학결합을 만든다.

C−C와 C−H의 σ결합으로만 구성된 알칸(alkane)은 화학반응을 잘 하지 않고 매우 안정적인 분자이다. 여기에 헤테로원자와 π결합이 추가되면 반응성을 띠게 된다. 이를 작용기(作用基, functional group)라고 한다. 작용기는 알킬기(alkyl group)로 불리는 탄화수소사슬에 치환기로 붙어 있다. 알킬기는 알칸으로부터 수소원자를 제거하여 얻어지는데, R로 표현한다. R은 radical에서 유래한 것으로 공유결합이 깨져 생기는 분자의 일부를 의미한다.

작용기와 알킬기는 큰 차이가 있다. 알킬기는 분자가 반응하는 방식에 거의 영향을 미치지 않지만, 작용기는 화합물에 일어날 화학반응을 나타낸다. 알칸과 달리 이중결합이나 삼중결합이 있는 알켄(alkene)과 알킨(alkyne)은 화학반응에 많이 참여하기 때문에 작용기에 속한다. 생명체에서 공통적으로 발견되는 작용기는 다음 8가지가 있다.

(1) 카복실기: $-C(=O)OH$

(2) 알데히드기: $-C(=O)H$

(3) 케톤기: $-C(=O)-$

(4) 히드록실(알코올, 수산)기: $-OH$

(5) 메틸기: $-CH_3$

(6) 인산기: $-PO_4^{3-}$

(7) 티올(황화수소)기: $-SH$

(8) 아미노기: $-NH_2$

카보닐기(carbonyl group)는 −C(=O)−로 표시되는 2가의 작용기이다. 카복실기, 알데히드기, 케톤기 등이 이에 속하고, 카복실산과 알코올이 결합해서 만들어지는 에스터[ester, R−C(=O)−O−R']도 카보닐기에 속한다. 지방산은 카복실기를 가지는 화합물이고 아미노산은 카복실기와 아미노기를 가지는 화합물이며, 탄수화물은 알데히드기, 케톤기, 히드록실기를 가지는 화합물이다.

유기산

인체 유기산의 대부분은 카복실산

산(酸)의 성질을 가지는 유기화합물을 유기산(有機酸, organic acid)이라고 하며 광물에서 얻어지는 무기산(無機酸, inorganic acid)에 대응하는 개념이다. 염산(HCl), 황산(H_2SO_4), 질산(HNO_3), 인산(H_3PO_4) 등이 무기산에 해당하고, 탄소를 포함하면 유기산으로 분류한다. 탄산(H_2CO_3)은 탄소를 가지고 있지만 예외적으로 무기산으로 취급한다.

유기산에는 다음과 같은 종류가 있는데, 인체에 있는 유기산의 대부분은 카복실산이다.

(1) 카복실산(carboxyl acid)： −COOH

(2) 설폰산(sulfonic acid)： −SO_2OH

(3) 알코올(alcohol)： −OH

(4) 티올(thiol) 그룹： −SH

(5) 에놀(enol) 그룹: 히드록실기(OH)를 가진 알켄(alkene)

(6) 페놀(phenol) 그룹: C_6H_5OH

(7) 요산(uric acid): $C_5H_4N_4O_3$

탄소 1개의 카복실산인 폼산(formic acid)은 인체에는 거의 없고, 탄소 2개의 카복실산인 아세트산(acetic acid)은 인체에서 소량 생성되는데 이산화탄소와 물로 전환되어 배출된다. 탄소 3개의 카복실산인 젖산(lactic acid)은 젖산발효에 의해 생성된다.

아세트산은 식초 성분인데, 이름도 식초를 뜻하는 라틴어 acetum에서 유래했다. 순수한 아세트산은 실온에서는 빙하의 얼음같이 되기 때문에 빙초산이라고 한다. 에탄올을 섭취하면 간에서 알코올탈수소효소(ADH, alcohol dehydrogenase)에 의해 아세트알데히드로 산화되고 이는 다시 아세트알데히드탈수소효소(ALDH, acetaldehyde dehydrogenase)에 의해 아세트산으로 산화된다.

아세트산 자체는 인체에서 별로 생성되지 않지만 아세틸-CoA의 형태로 운반되는 아세트산은 중요한 대사 중간체이다. CoA는 Coenzyme A의 약자로 A는 Activation of Acetate를 의미하고, 아실기(acyl residue)를 운반하는 조효소(助酵素, coenzyme)이다. 아실기(-COR)는 카복실산의 카복실기(-COOH)에서 OH를 제거한 나머지를 말한다.

아세틸-CoA는 포도당, 아미노산, 지방산이 분해되어 만들어지며 시트르산회로에서 산화되거나 축합반응으로 아세토아세틸-CoA가 되었다가 메발론산(mevalonic acid)이 되거나 지방산으로 전환된다. 메발론산은 콜레스테롤, 스테로이드호르몬, 답즙산 등을 만드는 전구체이고 지방산은 아이코사노이드, 인지질, 트리글리세리드를 합성하는 재료가 된다.

카복실기가 2개 있으면 다이카복실산(dicarboxylic acid)이라고 한다. 다이카복실산인 옥살산(oxalic acid, $C_2H_2O_4$)은 칼슘과 결합하여 칼슘옥살레이트 형태로 관절에 침착하여 관절염을 유발하고, 요로에 침착하면 요로결석을 유발한다.

카복실기가 3개 있으면 트리카복실산(tricarboxylic acid)이라고 하는데 시트르산(citric acid, $C_6H_8O_7$)이 대표적이다. 시트르산은 옥살아세트산과 아세틸−CoA가 결합해서 합성되며, 시트르산회로의 시작 기점이 된다. 시트르산은 레몬과 비슷한 과일인 시트론(citron)에서 발견되는 산으로, 구연산(枸櫞酸)으로 번역한다.

카복실산이 케톤기를 가지고 있으면 케토산(keto acid)이라고 하고 아민기를 같이 가지고 있으면 아미노산이라고 한다. 가장 작은 케토산은 피루브산(pyruvic acid, $C_3H_4O_3$)으로, 모든 생물의 보편적인 대사중간물질로 탄수화물, 지방, 단백질의 동화와 이화작용에 관여한다.

카복실산에 지방족사슬(aliphatic chain)이 있으면 지방산(fatty acid)이라고 하고, 단당(monosaccharide)이 있으면 당산(糖酸, sugar acid)이라고 한다. 포도당이 카르복실기(COOH)에 산화되면 글루쿠론산(glucuronic acid, $C_6H_{10}O_7$)이라는 우론산(uronic acid)이 된다. 우론산은 처음에 소변(urine)에서 발견되었기 때문에 붙은 명칭이다.

화학반응

라디칼반응과 산화반응은 노화를 유발한다

화학반응(化學反應, chemical reaction)은 기존의 공유결합과 이온결합이 파괴되고 원자들이 새로운 상대를 만나 기존의 분자는 없어지고 새로운 분자가 생기는 것이다. 원자가 새로 생기거나 없어지는 것은 아니고 단지 결합 대상이 바뀌는 것인데, 인체에서 일어나는 화학반응은 다음의 5종류가 있다.

(1) C-C결합이 형성되거나 절단되는 반응

(2) 내부 재배열 반응, 이성질화반응, 제거반응

(3) 작용기 전달반응

(4) 산화환원반응

(5) 자유라디칼 반응

C-C결합을 만드는 보편적인 방법은 알돌반응(aldol reaction)이다. 생성물에 알데히드(aldehyde)와 알코올(alcohol)이 있으므로 알돌(aldol)이란 이름이 되었는데, 알데히드 또는 케톤 두 분자가 결합하여 카보닐화합물을 만든다. 당분해 과정에서 6-탄소화합물을 2개의 3-탄소화합물로 바꾸는 알돌분해효소 반응은 알돌반응의 역반응이다. 분자 내부 재배열 반응은 이중결합의 시스-트랜스 재배열 또는 이중결합의 위치변경 등이다. 6-인산 포도당이 6-인산 과당으로의 변환되는 것은 이성질화반응이며, 알코올에서 물이 제거되는 반응은 제

거반응이다. 작용기 전달반응은 아실기(acyl group)나 인산기(phosphate group) 등과 같은 작용기를 전달하는 반응이다.

라부아지에가 처음 고안했던 산화(oxidation)라는 개념은 산소와 결합하는 반응을 의미했다. 반대로 산소를 제거하는 것은 원래대로 돌아간다는 의미로 환원(reduction)이라고 불렀다. 이후 수소를 잃고 얻는 반응이나 전자를 잃고 얻는 반응도 이와 유사한 화학반응이라는 것을 알게 되고, 산화와 환원이 항상 동시에 일어난다는 것도 알게 되면서 산화반응과 환원반응을 합해서 산화환원반응(酸化還元反應, oxidation reduction reaction, redox reaction)이라고 한다. 산화환원반응은 여러 연쇄반응이 순차적으로 나타나는 반응으로서, 결국은 산소를 소비하는 것으로 귀결되지만 중간단계에서는 수소원자의 이동처럼 보인다. 수소원자는 1개의 전자를 가지고 있어서 전자와 함께 이동하기 때문에 수소원자를 주는 것은 전자를 주는 것과 같고, 수소원자를 얻는 것은 전자를 얻은 것과 같다. 수소원자나 전자를 주는 분자는 산화되고, 얻는 분자는 환원된다. 산화환원반응은 수소나 산소의 이동처럼 보이지만 궁극적으로는 전자의 이동이다.

분자의 공유결합이 깨질 때는 보통 한 원자가 결합에 관여한 모든 전자를 가져가게 된다. 그런데 그렇지 않고 전자를 하나씩 가져가면 원자는 홀전자(unpaired electron)를 갖게 된다. 홀전자를 가진 원자를 라디칼(radical)이라고 한다. 일반적인 물질은 짝을 이루지 못하는 전자를 가지고 있으면 독립적으로 존재할 수 없지만, 라디칼은 그럴 수 있는 분자이다. 라디칼이 생성되는 반응에는 많은 에너지가 필요하며 자주 일어나는 것도 아니지만, 일단 형성되면 반응성이 매우 높다. 자유(free)라는 수식어가 붙으면 강한 활성을 보인다는 의미이지만 라디칼 자체가 반응성이 높기 때문에 라디칼과 자유라디칼은 같은 의미다. 라디칼은 분자식 앞에 •를 붙여 $\cdot O_2^-$와 같이 표기한다.

1950년대에 미국의 화학자 데넘 하먼(Denham Harman, 1916~2014)은, 노화는 자유라디칼이 세포에 축적된 결과라는 노화의 자유라디칼 이론(free radical theory of aging)을 발표했다. 이후 자유라디칼 이론은 노화현상뿐만 아니라 나이에 따라 증가하는 암, 관절염, 동맥경화증, 알츠하이머 치매, 당뇨병 등과 같은 노화 관련 질환을 설명하는 이론으로 발전했다. 또 조직손상은 라디칼인 활성산소에 의해 주로 발생하기 때문에 자유라디칼 이론은 산화스트레스 이론(oxidative stress theory of aging)으로 발전했다.

단백질은 유전정보를 표현하는 분자적인 수단이며 정보
전달 과정에서 가장 중요하고 최종적인 산물이다. 단백질은 18세기
에 달걀 흰자위, 혈청 알부민, 밀의 글루텐 등에서 규명되기 시작했
다. 그리스어로 '중요한 첫번째(proteios)'라는 말에 화합물표시 접미어
'-in'을 붙여 protein으로 명명되었다. 당시 달걀 흰자위를 의미하는
albumin이라는 명칭도 protein과 같은 의미로 사용되고 있었는데, 한
자로 번역할 때 albumin이 선택되어 달걀 흰자위 물질이라는 뜻의
단백질(蛋白質)이 되었다.

단백질 중에는 아미노산이 아닌 성분을 가지고 있는 것들이 많은
데, 이를 접합단백질(conjugated protein)이라고 한다. 지질이 붙어 있으
면 지질단백질(lipoprotein), 당이 붙으면 당단백질(glycoprotein), 금속이
있으면 금속단백질(metalloprotein)이다. 접합단백질에서 아미노산이 아

닌 부분은 보조단(prosthetic group)이라고 불린다.

생체에 있는 모든 단백질의 총집합을 단백체(蛋白體, proteome)라고 한다. 종류로는 10만 종이 넘고, 무게로는 체중의 20% 정도이다. 그런데 필요한 단백질은 새로 합성되고 불필요하거나 변성된 단백질은 해체되기 때문에 단백체는 고정된 실체는 아니다.

단백질은 모양에 따라 섬유상단백질(fibrous protein)과 구형단백질(globular protein)로 나눈다. 섬유상단백질은 선형의 폴리펩티드사슬이 다발을 이루어 막대 모양이나 시트 모양을 만든다. 물에 녹지 않으며 세포와 조직을 보호하고 강하게 하는 구조적 역할을 담당한다. 반면 구형단백질은 친수성 부위가 밖으로 향해 조밀하게 감겨 있어 물에 용해된다.

단백질 구조

분자기계 역할을 하도록 진화했다

아미노산(amino acid)은 아민기(NH_2)와 카복실산(COOH)을 가진 화합물인데, 아미노산이라는 명칭도 이 두 화합물의 이름을 합성한 것이다. 아민기와 카복실기를 동시에 결합한 탄소를 α-탄소라고 하고 그 옆에 있는 탄소를 차례로 β-탄소, γ-탄소 등으로 명명하는데 α-탄소에는 아민기와 카복실기 이외에 수소(H)와 R기(R group)가 붙는다. R은 Residue(나머지)의 첫 글자이며 곁사슬(side chain)이라고도 한다. 아미노산의 종류는 이 R기에 따라 결정된다. 자연계에서

160종 이상의 아미노산이 발견되었지만 20종만이 단백질을 구성하는 단위가 되며, 단백질을 구성하는 20종의 아미노산은 모두 α-아미노산이다.

아민기와 카복실기 사이의 공유결합을 펩티드(peptide)결합이라고 한다. 아미노산 2개가 펩티드결합하면 다이펩티드(dipeptide), 3개가 결합된 것을 트리펩티드(tripeptide), 10개 이상 결합된 것을 폴리펩티드(polypeptide)라고 한다. 올리고펩티드(oligopeptide)는 3~10개 정도의 펩티드결합체를 말한다.

폴리펩티드사슬이 접혀 3차원의 구조를 만들어 특정 기능을 하는 것을 단백질(protein)이라고 하며, 단백질과 폴리펩티드가 같은 의미로 사용되는 경우도 많다. 가장 작은 단백질은 아미노산 44개로 구성된 것이고 가장 긴 단백질은 27,000개의 아미노산으로 된 타이틴(titin)이다. 단백질의 평균 길이는 아미노산 470개인데, 단백질은 아무리 길어도 아미노산이 한 줄로 연결된 분자이다. 이는 탄수화물이나 지질 분자가 사슬이 여러 갈래인 것과는 대조적이다.

2개 이상의 폴리펩티드가 모여 더 큰 단백질을 만들기도 하는데 이를 4차 구조라고 한다. 그래서 단백질의 구조를 다음과 같이 1, 2, 3, 4차 구조로 나누어볼 수 있다.

(1) 1차 구조는 아미노산의 서열을 의미한다.

(2) 2차 구조는 폴리펩티드사슬이 알파 나선(α helix)이나 베타 판상(β sheet) 모양을 하는 것이다. 알파 나선은 실이 꼬여 있는 모양이고, 베타 판상 구조는 리본 모양의 편평한 판이 톱니 모양으로 지그재그로 계속되는

구조이다.

(3) 3차 구조는 폴리펩티드사슬이 중간중간에 접혀 3차원 모양을 하는 것
이다.

(4) 4차 구조는 폴리펩티드사슬이 2개 이상 모여 하나의 기능적 단위를
만드는 것이다.

단백질은 표적분자와 결합하여 특정 활동을 하는 분자기계와도
같다. 이러한 특성은 효소 단백질에서 잘 나타나는데, 단백질과 표적
분자의 결합은 가역적이기 때문에 단백질은 모양을 조금씩 바꾸어
표적과 붙었다 떨어졌다 하는 과정을 반복한다. 이는 펩티드사슬 내
에서 아미노산들이 미세하게 움직이기 때문에 가능하다. 이렇게 역
동적인 단백질의 3차원 구조는 펩티드사슬 내에서 아미노산들끼리
의 이황화결합, 수소결합, 이온결합, 반데르발스힘, 소수성 상호작용
등과 같은 여러 결합작용에 의해 유지된다.

분자샤프롱 ─────────────────────

분자샤프롱의 노화는 단백질 질 관리를 와해시킨다

유전자는 2만여 개에 불과하지만 단백질은 10만 종 이상
이 만들어진다. 1개의 유전자가 1개 이상의 단백질을 암호화한다는
의미이다. DNA에서 mRNA가 만들어질 때 인트론을 제거하고 엑손
끼리 연결하는 과정을 스플라이싱(splicing)이라고 하는데, 이때 일부

엑손을 건너뛰고 접합하면 다른 단백질을 만들 수 있다. 이러한 선택적 이어 맞추기(alternative splicing)에 의해 다양한 단백질들이 만들어질 수 있는데, 유전자의 92~94%는 이렇게 발현된다.

핵에서 만들어진 mRNA가 세포질의 리보솜에 전달되면 리보솜은 mRNA의 주형에 맞는 폴리펩티드를 만든다. 리보솜에서 합성된 폴리펩티드는 조면소포체와 골지체를 거치면서 변형과정을 거친다. 폴리펩티드사슬을 만드는 것을 번역(translation)이라고 하고 폴리펩티드의 변형은 번역후변형(posttranslational modification)이라고 한다. 번역후변형에는 인산화, 메틸화, 아세틸화, 유비퀴틴화, 글리코실화, 이황화 등이 있다.

폴리펩티드가 완성되었다고 해서 단백질의 기능이 발현되는 것은 아니다. 접힘(folding) 과정을 거쳐야 한다. 새롭게 합성된 폴리펩티드는 적합한 모양을 찾을 때까지 여러 모양으로 바뀌는데, 분자샤프롱(molecular chaperone)이 올바르게 접히도록 관리한다. 분자샤프롱은 프랑스어로 젊은 여성을 보좌하는 연상의 여인을 뜻하는 말에서 합성된 명칭으로, 분자 보호자라고 번역하기도 한다.

분자샤프롱은 330여 종이 발견되었으며 열충격단백질(HSP, heat shock protein)이 대표적이다. 이는 세포가 고온에 노출되었을 때 발현되는 단백질이어서 붙은 이름인데, 열뿐만 아니라 산화스트레스나 저혈당 등 다양한 스트레스 상황에서 유도되기 때문에 스트레스 단백질이라고 부르기도 한다. 이런 분자샤프롱은 잘못 접힌 단백질을 잘 접히도록 리모델링하는 역할도 하고, 잘못 접힌 단백질을 파괴하기도 한다. 새로 합성되는 폴리펩티드의 1/4 정도는 이런 방식으로 폐기된다.

분자샤프롱은 노화로 그 기능이 떨어지기 때문에 잘못 접힌 단백
질들이 파괴되지 않고 남아 축적되어 세포 독성물질로 작용하며 제2
형 당뇨병, 알츠하이머병, 파킨슨병 등과 같은 병을 유발한다.

섬유

나이 들수록 콜라겐과 엘라스틴의 생산이 감소한다

섬유(纖維, fiber)란 길고 실 같은 구조물을 지칭한다. 신경섬
유, 근섬유, 식이섬유 등도 섬유라고 하지만 일반적으로 섬유라고 하
면 섬유모세포(fibroblast)에서 분비되어 세포 밖에 존재하는 단백질섬
유를 말한다.

섬유는 세포 밖에서 세포, 조직, 기관의 지지대 역할을 하며 콜라
겐섬유(collagen fiber), 그물섬유(reticular fiber), 탄력섬유(elastic fiber) 등 3
종류가 있다. 콜라겐섬유와 그물섬유는 콜라겐 단백질로 구성되어
있고, 탄력섬유는 엘라스틴(elastin) 단백질을 포함한다. 콜라겐은 아
교질(阿膠質) 또는 교원질(膠原質)로 번역하며 엘라스틴은 탄력소(彈力
素)로 번역한다.

콜라겐은 인체 단백질의 30%를 차지하는데, α사슬의 폴리펩티드
3개가 밧줄처럼 서로 꼬인 구조로 되어있어서 잡아당기는 힘과 찢어
지는 힘에 강하다. 콜라겐이 많은 조직은 흰색으로 보이며 무기질화
(mineralization)의 정도에 따라 뼈나 연골처럼 단단한 성질을 가질 수도

있고 힘줄처럼 상대적으로 유연한 성질을 가지기도 한다.

섬유는 두께에 따라 원섬유(fibril)와 섬유(fiber)로 구분한다. 원섬유는 10~100nm 두께의 선형 중합체이고 섬유는 ㎛~㎜ 두께의 구조를 말한다. 원섬유가 모여 섬유를 이룬다. 콜라겐은 28종이 있는데, 원섬유를 만드는 유형과 그렇지 않은 유형이 있다. 원섬유를 형성하는 콜라겐은 힘줄(tendon)과 같이 튼튼한 구조를 만들고, 원섬유를 형성하지 않는 콜라겐은 망을 형성하거나 구조물을 결합하고 고정하는 역할을 한다. 원섬유 형태의 콜라겐은 힘줄, 인대, 피부, 각막, 연골, 뼈, 치아, 혈관, 소화관, 추간판(Intervertevral disc), 근내막(endomysium)에 많다.

그물섬유는 콜라겐이 그물구조를 이룬 것이다. 상피세포가 딱 달라붙어 있는 바닥막(basement membrane)은 콜라겐이 높은 밀도로 섬세한 그물망처럼 일정한 간격이 있는 2차원적인 망구조이고 면역조직, 간, 골수 등과 같이 흐물흐물한 기관의 조직을 지지하는 역할도 그물섬유가 담당한다.

탄력섬유는 고무와 유사한 탄력적인 구조를 이루는 성분이다. 혈관이나 폐포처럼 늘어나고 팽창했다가 원래의 형태로 돌아오는 조직에 많다. 대표적인 탄력섬유는 피브릴린(fibrillin)과 엘라스틴으로 구성된다. 당단백질인 피브릴린이 섬세한 미세원섬유(microfibril) 망을 만들고 엘라스틴이 교차연결된다. 피브릴린이 과도하게 늘어나지 않게 잡아주는 역할을 한다면 엘라스틴은 늘어났던 것이 원래대로 돌아오게 하는 역할을 한다.

엘라스틴은 동맥, 폐 이외에 인대(ligament), 방광, 진피 등에 많다.

탄력섬유는 진피에서 망(network)을 형성하는데, 나이가 들수록 엘라스틴의 생산이 감소하고, 손상된 엘라스틴이 제거되지 못하고 쌓인다.

콜라겐은 폴리펩티드를 구성하는 아미노산끼리 수소결합을 통해 사슬끼리 서로 단단히 연결되어 있기 때문에 장력에 잘 견디는 성질이 있지만, 같은 이유로 장기간 분해되지 않는 특성도 있다. 또 콜라겐의 교체가 빠른 조직도 일부 있지만 대부분은 교체율이 느리다. 진피의 콜라겐 반감기는 15년이다.

콜라겐은 기질금속단백분해효소(MMP, matrix metalloproteinase)에 의해 분해된다. MMP는 손상된 조직이 회복될 때 세포외기질을 리모델링하는 역할을 하지만 콜라겐의 생성속도보다 MMP의 활성이 빠르면 콜라겐의 양을 감소시킨다. 루프스나 류마티스와 같은 자가면역질환에서는 건강한 콜라겐이 면역반응에 의해 공격받아 손상되거나 손실된다.

스트레스성 호르몬인 코티졸은 피부 콜라겐의 분해를 촉진하고, 자외선은 피부 섬유모세포의 콜라겐 합성을 방해한다. 나이가 들수록 콜라겐의 생산은 감소하고 분해효소인 MMP는 증가하기 때문에 피부의 탄력성은 감소하고 골다공증이 발생하며 방광과 요도의 기능 저하로 요실금이 온다.

세포골격단백질 ────────────────

세포의 형태는 필라멘트에 의해 유지된다

    세포는 표면적 대 부피의 비율을 최소화하기 위해 구(球)의 형태를 가지며 세포골격단백질을 통해 형태를 유지한다. 세포골격단백질은 단순히 세포골격(cytoskeleton)이라고도 하는데 필라멘트(filament)로 구성된다. 필라멘트는 세포골격을 유지하는 것 이외에 물질을 수송하고 세포의 이동을 담당한다.

    필라멘트는 섬유 또는 잔섬유라고 번역하는 경우가 많아 섬유(fiber)와 혼동되는데, 섬유는 세포 밖의 단백질을 의미하고, 필라멘트는 세포 안에 있는 단백질을 의미한다. 필라멘트는 두께에 따라 액틴필라멘트(actin filament), 중간필라멘트(intermediate filament), 미세소관(microtubule)으로 구분한다.

    액틴필라멘트는 마이크로필라멘트(microfilament)라고도 하며, 지름은 7nm 정도이며 세포의 모양과 이동을 담당한다. 중간필라멘트는 지름이 10nm 정도이고, 각질세포의 케라틴(keratin), 핵막을 구성하는 라민(lamin) 등이 해당한다. 미세소관은 두께는 25nm이며. 내막계(endomembrane system)를 연결하는 소포(vesicle)를 포함하여 세포질에서 물질의 이동통로 역할을 한다. 중간필라멘트는 α사슬 폴리펩티드가 이중코일을 만들고 이중코일끼리 또 겹쳐 강한 구조를 만들어, 셋 중에서 가장 강한 필라멘트이다.

    세포골격 시스템에 힘을 제공하는 단백질을 운동단백질(motor protein)이라고 하는데, 분자 수송과 세포 이동을 담당한다. 분자 모터

(molecular motor)라고 할 수 있고, 운동 분자기계라고도 할 수 있으며 미오신(myosin), 디네인(dynein), 키네신(kinesin) 등이 있다. 미오신은 액틴필라멘트와 상호작용하고, 디네인과 키네신은 미세소관과 결합해서 역할을 한다.

운동단백질은 단백질 복합체로서 머리, 목, 꼬리 부분이 있다. 머리는 세포골격 단백질과 결합하여 세포골격에서 이동하는 역할을 하고, 꼬리는 옮기고자 하는 분자와 결합한다. 머리 부분은 ATP를 운동에너지로 전환하는데, 사람이 만든 모터보다 효율이 훨씬 좋아 열 발생이 거의 없다.

소장의 장세포 표면은 액틴필라멘트 다발로 구성된 미세융모(microvilli)로 구성된다. 미오신에 의한 움직임이 있어서 흡수작용을 위한 최적의 조건이 유지되고, 백혈구는 액틴필라멘트로 구성된 미세융모를 이용해 이동한다.

미세소관은 집단을 이루어 섬모(cilia)와 편모(flagella)라는 전문화된 구조를 형성한다. 이들 구조는 단세포생물이 물속에서 이동하는 역할을 담당하는데, 인체세포에서는 정자가 유일하게 편모를 가지고 있고, 섬모는 기관지에 풍부하다. 섬모를 구성하는 미세소관 주위에는 디네인이 있어서 섬모를 움직이는 기능을 한다. 섬모와 편모 단백질의 돌연변이로 섬모와 편모의 기능이 상실되면 만성 호흡기감염을 초래하고, 정자가 움직이지 못해 남성불임증이 생긴다.

막수송단백질

운반체 펌프단백질의 ATP 소비는 체온 유지의 근원

생체막 지질은 양극성으로 한쪽은 소수성이고 다른 한쪽은 친수성이며 소수성 상호작용과 친수성 산호작용을 통해 이중층이라는 구조를 만들게 된다. 지질 이중층은 극성분자와 이온에 대한 장벽을 형성하는데, 산소나 이산화탄소와 같이 작은 중성분자들은 자유롭게 통과하기 때문에 세포막 안팎의 농도는 동일하다. 그러나 이온(H^+, Na^+, K^+, Ca^{2+}, Cl^-)은 크기가 작더라도 세포막을 자유롭게 통과하지 못하며, 아미노산과 당도 비투과성이다.

비투과성 물질은 세포막에 있는 막수송단백질(membrane transport protein)에 의해 이동한다. 막수송단백질은 채널(channel)과 운반체(carrier), 2종류가 있다. 채널은 튜브 모양의 구멍(pore)으로 문이 있어서 열리면 많은 입자들이 한꺼번에 이동하고, 운반체는 셔틀택시처럼 입자 하나하나와 결합해 막을 통과시킨다.

운반체단백질은 막을 경계로 이동시키려는 물질의 농도경사가 어떤지에 따라 2종류가 있다. 경사를 소멸시키는 운반체를 수동형(passive)운반체라고 하고, 농도경사를 형성하는 운반체를 펌프(pump)단백질이라고 한다. 펌프단백질의 활동은 농도경사를 거슬러 운반하기 때문에 ATP를 소비하는 활동이다. 포유동물의 세포막에는 80만 ~3,000만 개의 펌프가 있어 세포가 만드는 ATP의 많은 양을 소비한다. ATP의 화학에너지가 펌프의 운동에너지로 전환할 때 발생하는 열은 체온을 유지하는 근원이 된다.

헴

헴은 철과 빌리루빈으로 대사된다

헴(heme)은 프로토포르피린 IX (protoporphyrin IX)에 Fe^{2+} 상태 의 철이 결합한 것으로 단백질과 결합하는 보조단이다. 헴을 보조단 으로 이용하는 단백질을 헴단백질(hemeprotein)이라고 하며 헤모글로 빈, 미오글로빈, 시토크롬 등이 있다. 적혈구 1개에는 2억 8,000만 개의 헤모글로빈이 있고 적혈구는 25조 개이다. 인체 헴은 대부분 적 혈구에서 합성되고, 간에서 합성되는 헴은 시토크롬과 효소를 합성 하는 데 이용된다.

헤모글로빈(hemoglobin)은 글로빈(globin)이라고 하는 폴리펩티드 4 개와 헴 4개가 결합한 것이다. 글로빈은 141개의 아미노산을 가진 2 개의 α사슬과 146개의 아미노산을 가진 2개의 β사슬로 구성되고, 각 각은 1개의 헴과 결합하고 있다. 각 헴은 중앙에 1개의 철을 가지고 있는데 1개의 산소분자와 결합할 수 있다. 따라서 헤모글로빈 1분자 는 산소분자 4개와 결합한다.

미오글로빈은 골격근과 심근에 많고, 폴리펩티드 1개와 헴 1개로 구성된다. 헤모글로빈의 산소를 세포 내에서 미토콘드리아로 전달하 는 기능을 한다.

시토크롬(cytochrome)은 세포를 뜻하는 cyto와 색깔을 뜻하는 chrome을 합성한 말로 세포의 색깔이라는 뜻이다. 미토콘드리아 내 막에서 헴 철(iron)이 환원상태(Fe^{2+})와 산화상태(Fe^{3+})를 왕복하면서 전 자를 전달하는 조효소(cofactor) 역할을 함으로써 ATP 합성에 관여한다. 시토크롬은 흡광 스펙트럼에 따라 시토크롬 a, b, c 등으로 구분된다.

시토크롬P450은 450nm의 빛을 흡수하는 색소(pigment)란 의미다. 시토크롬 a, b, c와는 별개의 효소그룹으로 CYP라고 불리며, CYP1부터 CYP51 등 57개의 유전자가 있다. 시토크롬P450은 히드록실화(hydroxylation)를 촉매하는 산화효소(oxidase)로서 $RH+O_2+NADPH+H^+ \rightarrow ROH+H_2O+NADP^+$ 반응처럼 산소분자를 쪼개어 산소 1개는 탄화수소(RH)에 삽입하여 히드록실화하고 다른 하나는 물로 환원한다. 콜레스테롤에서 성호르몬, 미네랄로코티코이드, 비타민D 등 스테로이드 호르몬이 이런 과정으로 만들어진다.

헴이 아미노산에서 합성되는 데에는 모두 8가지 효소가 필요하다. 하나라도 부족하면 헴은 합성되지 못하고 전구물질인 포르피린(porphyrin)이 몸에 축적된다. 이를 포피리아(porphyria)라고 한다. 포르피린은 4개의 피롤(pyrrole)이 메틴기(=CH-)에 의해 연결된 화합물이다. 그리스어에서 보라색을 뜻하는 porphyra에서 유래했는데, 포르피린의 일부 유도체 화합물이 보라색을 띠기 때문에 이렇게 명명되었다. 헴을 구성하는 프로토포르피린Ⅸ는 포르피린의 여러 유도체 중 하나이다.

수명이 끝난 적혈구는 비장과 간에서 파괴되어 헤모글로빈은 헴과 글로빈으로 분리되고 헴은 다시 철, 일산화탄소(CO), 빌리버딘(biliverdin)으로 분해된다. 그리고 빌리버딘은 다시 빌리루빈(bilirubin)으로 대사된다. 이 반응은 멍이 들었을 때 나타나는 색깔의 변화로 관찰할 수 있는데 처음 멍이 들 때 나타나는 검정색이나 보라색은 적혈구에서 방출된 헤모글로빈 때문이고, 시간이 경과하면서 빌리버딘의 녹색으로 변한 다음 빌리루빈의 노란색으로 바뀐다.

빌리루빈은 물에 녹지 않으므로 알부민과 결합하여 혈액을 통해 간으로 이동한다. 그리고 간에서 글루쿠론산 2개와 결합하여 빌리루빈 다이글루큐로니드(diglucuronide)로 바뀐다. 글루쿠론산과 결합한 빌리루빈을 포합빌리루빈(conjugated bilirubin)이라고 한다. 포합빌리루빈은 답즙의 다른 성분들과 함께 십이지장으로 분비되고 장에서 미생물의 효소에 의해 유로빌리노겐(urobilinogen)으로 전환된다. 유로빌리노겐은 스테코빌린(stercobilin)으로 전환되어 대변으로 배출되는데, 유로빌리노겐의 일부는 혈액으로 재흡수되어 신장으로 이동하고 유로빌린(urobilin)으로 전환되어 소변으로 배출된다. 소변이 노랗게 보이는 것은 유로빌린 때문이며 대변이 갈색을 보이는 것은 스테코빌린 때문이다. 간 손상이 있거나 담도가 막힌 경우 빌리루빈이 간에서 혈액으로 새어 나와 피부나 공막 등 엘라스틴이 많은 조직에 침착되면 조직이 노랗게 된다. 이를 황달(jaundice)이라고 한다.

효소

효소는 5,000종 이상의 생화학반응을 촉매한다

1850년대에 파스퇴르는 효모가 당을 발효하여 알코올을 만드는 것은 발효소(ferment)에 의한 것인데, 발효소는 살아 있는 효모로부터 분리될 수 없다고 했다. 그런데 1897년 독일 생화학자 부흐너(E. Buchner, 1860~1917)가 효모의 추출물이 당을 알코올로 발효한다는 것을 발견했다. 세포로부터 분리되어도 여전히 촉매작용을 할 수 있는 분자에 의해서 발효가 이루어진다는 것을 밝힌 것이다. 이 발견은 과학적 생화학이 시작되는 기점이 되었다. 독일의 생리학자 퀴네(F. Kűhne, 1837~1900)는 이 분자를 엔자임(enzyme)이라고 명명했다. 안쪽을 뜻하는 그리스어 en과 효모를 뜻하는 그리스어 zyme을 합성한 것으로, 이를 번역한 효소(酵素)는 효모(酵母)의 원소라는 뜻이다.

설탕을 섭취하면 인체는 산소를 이용해 설탕을 CO_2와 H_2O로 전환하면서 에너지를 생산하지만, 그릇에 담긴 설탕은 산소가 있다고 하더라도 CO_2와 H_2O로 전환되지 않는다. 차이점은 촉매작용이다. 촉매(觸媒, catalyst)란 반응과정에서 소모되거나 변하지 않으면서 반응속도를 빠르게 하는 물질을 말한다.

인체에서 촉매의 역할은 효소 단백질이 담당한다. 간혹 단백질이 아닌 분자가 촉매 역할을 할 수는 있지만 대부분은 효소가 담당한다. 효소는 폴리펩티드 단독으로 기능하는 것과 폴리펩티드에 보조인자(cofactor)가 결합해서 기능하는 것이 있다. 보조인자는 Fe^{2+}, Mg^{2+}, Mn^{2+}, Se^{2+}, Cu^{2+}, Zn^{2+}와 같은 무기물인 경우도 있고, 조효소(助酵素, coenzyme)라는 화합물일 수도 있다. 조효소는 대부분 비타민에서 유래하고, 작용기를 운반하는 역할을 한다. H원자를 운반하는 NAD^+와 FAD, 아실기를 운반하는 CoA 등이 대표적인 조효소이다.

효소는 현재 수천 개가 발견되었으며, 5,000종 이상의 생화학반응을 촉매한다. 효소의 명칭은 기질의 명칭 또는 효소활성을 나타내는 명칭에 '-아제(-ase)'라는 접미사를 붙여 명명된다. 예를 들면 DNA

중합효소(polymerase)는 뉴클레오티드 중합반응을 촉매해서 DNA를 합성한다. 펩신(pepsin), 라이소자임(lysozyme), 트립신(trypsin) 등과 같은 효소는 이름이 다른데, 먼저 이름이 만들어진 뒤에 특정 반응을 촉매하는 기능이 나중에 밝혀졌기 때문이다.

효소의 명칭은 통일되어 있지 않으며, 한 효소인데도 이름이 2가지 이상인 경우도 흔하다. 이러한 명칭상의 모호함과 새로 발견되는 효소들이 계속 있어, 1961년에 효소를 분류하기 위한 국제적인 합의가 이루어졌다. 이 합의에서는 현재의 효소들을 다음과 같이 6종류로 분류했다.

(1) 산화환원효소(oxidoreductase): 전자의 전이를 촉매하는 것으로 탈수소효소(dehydrogenase), 산화효소(oxidase), 과산화효소(peroxidase) 등이 있다.

(2) 전달효소(transferase): 알데하이드기, 케톤기, 인산기, 아미노기 등 작용기를 전달하는 기능을 한다.

(3) 가수분해효소(hydrolase): C-O, C-N, C-C, P-O 등과 같은 결합에 물을 추가해서 분해하는 것으로 펩티다아제(peptidase), 아밀라아제(amy-lase), 프로테아제(protease), 리파아제(lipase), 에스터분해효소(esterase), 탈아세틸화효소(deacetylase) 등이 있다.

(4) 분해효소(lyase): 가수분해에 의하지 않고 작용기를 제거하는 것으로 탈카복실화효소(decarboxylase)가 대표적이다.

(5) 이성화효소(isomerase): 이성질체 간의 상호 전환을 촉매한다.

(6) 연결효소(ligase): 합성효소(synthetase)라고도 불리며 공유결합을 유도하는 것으로 ATP합성효소가 대표적이다.

단백질항상성

단백질 분자의 평균수명은 3개월이다

단백질은 입체적인 유연성이 있을 때만 기능을 할 수 있다. 그런데 단백질의 접힘은 부분적으로 풀렸다가 다시 접히는 과정이 균형을 이루어야 하므로 단백질의 구조는 매우 불안정하다. 단백질의 3차원적 구조에 펩티드 사이의 수소결합이 중요한데, 열이 가해지면 수소결합이 변형되면서 입체적인 구조가 바뀐다. 이를 변성(變性, denaturation)이라고 한다.

열뿐만 아니라 산성도(pH)의 변화를 비롯한 각종 유해요인도 단백질을 변성시킨다. 삶은 달걀을 생달걀로 되돌릴 수 없는 것처럼 한번 변성된 단백질은 원래대로 되돌릴 수 없다.

기능을 하는 단백질은 펩티드사슬이 고도로 밀집되어 있는데, 변성단백질은 밀집도가 떨어지고 부피가 커지면서 다양한 형태로 변형되고, 펩티드 안에서 형성되어야 할 수소결합이 외부의 물과 형성된다. 펩티드사슬의 소수성 부분들끼리 서로 엉겨 붙어 응집체(aggregate)를 만들기도 한다.

단백질의 수명은 매우 다양하다. 몇 분에 불과한 것도 있고, 근육조직의 미오신이나 적혈구의 헤모글로빈과 같이 몇십 일에서 몇 달에 이르는 수명을 가지는 것도 있으며, 수정체 단백질처럼 생명체의 수명과 동일한 것도 있다. 평균적으로는 단백체의 2~3%가 매일 교체되기 때문에 3개월만 지나면 인체는 새로운 단백체로 바뀐다고 할 수 있다.

단백질

단백질 대사는 합성과 분해가 동적 평형 상태를 이루고 있는데, 대사속도는 단백질의 종류뿐만 아니라 어떤 조직에 속해 있는가에 따라서도 달라진다. 소화효소를 분비하는 췌장이나 혈장단백질을 합성하는 간에서는 단백질생합성이 매우 활발하다. 혈액을 순환하는 혈구세포들은 수명이 대체적으로 짧기 때문에 혈구를 생산하는 골수도 단백질생합성이 매우 활발하며, 표피가 일상적으로 교체되는 피부와 내장 상피세포도 단백질 합성이 활발한 곳이다. 세포 안팎을 비교하면 세포 밖에 존재하는 콜라겐과 같은 단백질은 대사회전이 거의 없지만 세포 안의 단백질은 교체가 빠르다. 단백질의 수명은 대체로 세포의 수명보다 짧아서, 간을 예로 들면 간세포의 수명은 10~16개월이지만 간세포를 구성하는 단백질의 수명은 4~5일이다.

　아미노산 분해는 대부분 간에서 이루어진다. 탄소골격은 탄수화물과 지방으로 전환되어 활용되고, 질소 성분은 α-케토글루타르산과 글루탐산으로 옮겨간 다음 암모니아(NH_4^+)가 된다. 암모니아는 다른 질소화합물 합성에 이용되거나 요소로 전환되어 배설된다. 단백질 섭취가 필요량을 초과하면 탄소골격은 탄수화물과 지방으로 전환되어 저장되고 질소 성분은 모두 요소로 배출된다.

　단백질의 수명은 만들어질 때 이미 운명적으로 결정되어 있는 경우도 있고, 손상을 받아 수명이 일찍 마감되는 경우도 있다. 정상적인 세포에서는 변성단백질과 단백질 응집체가 분해되어 배설되거나 재활용되기 때문에 조직에 축적되지 않는다. 또 변성단백질이 제거될 때 단순히 비활성화 상태에 있는 단백질과 더 이상 활성화될 수 없는 단백질은 구별된다. 이러한 단백질 전체의 역동적인 조절을 단백질 항상성(proteostasis)이라고 한다. 일종의 질(質, quality) 관리 시스템인데, 분자샤프롱, 프로테아좀, 자가포식(自家捕食)의 네트워크에 의해 이루어진다. 분자샤프롱은 단백질을 수선하는 시스템이며, 프로테아좀과 자가포식은 폐기 시스템이다.

단백질을 아미노산으로 분해하고 보조단을 분리하는 효소를 통틀어 proteolytic enzyme이라고 하는데 protease나 proteinase도 혼용해서 사용한다. 단백질분해효소 또는 프로테아제라고 번역한다. 또 단백질에 물을 첨가해서 분해하기 때문에 단백질가수분해효소라고도 한다. 펩티드결합을 분해하는 펩신이나 펩티드분해효소는 단백질분해효소의 한 종류이다.

인체에서의 단백질분해는 세포 밖인 소화관에서의 효소분해와 세포 안에서의 분해로 구분할 수 있는데, 세포 안에서는 단백분해효소가 잘못 작동하면 정상적인 단백질도 분해될 수 있기 때문에 프로테아좀(proteasome)과 리소좀(lysosome)이라는 특정 공간에서만 이뤄진다. 프로테아좀과 리소좀은 마치 소각로와 같아서 여기에 들어가면 모두 분해된다.

유비퀴틴(ubiquitine)은 76개의 아미노산으로 이루어진 작은 단백질인데, 폐기될 단백질에 결합하여 프로테아좀으로 안내하는 일을 한다. 1975년에 처음 발견되었는데 모든 세포에 있다는 의미로 영어 ubiquitous에서 이름이 만들어졌다. 프로테아좀은 프로테아제(protease)들이 모여 있는 거대 단백질복합체인데, 유비퀴틴과 결합한 단백질이 오면 유비퀴틴은 분리해 보내고 단백질은 통같이 생긴 안쪽으로 들여보내 아미노산으로 분해한다.

프로테아좀에 의한 분해는 특정 단백질에 대한 선택적인 분해인 반면, 자가포식에 의한 분해는 세포소기관이나 여러 단백질을 모조리 세포막 성분으로 포장하여 리소좀에 의해 분해한다. 자가포식을 의미하는 autophagy는 그리스어로 '스스로(auto)'와 '먹는다(phagy)'가 결합된 말이다. 오토파지라고도 번역한다.

　유비퀴틴-프로테아좀과 자가포식-리소좀의 기능은 노화에 따라 감소하기 때문에 변성단백질은 연령에 비례하여 축적된다. 단백질의 3차원적 구조가 와해되면서 안쪽이 외부로 노출되면 편평한 베타(β)구조를 취할 수 있는데, 편평한 판(sheet)들이 응집해 아밀로이드(amyloid)를 형성한다. 아밀로이드라는 용어는 독일 병리학자 비르효(Rudolf Virchow, 1821~1902)가 간을 부검하면서 요오드로 염색했을 때 관찰된 것을 셀룰로스라고 생각하여 라틴어의 녹말(amylum)에서 따와 amyloid라고 명명했다. 나중에 잘못된 이름인 것이 밝혀졌지만 단백질응집체를 의미하는 용어로 사용되고 있다.

　현재 아밀로이드는 편평한 베타판(β-sheet)의 2차원적 구조를 가지는 섬유성 단백질응집체라고 정의된다. 뇌세포 바깥에 아밀로이드가 집적된 것을 아밀로이드판(amyloid plaque)이라고 하는데 신경돌기판(neuritic plaque)이라고도 하고, 노인에게 생기기 때문에 노년판(senile plaque)이라고도 한다. 아밀로이드판은 다양한 질병을 유발하는데 특히 알츠하이머 치매와 관련이 많다.

탄수화물(炭水化物)은 지구 생물자원의 50%를 차지하며, 유기화합물 중 가장 큰 집단이다. 탄소(炭素)와 물(水)이 합해진 화합물이란 뜻인데 탄소, 수소, 산소가 $C_n(H_2O)_n$의 구조를 이룬다. 화학식에서 보듯이 탄소와 물이 결합된 것으로 보여, 1851년에 명칭을 만들 때 탄소(carbo)와 물(hydor)을 결합해서 carbohydrate라고 했다. 이를 번역한 것이 탄수화물이다. 지금은 탄수화물이 탄소의 수화물은 아니며 분해해서 탄소와 물로 나누어지는 것도 아니라는 것을 알지만 명칭은 그대로 사용한다. 탄수화물로 번역되는 carbohydrate와 혼용되는 용어로 saccharide, sugar, glycan 등이 있는데, saccharide는 설탕(sugar)을 의미하는 그리스어 saccharo에 화합물을 의미하는 '-ide'가 합해진 것이다. 우리말로도 탄수화물 이외에 당류(糖類), 당질(糖質), 당(糖) 등이 혼용된다. 현재 탄수화물은 알데히드나 케톤을 생성할 수 있는 화합물이라고 정의되는데, 인체에 존재하는 모든 탄수화물을 당질체(glycome)라고 한다.

당질체 ──────────────────
이당류는 인체 내부에는 존재하지 않는다

가수분해반응으로 더 이상 분해되지 않는 탄수화물을 단당류(單糖類, monosaccharide)라고 한다. 단순당(simple sugar)도 같은 말이다. 단당류는 일반적으로 $(CH_2O)_n$의 구조식을 갖고 있으며 n은 3 이상인데, 탄소의 개수에 따라서 삼탄당, 사탄당, 오탄당, 육탄당, 칠탄당 등으로 불린다.

단당류는 말단탄소 C1 혹은 C2에 산소가 이중결합을 하고 있고 나머지 탄소는 히드록실기(OH)가 있다. C1이 알데히드이면 알도스 (aldose)라고 하고, C2가 케톤이면 케토스(ketose)라고 한다. 포도당(glucose), 갈락토스(galactose), 과당(fructose)은 모두 분자식이 $(CH_2O)_6$로 같은 이성질체인데, 포도당과 갈락토스는 알도스이며 과당은 케토스이다.

포도당은 독일 화학자 마르그라프(A. Marggraf, 1709~1782)가 사탕무(sugar beet)에서 처음 분리했다. 달콤한 와인이라는 뜻의 그리스어 gleukos에 당을 의미하는 접미어 '-ose'를 붙여 glucose라고 명명되었다. 와인은 포도로 만들기 때문에 포도당이라 번역했다. 포도당 분자는 사슬형태와 고리형태가 있는데, 수용액에서는 대부분 고리형태로 존재한다. 포도당은 혈액을 순환하는 당으로, 혈당(blood sugar)이라고 하면 혈중 포도당을 의미한다.

세포에 많이 존재하는 당은 포도당 이외에 리보스(ribose)와 글리세르알데히드(glyceraldehyde)가 있다. 글리세르알데히드는 글리세롤의 히드록실기 1개가 알데히드로 교체된 삼탄당($C_3H_6O_3$)인데 이름이 '-ose'로 끝나지 않는 예외적인 단당이다. 글리세르알데히드는 보통 인산과 결합한 글리세르알데히드3-인산(G3P) 형태로 존재하며 트리글리세리드의 뼈대가 되는 글리세롤을 만드는 재료가 된다.

포도당은 인산오탄당(pentose phosphate)경로에서 리보스($C_5H_{10}O_5$)로 전환된다. 인산기가 붙은 오탄당인 5-인산 리보스가 만들어지기 때문에 인산오탄당경로라는 이름이 붙었다. 5-인산 리보스는 RNA, DNA, ATP, CoA 등의 재료가 되고, 리보스(ribose)의 C2의 히드록실기(OH)에서 산소가 빠지면 디옥시리보스(deoxyribose)가 된다.

이당류(disaccharide)는 단당 2개가 결합한 것으로 설탕(sucrose, 포도당+과당), 젖당=유당(lactose, 포도당+갈락토스), 엿당=맥아당(maltose, 포도당+포도당) 등이 있는데 인체에서는 소장 내강에 잠시 존재했다가 단당류로 분해되어 흡수되기 때문에 인체 내부에는 존재하지 않는다.

당이 3~10개 정도가 연결되면 올리고당(oligosaccharide)이라고 한다. 올리고(oligo)라는 말은 몇 개(a few)라는 의미이다. 올리고당은 주로 지질이나 단백질과 공유결합을 하여 당단백질(glycoprotein), 당펩티드(glycopeptide), 당지질(glycolipid) 등과 같은 당포합체(glycoconjugate)로 존재한다.

당이 10개 이상 또는 20개 이상 연결된 것이 다당류(polysaccharide)

이다. 대부분의 다당류는 육탄당의 복합체로 존재하며 $(C_6H_{10}O_5)_x$의 구조식을 갖고 있다. x는 대개 400~3,000이다. 자연에 가장 흔한 다당류는 셀룰로스, 녹말, 글리코겐인데 인체에는 글리코겐의 형태로 존재한다.

당끼리 글리코사이드(glycoside)결합으로 연결된 화합물을 글리칸(glycan)이라고 한다. 다당류도 글리칸의 일종이지만 글리칸이란 개념은 글리코사미노글리칸(GAG, glycosaminoglycan)과 프로테오글리칸(proteoglycan)과 같이 당포합체의 이름으로 사용되는 경우가 많다. 프로테오글리칸과 당단백질(glycoprotein)은 모두 당과 단백질이 결합한 물질인데, 당이 분자량의 대부분을 차지하면 프로테오글리탄(단백당질)이라 하고 단백질이 상대적으로 많으면 당단백질이라고 한다.

포도당 C2의 히드록실기(OH)가 아민기(NH_2)로 치환되면 글루코사민(glucosamine)이라는 아미노당이 되고, 포도당의 말단 CH_2OH가 카르복실기(COOH)에 산화되면 글루쿠론산(glucuronic acid)이 된다. 글루코사민과 글루쿠론산이 결합한 이당류가 중합체를 만들면 히알루로난(히알루론산)이라는 글리코사미노글리칸이 된다. 히알루론산(hyaluronic acid)은 소의 안구 유리체(vitreous body)에서 처음 발견되어 유리(glass)를 의미하는 그리스어 hyalos와 uronic acid(우론산)를 결합하여 명명되었다. 생체에서는 음전하를 띠는 다당류 형태로 존재하기 때문에 히알루로난(hyaluronan)이라고 불린다.

당화

음식의 풍미를 유발하는 마이야르 반응은 단백질의 노화를 유발한다

체내 단백질의 절반은 글리코실화된 당단백질(glycoprotein)이다. 폴리펩티드에 당이 결합하는 반응을 glycosylation이라고 하는데, 비효소적인 당화(glycation)와 구별하기 위해 '글리코실화'라고 번역한다. 면역글로불린과 난포자극호르몬(FSH), 황체형성호르몬(LH), 갑상선자극호르몬(TSH) 등은 모두 당단백질인데, 당단백질은 친수성이 강한 당 덕분에 단백질이 생산된 곳에서 활동하는 목적지까지 이동이 쉽고 단백질이 변형되었을 때는 분해가 용이하다.

마이야르 반응(Maillard reaction)은 음식 조리과정에서 색이 갈색으로 변하면서 특별한 풍미가 나타나는 화학반응인데, 프랑스 화학자 마이야르(L. Maillard, 1878~1936)가 발견했다. 음식에 열을 가하면 효소의 관여 없이 매우 빠르게 일어나는 당과 아미노산의 화학반응이다.

글리코실화는 당이 결합하는 부위가 효소에 의해 결정되는 반면 마이야르 반응은 단백질을 구성하는 여러 아미노산에 당이 비특이적으로 결합한다. 효소의 매개가 없는 마이야르 반응은 glycation이라고 하여 효소에 의한 glycosylation과 구별한다. 이를 번역할 때 비효소적 당화(glycation)와 효소적 당화(glycosylation)라고 구별하지만 이런 구별 없이 모두 당화(糖化)라고 하는 경우도 많다.

인체에서 처음 발견된 당화단백질(glycated protein)은 1955년 발견된 당화혈색소였다. 적혈구에 있는 헤모글로빈은 혈당에 노출되어 있는데, 혈당이 높을수록 포도당과 헤모글로빈이 결합하는 당화가 많아진다. 헤모글로빈을 포함한 모든 단백질이 당화의 영향을 받을 수 있으며, 단백질의 수명이 길수록 영향을 더 많이 받는다. 당화는 포도당, 과당, 갈락토스 등에 의해서 일어나는데 과당은 포도당보다 당화 활성도가 10배 높다.

당화는 산화반응에 의한 것과 비산화반응에 의한 것으로 나눌 수 있다. 산화에 의한 당화는 glycoxidation이라고 하며, 당화단백질은 단백질의 기능을 상실하게 된다. 콜라겐의 당화는 장력 기능을 상실하며 혈관을 두껍게 하고 고혈압과 내피세포기능부전을 초래한다. 엘라스틴도 당화에 의해 변형되어 탄력성을 잃는다. 효소와 세포막 수용체도 당화로 기능을 상실한다.

당과 결합한 단백질을 통틀어 최종당화산물(advanced glycation end products, AGEs)이라고 하는데, 최종당화산물은 노화의 주요 원인이 되고 특히 콜라겐의 당화는 노화에 중심적인 역할을 한다. 최종당화산물은 분자 간 교차결합이 많아져 조직의 유연성과 투과성이 감소하고, 교체율이 감소하여 변성단백질이 곧바로 제거되지 못한다. 또 세포 표면의 수용체 매개를 통해 염증 유발 신호전달 시스템을 활성화시킬 수 있고, 자가항체 역할을 해서 루푸스, 알코올성 간질환, 당뇨병, 류마티스 등의 질환을 유발한다. 수명이 긴 단백질이 당화의 영향을 많이 받는 것처럼, 세포도 신경세포처럼 수명이 길수록 당화의 영향을 많이 받는다. 최종당화산물은 알츠하이머병의 베타(β)-아밀로이드 응집 및 신경독성과도 관련이 있다.

지질(脂質)로 번역되는 lipid는 지방(fat)을 의미하는 그리스
어 lipos에 화합물을 표시하는 접미어 '‑ide'를 붙여 만들어진 말이
다. 물에는 녹지 않고 비극성용매(nonpolar solvent)에 녹는 생체분자라
고 정의할 수 있다. 생체분자는 특정 작용기의 존재로 정의되는 것이
일반적이지만 지질은 물리적 성질로 정의된다.

비극성용매의 전형은 석유를 비롯한 탄화수소이다. 인체에 존재
하는 탄화수소 화합물인 지질은 카복실기(COOH)와 같은 친수성(hy-
drophilic) 작용기가 부착되어 세포기질에 존재한다. 이를 변형지질이
라고 한다. 사실 생체 내의 지질은 엄밀한 의미에서 대부분 변형지질
이기 때문에 굳이 변형이란 말을 붙이지 않고 그냥 지질이라고 하고,
생체분자로서의 지질은 소수성(疏水性, hydrophobic)이면서 양친매성
(amphipathic)인 분자라고 정의된다. 양친매성이란 친수성과 친지질성

(lipophilic)의 특성이 모두 있다는 뜻이다. 친지질성 생체물질의 대부분은 소수성이므로, 친지질성은 소수성과 같은 의미다.

세포와 조직에 존재하는 지질 전체를 지질체(脂質體, lipidome)라고 하며, 종류로는 1,000가지 정도가 있다. 지질체는 지방산(fatty acid), 글리세로지질(glycerolipid), 글리세로인지질(glycerophospholipid), 스핑고지질(sphingolipid), 스테롤(sterol), 프레놀(prenol), 복합다당지질(saccharo-lipid), 폴리케타이드(polyketide) 등 8개의 그룹으로 분류할 수 있다.

지방산

노화된 세포막은 불포화지방산이 감소한다

지방산(fatty acid)은 지방족 탄화수소에 카복실기(COOH)가 결합한 화합물이다. 카복실기는 다른 분자들과 결합할 수 있는 손잡이 역할을 하며, 물에서는 수소이온(H^+)을 내놓고 산(acid)이 된다.

지방산은 4~28개의 탄소가 일렬로 결합한 사슬 모양으로, 사슬의 길이에 따라 4종류로 나눈다. 탄소 수는 모두 짝수이다.

(1) 짧은 사슬 지방산(SCFA, short-chain fatty acid): 탄소 수가 4개 이하

(2) 중간 사슬 지방산(MCFA, medium-chain fatty acid): 탄소 수가 6~12개

(3) 긴 사슬 지방산(LCFA, long-chain fatty acid): 탄소 수가 14~20개

(4) 매우 긴 사슬 지방산(VLCFA, very long-chain fatty acid): 탄소 수가 22개 이상

인체에는 10가지 지방산이 있는데, 탄소 숫자는 주로 16개 혹은 18개를 가지고 있다. 탄소사슬에 이중결합이 하나라도 있으면 불포화지방산, 모든 C-C결합이 단일결합이면 포화지방산이라고 한다. 지질을 구성하는 지방산에 불포화지방산이 많을수록 액체 상태가 되고 포화지방산이 많을수록 고체 상태가 된다. 액체 상태의 지방을 기름(오일, oil)이라고 하고, 고체 상태는 지방(fat)이라고 한다. 유지(油脂)란 기름과 지방을 통틀어 지칭하는 말이다.

이중결합이 1개이면 단일불포화지방산(MUFA, monounsaturated fatty acid)이라고 하고, 2개 이상이면 다중불포화지방산(PUFA, polyunsaturated fatty acid)이라고 하는데, 다중불포화지방산은 실온에서 액체 상태이다. 식물성 기름은 동물성 지방보다 불포화지방의 비율이 높아서 상온에서 액체 상태로 존재한다.

지방산사슬 중 카복실기는 다른 분자와 결합하기 때문에 머리(head)라고 하고 다른 부분은 꼬리(tail)라고 지칭한다. 포화지방산은 각각의 탄소가 탄소 2개와 수소 2개, 총 4개의 결합을 갖는 사면체 구조이며 이 때문에 꼬리가 지그재그 모양으로 직선으로 뻗어 있다. 그러나 불포화지방산은 이중결합 지점에서 구부러질 수 있는데, 직선 배열이면 트랜스(trans)라고 하고 꺾이는 모양이면 시스(cis)라고 한다. 불포화지방산은 자연 상태에서는 주로 시스형으로 존재하며, 우리가 섭취하는 트랜스지방산은 식물성 기름을 마가린과 같이 고체 상태로 만들기 위해 수소를 첨가하는 과정에서 만들어진다.

불포화지방산은 이중결합의 위치에 따라 분류한다. 카복실기에서부터 첫 이중결합이 있는 탄소의 수를 세는 Δ(델타)체계와 꼬리 끝인 메틸기로부터 첫 이중결합까지 탄소 수를 세는 ω(오메가)체계가 있으며, 일상에서는 오메가 명명법을 많이 이용한다. 단일불포화지방산은 ω-7과 ω-9이 있고, 다중불포화지방산은 ω-3와 ω-6가 있다.

인체 지방조직에 많은 지방산은 올레산, 리놀레산, 팔미트산 등 3가지이다. 팔미트산(palmitic acid)은 야자(palm)기름의 주요성분인 탄소 16개의 포화지방산으로, 자연계에서 제일 많은 포화지방산이다. 인체에서 과잉의 탄수화물은 팔미트산으로 전환되어 저장된다.

팔미트산은 다른 지방산을 만드는 재료가 된다. 활면소포체와 미토콘드리아에 있는 지방산연장계(fatty acid elongation system)는 팔미트산(16:0)에 아세틸기를 부가하여 스테아르산(stearic acid, 18:0)을 만들고, 다시 불포화효소가 작용해서 올레산(18:1, ω-9)을 만든다. (16:0)는 '탄소 16개, 이중결합은 없다'는 것을 의미하며, (18:1, ω-9)는 '탄소 18개, 이중결합 1개, 오메가-9'를 의미한다.

기름을 의미하는 라틴어 oleum에서 유래한 올레산(oleic acid)은 자연에서 가장 흔한 지방산으로, 올리브유와 동물지방에 풍부하다. 돼지 유지(라드)의 45%가 올레산이고 인체에서도 제일 많은 지방산이다.

리놀레산(리놀산, linoleic acid, 18:2, ω-6)은 탄소가 18개, 이중결합 2개를 가지고 있는 불포화지방산으로 오메가-6 지방산에 속한다. 그리스어 linon(flax, 아마)에서 이름이 유래했으며 오메가-6 이중결합이 포화되면 올레산을 생성한다. 체내에 존재하는 리놀레산은 체내에서 합성되는 것은 아니고 섭취한 것이다.

식물세포에서는 올레산(18:1, ω-9)에 불포화효소가 작용하여 리놀레산(linoleic acid, 18:2, ω-6)과 알파-리놀렌산(ALA, α-linolenic acid,

18:3, ω-3)을 만든다. 사람을 비롯한 포유류 세포는 이중결합이 2개 이상인 다중불포화지방산을 합성할 수 없지만 대사에 꼭 필요하므로 외부에서 섭취해야 한다. 이를 필수지방산이라고 하는데 리놀레산과 알파-리놀렌산 2종류이다.

리놀레산은 체내에서 감마-리놀렌산(GLA, γ-linolenic acid, 18:3, ω-6)과 아라키돈산(AA, arachidonic acid, 20:4, ω-6)으로 전환되어 이용된다. 인지질분해효소A_2(phospholipase$_2$)가 세포막의 인지질에 붙어 있는 아라키돈산을 분리하여 아이코사노이드(eicosanoid)들이 만들어지게끔 하는데, 아이코사노이드는 주변세포에만 작용하는 호르몬으로 프로스타글란딘, 트롬복산, 류코트리엔 등 3종류가 있다. 아이코사노이드(eicosanoid)란 숫자 20을 의미하는 그리스어 eikosi에서 명명되었으며 이들은 모두 탄소 20개의 지방산이다.

알파-리놀렌산은 체내에서 아이코사펜타엔산(EPA, eicosapentaenoic acid, 20:5, ω-3)과 도코사헥사엔산(DHA, docosahexaenoic acid, 22:6, ω-3)으로 전환되어 아라키돈산과 함께 세포막의 주요성분이 되고, 아이코사노이드의 전구체가 된다. DHA는 뇌와 망막에 많아 신경계의 작동에 중요하다.

세포막의 50%는 지질 성분인데, 세포막에 있는 불포화지방산은 아이코사노이드를 제공할 뿐만 아니라 세포막의 유동성을 제공한다. 세포가 노화되면 GLA, AA, EPA, DHA 등 불포화지방산이 감소한다.

글리세리드 ———————————————

인체에 있는 대부분의 지방은 불활성 상태로 존재한다

지방산은 글리세롤과 결합해서 글리세로지질(글리세리드, glyceride)을 만든다. 글리세롤은 글리세린이라고도 불린다. 1838년에 달콤한 시럽에서 발견된 글리세린(glycerin)은 달콤하다는 의미의 glycero에 접미어 '-ine'을 붙인 말인데, 성분이 3가 알코올[$C_3H_5(OH)_3$]이므로 '-ol'로 대체한 이름이 글리세롤(glycerol)이다.

글리세롤은 포도당에서 만들어져 글리세리드의 골격이 되는데 지방산 1개가 결합하면 모노글리세리드(monoglyceride), 2개가 결합하면 다이글리세리드(diglyceride), 3개가 결합하면 트리글리세리드(triglyceride)가 된다.

트리글리세리드는 트리아실글리세리드(triacylglyceride) 혹은 트리아실글리세롤(triacylglycerol)이라고도 한다. 3개의 아실(acyl)기를 가진 글리세롤이란 말인데, 지방산과 글리세롤이 결합할 때 지방산에서 히드록실기(OH)가 떨어져 아실기가 되기 때문에 그렇게 명명되었다.

트리글리세리드는 산성도 아니고 염기성도 아니기 때문에 중성지방(neutral fat)이라고도 불린다. 지질 방울로 응집되어 있고 화학적으로 불활성 상태로 존재하기 때문에 다른 세포성분과 불필요한 화학반응을 하지 않고 세포 내에 대량으로 저장될 수 있다. 실제로 인체에 있는 지방 중량의 80%는 트리글리세리드이다.

인지질

죽어가는 세포는 세포막 이중층의 비대칭성을 잃는다

인지질(phospholipid)은 인(P) 성분을 포함한 지질로, 글리세롤에 지방산 2개와 인산염(PO_4^{3-})이 결합된 화합물이다.

분자의 골격이 글리세롤인지 스핑고신(sphingosine)인지에 따라 글리세로인지질(glycerophospholipid)과 스핑고미엘린(sphingomyelin)으로 구분한다. 글리세로인지질은 인산글리세리드(phosphoglyceride)라고도 하며, 세포막에 가장 풍부한 인지질이다.

스핑고신이 골격인 지질을 스핑고지질(sphingolipid)이라고 하는데, 이 화합물이 처음 발견되었을 때 생물학적 역할이 스핑크스(sphinx)와 같이 불가사의하다 하여 이런 이름이 붙었다. 스핑고지질 중 인지질에 속하는 것이 스핑고미엘린이며, 뉴런의 세포막인 미엘린(myelin)에 많아 붙게 된 이름이다.

인지질을 구성하는 지방산은 꼬리라고 하고 인산기 부분을 머리라고 하는데, 꼬리는 물을 밀어내는 소수성(疏水性)이고 머리는 물을 잡아당기는 친수성(親水性)이어서 인지질은 양친매성 분자이다.

인지질은 물과 섞이면 지질 덩어리를 형성한다. 소수성 꼬리는 물을 피해 안쪽에 모이고 친수성 머리는 바깥 표면에서 물과 접촉하는 공 모양의 미셀(micelle)이 생길 수도 있고, 지질층 2개가 겹쳐진 이중층(bilayer)을 형성하여 안팎으로 물과 접촉하는 구조인 소포(vesicle)가 생길 수도 있다. 소포도 미셀과 마찬가지로 공 모양이지만 이중막 안팎으로 수용성 물질과 접촉한다는 점이 다르다. 세포막과 세포소기관의 생체막(biomembrane)은 모두 이중층 구조이다.

세포막은 중량 기준으로 지질과 단백질이 반반 정도이고, 탄수화물은 당지질 혹은 당단백질 등의 형태로 약간 존재한다. 세포막을 구성하는 지질에는 인지질 이외에 콜레스테롤이 있는데, 콜레스테롤은 인지질이 서로 뭉치는 것을 방지하고 적절한 유동성을 유지하는 기능을 한다. 단백질은 소수성 아미노산을 통해 인지질 꼬리에 붙거나 인지질과 공유결합을 한다.

세포막 이중층에서 세포 바깥을 향하는 층을 세포외소엽(exoplasmic leaflet)이라 하고 세포질을 향하는 층을 세포질소엽(cytoplasmic leaflet)이라고 한다. 세포막이 뒤집히지 않기 때문에 세포막 안쪽과 바깥쪽 막 양쪽에 존재하는 각 인지질의 상대적 농도는 서로 다른 비대칭성을 보인다. 손상되거나 죽어가는 세포는 이러한 비대칭성을 잃는다.

콜레스테롤 ──────────────

콜레스테롤이 낮으면 심부전과 뇌졸중이 줄어든다

콜레스테롤(cholesterol)은 담석에서 처음 발견되었는데, 그리스어의 담즙을 의미하는 chole와 고체를 의미하는 stereos에 알코올을 의미하는 접미어 '-ol'을 조합한 것이다.

콜레스테롤은 세포막을 구성하며, 스테로이드 호르몬, 비타민D, 담즙산을 만드는 재료가 된다. 인체에 있는 콜레스테롤은 모두 35g

으로 대부분 세포막에 존재한다. 간세포를 비롯한 많은 세포들이 아세틸-CoA가 전달해주는 아세틸기를 재료로 콜레스테롤을 합성할 수 있다. 따라서 굳이 섭취할 필요는 없으나 보통 혈중 콜레스테롤의 20%는 식사로 공급되고, 80%는 간에서 합성되어 공급된다. 체내에서 합성된 콜레스테롤의 절반은 담즙산을 만드는 데 이용되며 과량의 콜레스테롤은 담즙을 통해서 배출된다.

담즙의 주성분인 콜산(cholic acid)은 스테롤(sterol) 분자에 카복실기를 포함한 탄소가 7개 추가된 분자($C_{24}H_{40}O_5$)이고, 비타민D_3($C_{27}H_{44}O$)는 피부에 있는 스테롤이 자외선의 자극을 받아 형성된다.

스테로이드(steroid)라는 말은 sterol에 '~를 닮은'이라는 의미의 '-oid'가 결합된 것이다. 스테롤은 탄소 17개가 고리를 4개 만드는 구조로 된 분자로, 콜레스테롤 분자의 기본골격이 된다. 각각의 고리는 A, B, C, D라고 불리며 히드록실기는 A고리에 있다.

콜레스테롤($C_{27}H_{46}O$)에서 스테로이드 호르몬을 합성하는 첫 단계는 프레그네놀론(pregnenolone)을 합성하는 것이다. 프레그네놀론은 콜레스테롤에서 탄소 6개의 가지사슬이 떨어진 탄소 21개의 스테롤 분자이다. 부신, 생식선, 뇌에서 주로 생산되며 스테로이드 호르몬으로도 기능하고, 코티코스테로이드(corticosteroid)와 성호르몬(sex hormone)을 합성하는 대사중간체가 되기도 한다. 코티코스테로이드는 부신피질(cortex)에서 생산되며, 성호르몬은 생식선과 부신에서 생산된다.

성호르몬에는 안드로겐, 에스트로겐, 프로게스토겐이 있다. 안드로겐(androgen)은 남자(andro)를 형성(gen)한다는 의미이고, 에스트로겐(estrogen)은 귀찮은 쇠파리(estrus)를 만든다(gen)는 의미이며, 프로게스토겐(progestogen)은 임신과 관련된(progestational) 기능을 한다는 의미이다. 세 성호르몬은 남녀 모두에서 만들어지며 상대적인 농도만 다를 뿐이다.

콜레스테롤의 히드록실기(OH)에 수소 대신 지방산이 결합하여 콜레스테롤 에스터(cholesteryl ester)가 되면 유리 콜레스테롤(free cholesterol)보다 더 불용성이며 비극성(non-polar)이 된다. 인체에 있는 많은 콜레스테롤이 에스터 형태로 존재하며, 간세포에서 다른 조직으로 운반될 때도 콜레스테롤 에스터가 지단백질 형태로 이동하는데, 혈관에 침착되면 죽상경화증(atherosclerosis)을 유발한다.

1913년 러시아 병리학자 아니치코프(N. Anichkov, 1885~1964)는 토끼에게 콜레스테롤이 많은 음식을 먹이면 노인에게서 보이는 것과 비슷한 죽경화판이 발생한다는 것을 발견하고 학계에 보고했다. 그러나 당시에는 죽경화증이 노화의 결과이며 예방할 수 없다는 생각이 지배적이었으므로 그의 연구결과는 무시되었다. 그러나 점차 콜레스테롤이 죽경화증을 유발한다는 근거들이 쌓이고, 미국 국립보건원이 지원하여 시행한 대규모 연구인 '관상동맥 1차예방 임상시험'의 결과가 1984년에 보고되면서 혈중 콜레스테롤 수치를 낮추면 심부전과 뇌졸중이 현저히 줄어드는 것이 확실해졌다. 이후 콜레스테롤을 낮추는 약인 스타틴(statin)이 보편화되었다.

담즙산

장과 간을 하루 5~10회 순환

담즙산(bile acid)은 간에서 콜레스테롤로부터 만들어지며 콜산(cholic acid)과 케노데옥시콜산(chenodeoxycholic acid)이 있다. 담즙산은 담즙으로 배출되는 것뿐만 아니라 조직에서 당신생합성(gluconeogenesis)과 지질합성(lipogenesis)에 관여하고, 장에서는 글루카곤유사펩티드-1(GLP-1, glucogon-like peptide-1)의 분비를 촉진시켜 췌장의 베타세포에서 인슐린 분비를 자극한다.

담즙에서 담즙산은 타우린(taurine)이나 글리신(glycine)과 결합한 포합담즙산(결합담즙산, conjugated bile acid)으로 존재한다. 포합(conjugation)이란 생체분자의 안정적인 공유결합을 의미하며 담즙산이 포합되면 양성자(proton)를 잃은 상태로 존재하여 십이지장에서 친수성을 띄게 되므로 소장에서 지방을 흡수하는 역할이 강화된다. 포합담즙산은 글리코콜산, 타우로콜산, 글리코케노데옥시콜산, 타우로케노데옥시콜산 등 4종류가 있는데 이들을 모두 담즙염(bile salt)이라고 한다.

글리신은 단백질을 구성하는 20종의 아미노산 중 하나이며 타우린은 소의 담즙에서 최초로 분리되었기 때문에 황소를 의미하는 라틴어 타우루스(taurus)에서 유래하여 명명되었다. 타우린은 단백질 합성에는 사용되지 않고 유리 아미노산의 형태로 존재한다.

담즙염이 장에 도달하면 장에 존재하는 미생물은 포합담즙산에서 타우린 및 글리신을 제거하여 자유담즙산으로 변화시키고, 콜산으로부터 디옥시콜산(deoxycholic acid)을, 케노디옥시콜산으로부터 리토콜산(lithocholic acid)을 생성한다. 이들을 2차 담즙산이라고 한다. 2차 담즙산에는 케노디옥시콜산의 입체이성체인 우르소데옥시콜산(UDCA)이 소량 포함된다.

하루에 담즙으로 배출되는 담즙산은 12~18g 정도로, 이들 중 95%는 소장에서 다시 흡수되어 간으로 간다. 이를 장간순환(entero-hepatic circulation)이라 하며, 하루에 5~10회 반복한다. 우리가 음식을 섭취하는 횟수와 비슷하다. 장간순환을 하는 담즙산의 총량은 2~4g이고 일부는 변으로 배출된다. 대략 매일 400mg의 담즙염이 대변으로 배설되고 그만큼 매일 간에서 합성되는 것이다. 담즙에 포함된 콜레스테롤도 장간순환을 하는데, 혈중 콜레스테롤이 높으면 담즙산과 함께 재흡수되지 않고 대변으로 배출된다. 장염으로 담즙산 재흡수가 감소하면 간에서 합성하여 보충한다.

대사(代謝, metabolism)란 생명체에서 일어나는 화학적 변화를 총괄하는 의미로, 인체에서 일어나는 모든 변화는 대사라고 할 수 있다. 그러나 일반적으로는 에너지 변화를 의미한다.

에너지(energy)는 일(work)을 할 수 있는 능력이라고 정의할 수 있으며 물리학에서 평가하는 단위는 줄(joule)이다. 1줄(J)은 1뉴턴(N)의 힘으로 1m를 끄는 에너지이고, 1뉴턴은 대략 작은 사과 1개를 들고 있는 힘이다. 음식이나 에너지대사에서의 에너지는 킬로칼로리(Cal=kcal) 단위로 측정한다. 1칼로리(cal)는 물 1그램(g)을 1℃ 올릴 때 필요한 에너지를 말한다. 그러나 인체대사는 킬로칼로리 단위로 진행되기 때문에 킬로칼로리를 대문자 Cal로 표현한다. 이를 우리말로 번역할 때는 대문자를 표현할 방법이 없어서 그냥 칼로리라고 한다. 따라서 의학에서 칼로리라고 하면 킬로칼로리를 의미한다. 1칼로리

(Cal)는 4.2kJ에 해당한다.

에너지전환 ————————————————
전자의 이동

에너지에는 근본적으로 위치에너지(potential energy)와 운동에너지(kinetic energy), 2종류가 있다. 인체대사에서 열에너지(heat energy)는 입자들의 운동에너지에 해당하고, 화학에너지는 원자들 간의 결합으로 발생하는 것으로, 지구와 태양 사이의 중력과 같은 범주의 위치에너지이다.

19세기의 물리학자들은 기계가 일하는 동안 열에너지의 이동을 관찰하면서 열역학법칙을 발견했는데 생체에너지의 이동에서도 같은 원리가 작동한다. 열역학 제1법칙은 에너지는 창조되거나 소멸되지 않고 단지 형태만 바뀔 뿐이라는 에너지보존법칙이고, 열역학 제2법칙은 에너지가 전환될 때 엔트로피는 증가한다는 것이다. 엔트로피(entropy)란 기계적인 일로 전환될 수 없는 열에너지라고 정의하며, 무질서도와 같은 의미이다.

열역학의 두 법칙을 종합하면 에너지가 다른 형태로 전환될 때 총에너지는 보존되지만 일부는 열로 상실되고 무질서도는 증가한다는 것이다. 생명체도 시간이 지나면서 무질서도가 증가하는데, 산다는 것은 증가하는 엔트로피를 계속 되돌려 질서를 유지한다는 말과도 같다. 이는 엔트로피 증가법칙을 거스르기 때문에 자발적으로는 불가능하고 에너지의 유입이 있어야 한다.

자유에너지(free energy)는 어떤 계(system)가 가지고 있는 내부에너지 중 일(work)로 변환이 가능한 에너지를 말한다. G=H-TS라는 수식으로 계산된다. G는 자유에너지, H는 엔탈피(enthalpy), T는 온도, S는 엔트로피이다. 이 식에서 보듯이 분자의 엔트로피(S)가 낮을수록 자유에너지(G)는 많아진다.

인체에서 엔트로피가 낮은 분자는 단량체들이 규칙적이고 반복적으로 결합한 중합체분자인 지방과 탄수화물이다. 지방은 긴 지방산 사슬들로 구성되는데, 지방산은 잘 정돈된 $-CH_2-CH_2-$의 반복구조이며, 자발적으로 물과 떨어져 지방방울(droplet)로 정돈되어 있기 때문에 엔트로피가 낮다. 성인의 몸에는 40일 정도 굶어도 이용 가능한 에너지가 지방으로 저장되어 있으며, 글리코겐에 저장된 에너지는 하루분의 에너지에 해당한다.

지방과 글리코겐을 분해하는 것은 여러 과정을 거치는 시간이 필요하기 때문에 세포는 에너지가 필요할 때는 ATP를 사용하고, 평상시에는 ATP를 일정량 비축해둔다. ATP는 탄수화물과 지질분자에 저장된 C-C결합 에너지에서 만들어진다. C-C결합의 자유에너지는 80Cal/mol인데, C-C결합이 깨지면서 방출되는 에너지는 전자의 형태로 이동한다. 전자를 운반하는 분자인 에너지운반체가 보유하는 자유에너지는 30~50Cal/mol이며, 에너지운반체와 전자의 결합이 깨질 때 방출되는 에너지가 ATP 합성에 사용된다. 여기에는 7Cal/mol의 에너지가 필요하기 때문에 결론적으로 C-C결합 1개에 저장된 에너지는 몇 개의 ATP에 저장된다고 할 수 있다.

에너지대사

에너지운반체란 생성되기 어려운 공유결합에 1~2개의 전자를 운반하기 때문에 그런 이름이 붙었는데, 전자운반체라고도 한다. 운반체가 화학에너지를 저장하고 있으면 전자를 잡고 있다는 뜻에서 환원된 에너지운반체라고 불린다. 반면 전자를 방출한 운반체는 산화된 에너지운반체라고 불린다. 대부분의 에너지운반체들은 이름이 상당히 길어서 축약해서 사용한다. NAD^+, FAD 등과 같이 산화된 형태로 명명된다. NAD^+(nicotinamide adenine dinucleotide)는 니코틴아마이드(nicotinamide)와 아데닌(adenine)이라는 2개의 뉴클레오티드가 결합한 분자이다. FAD(flavin adenine dinucleotide)도 아데닌과 플라빈모노뉴클레오티드(flavin mononucleotide, FMN)라는 2개의 뉴클레오티드가 결합된 분자이다. FAD는 2개의 전자를 받고 2개의 양성자와 결합하여 $FADH_2$(환원형)가 되고 NAD^+는 2개의 전자를 받을 수 있지만 1개의 양성자하고만 결합하기 때문에 NAD^+의 환원형은 $NADH+H^+$이다. NAD^+와 FAD는 전자를 운반하는 분자이지만 화학식만 보면 전자의 이동보다는 수소의 이동으로 보인다. 전자가 수소원자(H)나 수소화이온(hydride ion, :H^-)의 형태로 전달되기 때문이다.

전자운반체가 전해준 전자는 미토콘드리아 내막의 호흡사슬에서 산소(O_2)로 전달되고 이때 방출된 에너지는 ATP에 보존된다. 에너지가 필요한 세포는 ATP에서 인산기가 하나(P_i) 혹은 2개(PP_i)가 떨어질 때 나오는 에너지를 이용하고, 평소에는 연료를 산화하여 얻는 에너지를 ADP나 AMP에 P_i 또는 PP_i를 붙여 ATP에 비축해둔다. 이처럼 ATP 생산과 소비를 연계(coupling)시킬 수 있는 능력은 생명체의 특징인데, 에너지 전환과정에서 에너지는 항상 손실된다.

산화적 인산화 ────────────

ATP는 양성자의 이동으로 합성된다

세포에서 연료의 산화과정에는 산소가 사용되며 부산물로 이산화탄소가 나온다. 산소와 이산화탄소의 교환을 호흡이라고 하는데, 호흡의 궁극은 세포에서 산소와 이산화탄소 교환인 세포호흡으로 3단계의 과정으로 이루어진다.

(1) 연료분자가 2-탄소(C-C) 단위로 잘려 아세틸-CoA가 된다.
(2) 아세틸기가 시트르산회로에서 산화되어 방출되는 에너지가 전자운반체에 전달된다.
(3) 전자운반체가 전해준 전자는 호흡사슬에서 O_2로 전달되면서 방출된 에너지가 ATP를 만든다.

호흡사슬(respiratory chain)은 미토콘드리아 내막에 있다. 전자를 전달하는 4개의 단백질복합체로 이루어져 있어 전자전달계(electron transport system)라고도 한다. 전자가 4개의 단백질복합체를 차례로 이동하면서 복합체에 에너지를 제공하면 복합체는 양성자(H^+)를 미토콘드리아 내막 밖으로 펌프하고 마지막으로 산소(O_2)에 전달되면 양성자(H^+)와 결합해 물(H_2O)이 된다.

호흡사슬에서 전자가 전달되는 동안 양성자 농도는 내막을 경계로 밖이 높고 안이 낮아지므로, 양성자가 안으로 들어오려는 힘을 갖게 된다. 내막을 경계로 양성자 농도에 차이가 있을 때 양성자가 이동하

에너지대사

려는 현상을 화학삼투(chemiosmosis)라고 한다. 양성자 농도의 차이는 내막에 0.2볼트(V)의 전압을 형성하는데, 전압이 커질수록 양성자가 이동할 때 에너지가 커지고 전자전달계 옆에 있는 ATP 합성효소는 양성자가 안으로 유입되는 에너지를 이용해서 ATP를 합성한다.

호흡사슬과 화학삼투를 산화적 인산화(oxidative phosphorylation)라고 한다. 산화반응을 통해 ADP를 인산화해서 ATP를 만드는 과정이라는 의미이다. 이는 세포호흡의 궁극적 과정이라고 할 수 있으며, 1961년 영국의 생화학자 미첼(P. Mitchell, 1920~1992)이 밝혔다.

전자의 성질과 행동을 의미하는 전기(電氣, electricity)는 생물학에서는 전자뿐만 아니라 전하를 띠는 이온과 분자들의 행동까지 포함한다. 미토콘드리아 내막을 포함한 생체막 자체는 전하를 띠지 않기 때문에 전기에너지는 없지만 반투과성(半透過性, semipermeability)으로 전하를 가진 입자를 분리하기 때문에 절연체(insulator)라고 생각할 수 있다. 전하를 분리한 채로 유지했다가 에너지를 발생하는 절연체를 전지(battery)라고 하므로, 생체막은 일종의 전지라고 할 수 있다. 미토콘드리아 내막의 화학삼투는 전기적 불균형과 화학적 불균형이 동시에 나타나는 전기화학적 전위(electrochemical potential)의 일종이다.

에너지소비 ————————————————

기초대사율은 나이가 들수록 감소한다

에너지는 기초대사, 신체활동, 자극에 대한 반응 등 3가지로 소비된다. 기초대사는 생존에 필요한 최소한의 에너지로, 가장 편안하게 누워서 숨쉬기만 하고 있을 때의 에너지소비량을 말한다. 같은 체중이라면 근육이 많을수록 증가하므로 여성보다는 남성의 기초대사율이 10% 높은데, 남성 기준으로 한 시간에 체중 1kg당 1Cal이다. 기초대사율은 나이가 들면서 감소한다. 기초대사로 소비되는 에너지는 전체 에너지소비의 60~70%를 차지하며 주로 생존에 필수적인 5대 기관인 심장, 뇌, 신장, 간, 폐 등의 활동에 이용된다.

신체활동에 의한 에너지소비는 골격근이 소비하는 것으로 사무직 근로자의 경우 전체 에너지소비의 10% 정도를 차지한다. 에너지소비의 3번째 요소인 자극에 따른 소비는 스트레스와 불안과 같은 심리적인 요인, 추위와 같은 외부 환경 요인, 식이성 발열 등이다. 식이성 발열이란 음식을 섭취하는 행위 자체가 열을 생산하는 에너지소비 과정으로, 전체 에너지소비의 10%가량을 차지한다. 탄수화물, 지방, 단백질 중 소화-흡수-분포 등의 많은 과정을 거치는 단백질은 섭취량의 30%가 식이성 발열로 소비된다.

혈액에는 지방산, 포도당, 케톤체, 젖산, 아미노산 등 세포가 이용할 수 있는 에너지원이 순환한다. 지방산은 지방조직에서 유래하며 포도당과 케톤체는 간세포에서 생산하고, 근육에서는 젖산과 아미노산을 혈액에 내보낸다.

인체가 에너지를 이용하는 과정에는 우선순위가 있는데, 뇌에 안정적으로 포도당을 공급하는 것이 제일 중요하기 때문에 식사 직후가 아니라면 뇌를 제외한 대부분의 장기는 지방산에서 에너지를 얻는다. 다음으로는 음식을 섭취하지 않더라도 체내 단백질을 유지하고, 여분의 에너지는 글리코겐, 지방의 순서로 저장되며, 분해도 글리코겐, 지방의 순서로 이루어진다. 금식을 했을 때 가장 먼저 이용되는 글리코겐은 간에 100g, 골격근에 400g 정도 있는데 하루 에너지를 충족시키는 정도의 양이다. 따라서 하루 이상 금식하면 지방이 유일한 에너지원이 된다. 지방은 체중의 20%를 차지하며, 40일 정도 금식하더라도 수명을 유지할 수 있다.

탄수화물대사 ──────────────────
세포가 가장 많이 이용하는 연료는 포도당

　　　　탄수화물은 다당류인 녹말과 이당류 형태로 섭취한다. 녹말은 침에 있는 아밀라아제(amylase)의 작용으로 분해되기 시작한다. 아밀라아제는 녹말(starch)을 의미하는 라틴어 amylum과 효소를 의미하는 접미어 '−ase'가 합해진 것으로 전분분해효소라고 번역한다. 타액의 아밀라아제는 위에 들어가면 위산에 의해 불활성화되고 십이지장에서 녹말은 췌장액의 아밀라아제에 의해 맥아당과 올리고당으로 분해된다. 맥아당, 설탕, 젖당 등 이당류는 소장 장세포의 세포막에 있는 이당분해효소(disaccharidase)에 의해 포도당, 과당, 갈락토스로 분해되어 장세포로 흡수된다.

　세포가 ATP를 만드는 데 가장 많이 이용하는 화학연료는 포도당이며 해당, 발효, 세포호흡의 과정을 거쳐 ATP를 생산한다. 포도당이 에너지원으로 사용되는 첫 단계는 3−탄소 피루브산(pyruvate) 2개로 분해되는 것이다. 이를 당을 분해한다는 의미로 해당(解糖, glycolysis)이라고 한다. 해당과정은 산소 없이 일어나며, 2개의 ATP가 만들어지고 일부 에너지는 2개의 NADH에 저장된다.

해당과정으로 생산된 피루브산의 운명은 산소의 존재 여부에 따라 달라진다. 산소가 없는 조건에서는 젖산(lactic acid)으로 전환되고, 산소가 있다면 미토콘드리아로 이동하여 아세틸-CoA로 전환되어 시트르산회로(citric acid cycle)로 간다. 시트르산은 트리카복실산(tricarboxylic acid)이기 때문에 시트르산회로는 TCA(TriCarboxylic Acid)회로라고도 하고, 회로를 완전히 밝힌 독일 생화학자 크렙스(H. Krebs, 1900~1981)의 이름을 따서 크렙스회로라고도 불린다.

시트르산회로에서는 ATP 2개가 생산되고 나머지 에너지는 3개의 NADH, 1개의 $FADH_2$에 저장되어 호흡사슬로 가서 ATP를 합성한다. 결론적으로 포도당 1개가 산소가 있는 조건에서 완전 산화되면 30~32개의 ATP가 생성된다.

혈중 포도당은 뇌를 비롯한 일부 조직에 유일하거나 주요한 연료 공급원이다. 혈당은 간에서 생산되는데 간에서 합성하는 포도당의 근원은 음식으로 섭취한 탄수화물이거나 간에 글리코겐 형태로 저장된 것이다. 뇌는 매일 120g의 포도당이 필요한데, 혈액에 있는 포도당을 모두 합해도 4g에 불과하기 때문에 음식으로 계속 공급되어야 한다. 그렇지 않으면 간과 근육에 있는 글리코겐이 분해되어 혈당을 유지하고, 글리코겐이 소신되면 탄수화물이 아닌 연료에서 포도당을 합성한다. 이를 당신합성(gluconeogenesis)이라고 한다. 글리코겐의 분해로 당을 만드는 당합성(glycogenolysis)과 구별하기 위해 새롭다는 뜻의 신(新, neo-)이라는 말을 붙인 것이다.

당신합성은 간에서 젖산, 글리세롤, 알라닌 등 3-탄소화합물을 재료로 만든다. 젖산은 근육조직에서 포도당의 대사산물이고, 글리세롤은 트리글리세리드가 분해된 것이며 알라닌은 근육단백질에서 유래한다.

지방대사

지방산과 석유의 산화로 생산되는 에너지의 양은 동일하다

우리가 섭취하는 지방의 90~95%는 트리글리세리드(triglyceride)이고, 나머지는 인지질, 콜레스테롤에스터 등이다. 이는 모두 담즙에 의해 십이지장에서 유화(乳化, emulsification)되어 미셀이 된다. 미셀은 지질분해효소가 작용할 수 있는 표면적을 제공한다.

트리글리세리드의 소화에 핵심적인 역할을 하는 효소는 리파아제(lipase)로 지질분해효소, 지방분해효소 등으로 번역한다. 침샘이나 위에서도 분비되지만, 췌장에서 분비된 지질분해효소가 대부분의 지방을 분해한다. 지질분해효소는 트리글리세리드를 분해하여 지방산 2개와 모노글리세리드(monoglyceride) 1개를 만든다. 지질분해효소와는 별개인 인지질분해효소(phospholipase)는 인지질을 분해하고, 콜레스테롤에스터분해효소(cholesterol esterase)는 콜레스테롤에스터를 콜레스테롤과 지방산으로 분해한다.

미셀에서 췌장효소가 작용해서 형성된 지방산, 모노글리세리드,

인지질, 콜레스테롤 등은 미셸을 떠나 소장의 장세포 안으로 들어간다. 장세포 안에서는 지질과 단백질을 결합해서 암죽미립(킬로미크론, chylomicron)을 만들어 림프관으로 보낸다. 소장의 융모(villi)에 존재하는 림프관은 암죽미립을 운반하기 때문에 암죽관(chyle duct)이라고도 한다.

지질 자체는 혈액에 용해되지 않기 때문에 단백질과 결합해 혈액을 이동하는데, 지질과 결합하는 단백질을 아포지단백(apolipoprotein) 혹은 아포단백(apoprotein)이라고 하며, 지질과 아포단백이 결합된 것을 지단백(lipoprotein)이라고 한다. 지단백은 소장과 간에서 생성되어 다른 조직에 필요한 지방을 배분하는 역할을 하고, 크기에 따라 암죽미립, 초저밀도지단백질(VLDL), 중간밀도지단백질(IDL), 저밀도지단백질(LDL), 고밀도지단백질(HDL) 등 5종으로 분류한다. 지단백의 성분 중 트리글리세리드가 많을수록 밀도는 낮아지고 크기는 커진다.

암죽관에 들어온 암죽미립은 모두 흉관과 좌측쇄골하정맥, 심장을 거쳐 전신으로 전달된다. 포도당과 아미노산 같은 수용성 영양분이 융모의 모세혈관을 통해 간으로 가는 것과는 대조된다. 혈중 암죽미립은 지방조직, 심장, 골격근 등의 모세혈관 내피세포에 존재하는 지단백 지질분해효소(lipoprotein lipase)에 의해 지방산과 글리세롤이 분리되어 연료로 소비되거나 저장된다. 암죽미립에서 트리글리세리드가 제거된 암죽미립 잔유물(chylomicron remnant)은 간으로 가서 대사되기 때문에 식후 12시간 이상 공복 상태가 되면 혈중에서 암죽미립과 잔유물은 사라진다.

공복 시 간에서는 VLDL을 만들어 혈액으로 내보내는데, VLDL

의 50%는 트리글리세리드이고 나머지 50%는 인지질, 콜레스테롤에스터, 단백질 등으로 구성된다. 지방조직, 심장, 골격근 등의 모세혈관 내피세포에 존재하는 지단백 지질분해효소에 의해 VLDL에서 트리글리세리드가 제거되면 IDL 또는 LDL이 된다. LDL은 트리글리세리드가 많이 추출된 것이기 때문에 성분의 40%가 콜레스테롤에스터이다. IDL은 간으로 다시 돌아가고, LDL은 콜레스테롤이 필요한 조직에 콜레스테롤을 제공한다. 조직에서 사용하고 남는 잉여 콜레스테롤은 HDL을 통해 간으로 회수된다. 콜레스테롤은 모든 유핵세포에서 합성될 수 있으나 간세포만이 콜레스테롤을 대사하여 처리할 수 있다.

췌장뿐만 아니라 지방을 이용하는 세포라면 모두 지질분해효소를 가지고 있는데, 트리글리세리드에서 이용 가능한 에너지의 95%는 3개의 지방산으로부터 제공되고 5%는 글리세롤에서 제공된다. 지방산이 아세틸-CoA로 산화되는 것은 많은 조직에서 주된 에너지 생산 경로이다. 심장과 간세포가 사용하는 에너지의 80% 정도는 지방산에서 추출하고. 골격근도 휴식 시에는 에너지 필요량의 50% 이상을 지방산에서 얻는다. 지방산은 석유와 마찬가지로 주로 C-C, C-H결합으로 구성된 탄화수소이므로 석유가 산화되어 에너지를 방출하는 것과 동일한 에너지를 생산한다. 지방산이 미토콘드리아에서 2-탄소(C-C)씩 잘려 아세틸-CoA 형태로 아세틸기를 만드는 것을 베타(β)산화라고 하는데, 이때 생산된 전자는 전자운반체에 의해 호흡사슬에 전달되어 ATP가 생산되고 아세틸기는 시트르산회로에서 산화된다.

아미노산대사

근육조직의 분해로 에너지를 얻으면 생존이 어렵다

　　단백질의 소화는 위에서 펩신(pepsin)에 의해 시작된다. 펩신은 그리스어 소화(pepsis)에 접미어 '-in'이 합해진 말인데, 단백질을 짧은 폴리펩티드로 분해한다. 그러나 대부분의 단백질 소화는 십이지장과 공장에서 일어나므로 위 전체를 절제한 사람도 단백질 소화에는 큰 문제가 없어, 펩신이 단백질 소화에 필수적인 것은 아니다.

　단백질의 펩티드결합을 끊는 위치는 효소마다 다르다. 췌장액효소인 트립신(trypsin), 키모트립신(chymotrypsin), 엘라스틴분해효소(elastase)는 폴리펩티드사슬 내부의 펩티드결합을 절단하며, 카복시펩티드분해효소(carboxypeptidase)는 폴리펩티드의 카복실기 말단으로부터 아미노산을 절단하고, 소장의 장세포에 있는 아미노펩티드분해효소(aminopeptidase)는 아미노기 말단에서부터 아미노산을 끊는다. 이러한 효소들의 작용으로 폴리펩티드사슬은 아미노산, 다이펩티드, 트리펩티드 등으로 분해되어 소장 장세포로 흡수된다. 장세포 안에서 다이펩티드와 트리펩티드는 아미노산으로 완전히 분해되어 혈액을 통해 간으로 간다. 그리고 간세포는 아미노산을 재가공하여 혈액으로 내보낸다. 각 조직은 혈액으로 공급되는 아미노산을 조립하거나 새로 합성해서 필요한 단백질을 만들어, 자기가 사용하거나 혈액으로 다른 세포에 보낸다.

　모든 생명체의 단백질을 구성하는 아미노산은 20종으로 모두 동일하다. 식물과 세균은 20가지 아미노산을 모두 자체적으로 합성하지만, 포유류는 절반 정도만 스스로 합성할 수 있고 나머지는 음식으로 섭취해야 한다. 이를 필수아미노산이라고 한다. 사람에게 필수아미노산은 9개이다. 우리가 섭취하는 단백질은 동물성과 식물성으로 나눌 수 있는데, 동물성 단백질에는 모든 필수아미노산이 충분히 들어 있지만 대부분의 식물성 단백질은 필수아미노산이 하나 이상 부족하다.

인체에서 사용되는 에너지원을 먼저 사용되는 순서대로 나열하면 포도당, 글리코겐, 지방, 단백질의 순이다. 단백질은 인체 에너지 생산의 10~15% 정도를 담당하는데, 이것은 음식으로 섭취한 것이다. 인체를 구성하고 있는 단백질은 에너지 저장원이 아니기 때문에 변성단백질이 교체될 때 생성되는 아미노산 중 단백질 합성에 필요하지 않은 아미노산만 분해되어 연료로 이용된다. 인체의 필요량을 초과하여 단백질을 섭취했을 때에도 간세포는 아미노산을 분해하여 당신합성(gluconeogenesis)이나 케톤생성(ketogenesis)을 통해 에너지원으로 사용하거나 탄수화물과 지방으로 전환한다.

야간의 공복 상태에서는 간과 골격근의 글리코겐이 고갈될 수 있다. 저혈당은 생명을 위협하기 때문에 어디에선가 포도당이 공급되어야 하는데, 이때 포도당으로 전환될 수 있는 화합물은 트리글리세리드의 글리세롤과 단백질의 아미노산이다. 그러나 트리글리세리드에서 분리되는 글리세롤만으로는 포도당을 합성하기에 충분하지 않고, 지방산은 포도당으로 전환될 수 없기 때문에 근육조직이 분해되어 포도당을 공급한다. 따라서 장기간 기아 상태가 지속되어 분해된 근육단백질이 보충되지 않으면 생명이 위험해진다.

케톤체대사

지방산의 40%는 케톤체로 전환되어 에너지원이 된다

케톤(ketone)은 2개의 알킬기가 결합한 카보닐기를 갖는 유기화합물이며, 아세톤(acetone, CH₃COCH₃)은 가장 작은 케톤이다. 아세톤은 물에 잘 녹는 유기용매로서 다른 유기물과 잘 섞이기 때문에 페인트나 매니큐어를 지울 때 사용된다. 체내 케톤체 생산이 많아지면 혈액 중 아세톤이 호흡으로 배출되기 때문에 숨 쉴 때 매니큐어 제거제와 같은 냄새가 난다.

지방산의 β산화에서 형성된 아세틸-CoA가 시트르산회로에 들어가기 위해서는 옥살로아세트산(oxaloacetate)과 결합해야 한다. 그런데 옥살로아세트산은 탄수화물이 적당히 공급되어야 생성되므로, 지방은 탄수화물의 불꽃에서 탄다는 말이 생겼다. 포도당이 해당되어 생산되는 피루브산이 없으면 옥살로아세트산이 고갈되어 아세틸-CoA가 시트르산회로에 들어갈 수가 없다. 이런 조건에서 지방세포에서 분비되는 지방산은 간으로 이동하여 아세틸-CoA로 전환된다.

케톤체(ketone body)는 지방산이 산화되는 과정에서 주로 생성되지만 아미노산의 대사산물로 생성되기도 하는데, 간세포의 미토콘드리아에서 지방산과 아미노산에서 생성되는 아세틸-CoA를 재료로 생성된다. 아세틸-CoA 2개가 결합해서 아세토아세트산(acetoacetate)이 되고 아세토아세트산은 베타-히드록시부티르산(β-hydroxybutyrate)이나 아세톤으로 전환된다. 이들은 간에서 생성되는 주요 케톤체로서,

에너지대사

간 밖으로 배출된다. 아세토아세트산과 베타–히드록시부티르산을 받아들인 세포는 이를 아세틸–CoA로 전환하여 시트르산회로에서 ATP 합성에 이용한다. 아세톤은 생산량이 많지는 않으나 역시 연료로 이용되고 일부는 호흡을 통해 밖으로 배출된다.

인체가 이용하는 지방산의 40%는 간세포로 전달되어 케톤체로 분해된 다음 혈액으로 방출되어 심장조직과 골격근이 일상적으로 사용하는 에너지원이 된다. 또한 뇌는 포도당이 없을 때 차선책으로 케톤체를 이용한다.

케톤생성 식이(ketogenic diet)란 적당한 양의 단백질을 포함하며 지방이 풍부하고 탄수화물이 적은 식사를 해서 신체가 지방과 케톤체를 주요 에너지원으로 사용하도록 하는 것을 말한다. 약물로 치료가 되지 않는 뇌전증을 치료하는 방법으로 사용되며, 소아 뇌전증 환자에게는 지능발전에 도움을 주는 효과도 있다. 또한 비만치료식으로도 이용되고, 알츠하이머병 치료에 이용하려는 연구도 진행되고 있다. 그런데 장기간 금식, 장시간의 심한 운동, 조절되지 않는 당뇨병 등과 같은 상황에서 케톤체 생산이 급증하여 혈액 pH가 감소하는 산증(acidosis)을 초래할 정도가 되면 혼수상태에 빠질 수 있다.

젖산대사

암세포는 젖산발효를 한다

피루브산(pyruvic acid, $C_3H_4O_3$)은 카복실기와 케톤기를 가진 가장 작은 α-케토산이다. 처음 발견했을 때 열을 가해 증류되었기 때문에 열을 의미하는 그리스어 pyro에서 이름이 만들어졌다.

생물은 처음에 산소가 없는 환경에서 탄생했으므로 포도당을 산소 없이 피루브산으로 분해하는 해당과정은 유기물로부터 에너지를 얻는 가장 오래된 생물학적 경로이고, 포도당대사가 생물마다 다른 것은 피루브산 이후의 대사과정이다. 산소가 없는 조건에서 피루브산은 젖산발효를 한다. 발효(醱酵, fermentation)란 포도당을 포함한 유기물이 혐기성(anaerobic)으로 분해되는 현상을 말하는 용어로서 효모는 알코올발효를 하고 유산균과 동물은 젖산발효를 한다.

젖산(lactic acid)은 산패한 우유에서 처음 발견되어 젖(우유)을 의미하는 라틴어 lactis에서 이름이 만들어졌다. 이를 젖산 혹은 유산(乳酸)이라고 번역한다. 젖에 있는 이당류 락토스(lactose, 젖당·유당)와 이를 분해하는 락타아제(lactase, 젖당분해효소)가 같은 어원이다. 젖당은 젖당분해효소에 의해 포도당과 갈락토스로 나뉜다. 갈락토스(galactose)는 젖을 의미하는 그리스어 galag에서 유래했다.

인체에서는 적혈구와 근육조직에서 젖산발효가 일어난다. 특히 근육이 산소를 이용할 시간이 없을 정도로 빠르고 격렬하게 운동할 때 많아진다. 젖산발효가 시트르산회로를 통한 산화과정보다 ATP 생산 속도가 빠르기 때문이다. 적혈구는 미토콘드리아가 없기 때문에 젖산발효를 통해서만 ATP를 얻는다. 적혈구와 근육에서 생성된 젖산은 간으로 전달되고 포도당으로 전환되어 다시 혈액으로 방출된다. 근육세포와 간세포 사이에 젖산과 포도당이 순환되는 것을 코리회로(Cori cycle)라고 하는데, 미국의 생화학자 칼 코리(Carl Cori, 1896~1984)와 거티 코리(Gerty Cori, 1896~1957) 부부가 이 과정을 밝혔다.

골격근은 근육의 활동 정도에 따라 연료로서 지방산, 케톤체, 포도당을 사용한다. 쉬고 있을 때의 골격근은 지방산과 케톤체가 아세틸-CoA를 거쳐 시트르산회로에서 산화되고, 격심하게 활동할 때는 글리코겐에서 포도당을 만들어 젖산발효를 통해 신속하게 ATP를 합성한다. 심근은 끊임없이 규칙적으로 수축과 이완을 반복한다는 점에서 골격근과는 다르고, 골격근보다 미토콘드리아가 훨씬 많아 격심한 운동 시에도 주로 지방산을 산화시켜 ATP를 생산한다.

거의 모든 암세포는 정상세포보다 포도당을 10배 빠르게 이용하고 젖산발효를 한다. 암 조직은 처음 생길 때 산소를 공급받을 수 있는 모세혈관이 없기 때문인데, 암 조직이 성장하여 혈관이 생겨 산소가 충분히 공급되어도 젖산발효를 한다.

젖산의 생산속도가 처리속도보다 빠르면 젖산이 혈액에 많아져 체액이 산성화되기 때문에 최상의 운동선수라 할지라도 최고속도로 1분 이상 단거리경주는 할 수 없다. 젖산은 간세포에서 피루브산으로 전환되어 포도당으로 전환되거나 시트르산회로로 들어가 산화되는데, 이때 산소가 많이 필요하다. 훈련이 잘된 운동선수의 경우 100m 경주 후 30분 정도에 걸쳐 젖산이 처리되기 때문에 운동이 끝난 뒤에도 그 시간 동안 숨을 몰아쉬게 된다.

  다세포 생명체는 세포끼리 정보전달을 통해 유기적으로 연결된다. 세포끼리의 정보는 화학물질에 의해 전달되며, 외부 환경에서 들어오는 정보는 압력, 온도, 빛과 같은 물리적 신호로 전달된다.

  신호물질(signal)은 세포에서 만들어져 외포작용(exocytosis)에 의해 세포 밖으로 나가는데, 외분비(exocrine)와 내분비(endocrine) 2종류가 있다. 외분비는 췌장액처럼 인체 외부로 분비되는 신호전달이고, 내분비는 호르몬(hormone)처럼 순환계를 통해 체내의 표적세포로 보내는 것이다.

  고전적인 개념의 호르몬은 내분비기관에서 합성되어 혈액으로 분비되어 멀리 떨어진 표적세포에 작용하는 물질을 의미했다. 그러나 호르몬의 작용범위가 매우 다양하다는 사실이 밝혀지면서 의미가 확장되고 있다. 내분비 방식으로 작동하는 신호물질은 다음과 같이 분류할 수 있는데, 동일한 물질이 다른 신호전달 방식을 이용할 수 있다.

(1) 내분비 신호전달(endocrine signaling): 혈액으로 호르몬이 분비되어 작용

(2) 주변분비 신호전달(paracrine signaling): 인접세포에 신호를 전달

(3) 시냅스 신호전달(synaptic signaling): 주변분비의 일종으로 신경전달물질에 의해 신경세포끼리 이루어지는 신호전달

(4) 자가분비 신호전달(autocrine signaling): 분비했던 세포 자신에게 신호를 전달

(5) 직접 신호전달(juxtacrine signaling): 간극연접(gap junction)으로 세포질끼리의 직접적인 신호전달

신호전달경로

인체에서 신호는 한 방향으로만 전달된다

신호전달(signaling)은 신호물질(signal), 수용체(receptor), 신호전달 단백질(signaling protein), 2차전령(second messenger), 효과기(effector)로 구성된다. 일상생활에서의 네트워크는 정보를 동시적으로 주고받지만 세포끼리의 신호전달은 정보가 오직 한 방향으로만 흐른다. 생체에서 이러한 정보흐름의 연쇄를 신호전달경로(signal transduction pathway)라고 한다.

신호물질은 세포막을 통과하는 물질과 통과하지 못하는 물질로

나눌 수 있다. 스테로이드 호르몬은 세포막을 통과하여 핵수용체에 결합하고, 펩티드는 세포막을 통과하지 못하고 세포막 수용체에 결합한다. 모든 수용체는 단백질이며, 단백질에 가역적으로 결합한 분자를 리간드(ligand)라고 한다. 리간드-단백질수용체의 상호작용은 이온결합, 수소결합, 반데르발스상호작용, 소수성상호작용 등과 같은 비공유결합으로 이루어지기 때문에 일시적이고 순간적이며 가역적으로 반응한다.

수용체는 ①G단백질연계수용체(G-protein coupled receptor), ②수용체 효소(receptor enzyme), ③리간드개폐 이온채널(ligand-gated ion channel), ④핵수용체(nuclear receptor) 등 4가지의 기본 유형이 있다.

스테로이드 호르몬이 작용하는 수용체는 세포질에서 수용체와 결합하여 핵으로 이동하여 유전자 전사를 조절하므로 핵수용체(nuclear receptor)라고 하고, ①, ②, ③ 수용체는 세포막을 관통하는 단백질분자인데 세포막 안쪽에서 신호전달 단백질을 통해 작용한다. G단백질연계수용체는 세포막 안쪽의 G단백질을 통해 작용하며, 우리가 복용하는 약물의 1/3이 G단백질연계수용체를 통해 작용한다. 수용체 효소는 효소활성이 있는 수용체인데, 수용체 단백질인산화효소(receptor protein kinase)와 수용체 구아닐산고리화효소(receptor guanylyl cyclase)가 있다. 수용체 단백질인산화효소는 신호전달 단백질을 인산화하여 작용하는 것으로 수용체 티로신인산화효소(receptor tyrosine kinase)와 수용체 세린/트레오닌인산화효소(receptor serine/threonine kinase)가 있고, 수용체 구아닐산고리화효소는 cGMP를 만들어 작용한다. 이온채널(ion channel)은 이온의 흐름을 제어하는 게이트(gate)의 종류에 따라 전압개폐 이온채널(voltage-gated ion channel)과 리간드개폐 이온채널로 나누며, 리간드개폐 이온채널이 수용체로서 기능한다.

신호전달 단백질은 세포 내에서 수용체에서 효과기(effector)로 정보를 나르는 가교 역할을 하는 것으로 G단백질, 단백질인산화효소 (protein kinase), 지방인산화효소(lipid kinase), 아데닐산 고리화효소(adenyl cyclase) 등이 있다. 단백질인산화효소는 수용체의 역할도 하고 세포 내에서 신호전달 단백질의 역할도 한다. G단백질은 수용체에 붙어서 수용체의 신호가 오면 GTP와 결합하여 짧게 활성화되었다가 스스로 불활성화되는 스위치 역할을 한다. 미국 생화학자 길먼(A. Gilman, 1941~2015)과 로드벨(M. Rodbell, 1925~1998)이 발견하였으며 GTP의 결합 여부에 의해 활성이 조절되기 때문에 G단백질이라 이름 지었다. G단백질은 세포 내에서 다양한 신호전달 과정의 조절에 관여하는데, 이 조절에 이상이 생기면 다양한 질병이 나타난다. G단백질의 일종인 Ras단백질의 돌연변이는 GTP의 결합에 의해 한번 활성화되면 영구적으로 활성형이 되어 암세포가 된다. 지방인산화효소(lipid kinase)는 지방에 인산을 붙여주는 효소로 세포막 안쪽의 인지질을 인산화한다. 아데닐산 고리화효소는 cAMP를 생산하며 cAMP가 결합하는 cAMP-의존성 단백질인산화효소는 단백질인산화효소A(protein kinase A, PKA)라고 한다.

세포 내에서 신호전달은 신호전달 단백질뿐만 아니라 비단백질 분자들도 관여하는데, 이들을 총칭해서 2차전령(second messenger)이라고 한다. 칼슘이온, cAMP, cGMP, NO, CO 등이 있다. 이 분자들은 크기가 작아서 세포질에서 빠르게 신호를 전파하여 신호를 증폭한다.

모든 신호전달경로의 중간에는 연결자(adaptor)라고 불리는 단백질들이 있으며 도메인(domain) 또는 모티프(motif)라고 불리는 결합부위로 이루어져 있어서 수용체, 2차전령, 효과기(effector) 등 신호망(signaling network)을 구성하는 분자들을 한곳에 모아두는 접착제 기능을 한다.

신호전달경로를 정리하면 신호전달물질, 수용체, 효과기의 3가지 구성요소가 있고, 수용체와 효과기 사이에 신호전달 단백질, 2차전령, 연결자 단백질 등이 있는데, 연결자 단백질은 연쇄반응에 참여하는 분자들을 세포 내 특정 구역에 묶어둔다. 효과기가 세포질에 있으면 신호전달은 비교적 단기적인 반면 핵에 있으면 유전자 발현을 조절하기 때문에 효과가 장기적이다.

영양소 감지 ─────────────────

TOR가 억제되면 수명이 연장된다

포도당을 비롯한 연료물질을 인지하고 반응하는 세포의 능력을 영양소 감지(nutrient sensing)라고 한다. 세포 안팎의 영양소는 이를 감지하는 분자들에 의해 유전자에게 전달되고, 유전자는 단백질을 만들어 영양소를 적절하게 이용한다.

단세포생물인 효모의 성장과 증식은 오로지 주변에 존재하는 영양소에 의존하는데, **AMPK**와 **TOR**가 핵심적인 역할을 한다. 다세포생물은 영양소에 대한 정보를 신호전달 시스템을 통해 세포끼리 주고받지만 세포 내에서는 효모와 동일하게 AMPK와 TOR가 중심 역할을 한다. 영양소 대사는 ATP를 중심으로 이루어지기 때문에 영양소 감지는 ATP농도에 대한 감지와 같이 작용하는데 에너지 감지는 AMPK가 담당하고 영양소 감지는 mTOR(mechanistic target of rapamycin)가 담당한다.

mTOR는 PIKK(PI3K-related kinase)의 일종이다. PI3K(phosphatidylinositol 3-kinase)는 포스파티딜이노시톨의 이노시톨기 3번 탄소에 인산을 첨가하는 지질인산화효소인데, PIKK는 PI3K와 유사한 서열을 가지는 세린/트레오닌 인산화효소를 의미한다. mTOR는 영양소와 성장인자의 변화에 맞춰 세포의 성장과 대사를 조절하는 단백질이라고 할 수 있다. 인슐린/인슐린유사성장인자-1(insulin/IGF-1)의 신호전달을 조절하고, 영양소, 산소, 에너지 상태를 감지하여 간, 근육, 지방, 뇌조직의 대사활동을 조절한다.

1970년대에 모아이 석상으로 유명한 이스터섬 토양에서 항진균(anti-fungal) 효과가 탁월한 물질이 발견되었는데, 지역 이름과 항생제(mycin)를 결합하여 라파마이신(rapamycin)으로 명명되었다. 이스터섬에 사는 원주민들은 자기 땅을 라파누이(Rapa Nui, 커다란 땅)라고 부른다. 이후 라파마이신이 표적으로 하는 단백질이 밝혀지면서 그 단백질을 TOR(Target Of Rapamycin)라 명명했다. mTOR의 m은 원래 포유류(mammalian)에서 발견된 TOR란 의미였으나, 지금은 mechanistic이란 의미로 사용된다. 라파마이신은 시롤리무스(sirolimus)라고도 불리며 장기이식 후 면역억제제로 사용되는 약물로 mTOR를 억제하여 효과를 나타낸다.

mTOR는 mTORC1(mTOR complex1), mTORC2(mTOR complex2)라고 불리는 2개의 단백질복합체를 구성하는데, 라파마이신의 표적은 mTORC1이고, mTORC2에는 영향이 없다. 세포가 성장하고 분열하기 위해서는 단백질, 지질, 핵산 등을 생산하는 동화작용을 촉진하면서 동시에 이화작용을 억제해야 한다. mTORC1은 이러한 과정을 총체적으로 통제한다. 영양소가 많아지면 mTORC1이 활성화되어 단백질합성을 촉진하고, mTORC2는 인슐린/PI3K 신호전달 과정의 Akt를 활성화한다.

식이제한으로 영양섭취가 감소하면 mTOR의 활성이 억제되어 단백질합성과 세포분열이 억제되는 대신 스트레스 저항성이 증가하기 때문에 수명이 연장된다. 또 라파마이신을 투약하여 mTOR를 억제하면 식이제한을 하지 않는 상태에서도 수명연장 효과가 있다. 단백질 합성이 억제되면 번식에 쓰일 에너지가 체세포를 유지하는 곳에 투자될 것으로 추정된다. 효모, 꼬마선충, 초파리 등에서 TOR 활성이 감소하면 수명이 연장되고, 생쥐에게 라파마이신을 투약해 TOR를 억제해도 수명이 연장되는 효과가 있다. 여러 종(種)에서 TOR가 억제되면 수명연장의 효과를 보이는 것은 진화론적으로 보존된 시스템이고, 인간에게도 적용이 가능하다는 것을 의미한다.

AMPK

AMPK의 이상은 노화를 유발한다

AMPK(AMP-activated protein kinase)는 ATP 수준을 감지하는 분자로서, ATP가 고갈되어 AMP:ATP 비율이 증가할 때 활성화되어 ATP를 합성하는 다양한 경로를 활성화한다. 결과적으로 이화작용(catabolism)은 활발해지고 동화작용(anabolism)은 억제된다. 또 미토콘드리아를 성장시키고 그 수를 증가하게 하며, 손상된 미토콘드리아는 자가포식되도록 하여 미토콘드리아에서 ATP를 많이 합성하도록 한다.

AMPK는 간, 근육, 지방, 췌장, 시상하부 등 에너지대사에 관여하는 기관에 많다. 간에서는 지방산과 콜레스테롤의 합성은 억제하고 지방산의 산화를 촉진하며, 골격근에서도 지방산 산화를 촉진한다. 또 지방세포에서는 지질합성을 억제하고, 췌장 β세포에서는 인슐린 분비를 촉진한다. 시상하부의 AMPK는 에너지 수준을 종합해서 총체적인 섭식행동까지 조절한다.

운동을 하면 시상하부의 AMPK가 증가하여 섭식행동을 유발하고 뇌하수체를 통하여 내분비시스템이 ATP를 생산하도록 한다. 운동 이외에도 혈당이 감소하거나 공복일 때 분비되는 그렐린(ghrelin)의 증가, 장기간 금식으로 지방조직이 줄어들 때 분비되는 아디포넥틴(adiponectin) 증가 등이 시상하부의 AMPK를 자극한다.

AMPK의 이상은 대사성 질환을 비롯한 심혈관계 질환, 암 발생과도 연관성이 높고, 노화와 수명에도 중요한 역할을 한다. 초파리에서 AMPK를 없애면 퇴행성신경질환이 많아지는 것을 보면 AMPK 는 신경을 보호하는 역할이 있는 것으로 추정된다. 꼬마선충에서 AMPK의 상동유전자(aak-2)를 활성화시키면 수명이 연장된다.

FOXO

FOXO의 활성화는 수명을 연장시킨다

FOXO는 DNA에 결합하여 전사과정을 조절하는 전사인 자(transcription factor)이다. FOX는 초파리에서 처음 발견되었는데, 초 파리가 태어날 때 머리가 제자리가 아닌 다른 곳에 포크(fork)처럼 생 기는 돌연변이를 포크헤드 상자(forkhead box, FOX)라고 했다. 전사인 자로서 DNA에 결합하는 모티프(motif)가 포크의 머리 부분처럼 생겨 서 그런 이름이 붙었다는 주장도 있다. 생물학에서 상자(box)란 말은 전사가 시작되는 곳을 지정해주는 DNA 서열을 지칭하고, 모티프란 특정 기능을 하는 짧은 아미노산 서열의 단백질이나 DNA 서열을 의 미한다.

초파리 이외에도 꼬마선충과 포유류에서도 많은 상동염색체가 발견되었는데, 모티프(포크머리)를 구성하는 아미노산 서열에 따라 FOXA, B, C, D, E, F, G, H, I, J, K, L, M, N, O, P, Q, R, S 등과 같 이 알파벳을 붙여 구별한다.

FOX 전사인자들 중 FOXO 그룹이 세포주기, 세포사멸, 에너지대 사에서 중심적인 역할을 한다. FOXO는 영양소나 인슐린이 없을 때 활성화되어 지방과 글리코겐을 분해하여 에너지원을 제공한다. 반대로 영양소가 충분하여 인슐린 신호전달이 활성화되면 FOXO는 억제되어 잉여 에너지가 글리코겐과 지방으로 축적되게 한다.

사람의 FOXO는 FOXO1, FOXO3a, FOXO4, FOXO6 등 4종이 있고, 초파리의 상동유전자는 dFOXO이며, 꼬마선충은 daf-16이다. 초파리에서 지방조직의 dFOXO를 활성화하면 수명이 연장되고, 꼬마선충도 daf-16이 활성화되면 수명이 연장된다. 산화스트레스와 병원균에 대한 저항성이 좋아지고 손상된 단백질을 처리하는 자가포식이 활발해지기 때문이다. FOXO는 장기간의 금식을 비롯한 감염이나 산화스트레스와 같은 스트레스 상황에서 활성화되어 미생물에 대항하고, 필요에 따라 세포분열주기를 중지시키고 자가포식과 세포사멸을 유도하여, 개체가 생존하고 성장할 수 있게 한다.

인슐린/IGF-1 ─────────────────

인슐린/IGF-1의 적절한 감소는 수명을 연장시킨다

성장인자(growth factor)란 세포분열과 세포대사활동을 촉진하는 신호전달물질을 총칭한다. 1960년대에 신경세포의 성장에 관여하는 신경성장인자(nerve growth factor)가 발견된 이후 다양한 성장인자들이 발견되었으며 현재 50여 종에 이른다. 세포의 종류가 다양한 만큼 다양한 성장인자가 존재하며 각각 특정 수용체를 통하여 작용한다.

성장호르몬은 뇌하수체전엽에서 분비되어 전신에 작용하는 성장 인자로, 효과는 인슐린유사성장인자(Insulin-like growth factor-1, IGF-1)를 통해서 나타난다. 인슐린유사성장인자(IGF)는 인슐린과 유사한 분자구조이면서 성장에 관여하기 때문에 붙은 이름이며 IGF-1과 IGF-2가 있다. 인슐린, IGF-1, IGF-2 등이 세포에 작용하는 수용체는 각각 다르지만 수용체 구조는 매우 유사하다.

인슐린과 IGF가 수용체에 결합하면 수용체가 인산화되면서 인슐린수용체기질(Insulin receptor substrate)이 결합하고, 연이어 PI3K(PI3-kinase)와 mTORC2가 활성화되어 Akt가 활성화된다. Akt는 처음에 Ak 마우스의 흉선종(thymoma) 암유전자를 가리키는 말이었다. 그런데 사람에게서도 동일한 유전자가 발견되었고 단백질인산화효소A(PKA), 단백질인산화효소C(PKC)와 유사해서 단백질인산화효소B(PKB)라고 했다. Akt(PKB)의 기본적인 역할은 글리코겐을 분해하는 FOXO를 억제하면서 세포가 포도당을 이용하도록 하는 것이다.

인슐린과 IGF-1은 수용체를 공유할 뿐 아니라 세포 내 신호전달도 Akt(PKB)와 FOXO를 통하는 등 서로 공유하는 것이 많아, 같이 묶어서 인슐린/IGF-1 신호전달경로(Insulin/IGF-1 Signalling, IIS)라고 한다.

인슐린/IGF-1 신호전달경로(IIS) 활성이 적당히 감소하면 수명이 연장된다. IIS 활성감소가 수명을 연장한다는 최초의 연구는 꼬마선충의 PI3K의 싱동유선자인 age-1 돌연변이에서 나왔다. 또 꼬마선충의 인슐린/IGF-1수용체 유전자인 daf-2 돌연변이도 수명이 연장되었는데, FOXO의 상동유전자인 daf-16의 활성화를 통해 효과가 나타났다. 초파리에서는 인슐린수용체와 수용체 기질의 돌연변이가 수명을 연장시킨다는 것이 발견되었고, 생쥐에게서도 IIS 활성이 감소하면 수명이 연장되었다. 즉 초파리, 꼬마선충, 생쥐 등에서 IIS 활성이 감소하면 모두 수명이 연장된다.

이렇게 다양한 종에서 IIS 활성의 감소가 수명을 연장한다는 것은 IIS경로가 진화론적으로 보존된 수명을 결정하는 요인이라는 것을 의미한다. 100세 이상인 사람들을 조사한 연구에서도 IIS경로의 변화가 관찰되므로, IIS의 적절한 감소는 사람의 수명도 연장시킬 수 있다.

사람을 포함한 포유류는 나이가 들어감에 따라 성장호르몬과 IGF-1이 감소한다. 즉 IIS의 감소는 생리적인 노화현상임에도 IIS 감소가 수명을 연장한다는 것은 역설적인 현상이다. IIS 감소는 세포가 손상되었을 때 세포성장과 대사를 최소화하는 방어적 반응일 수 있고, IIS가 낮을수록 세포성장과 대사를 느리게 하여 세포손상을 낮추고 생존이 연장되는 것으로 추측된다. 그렇지만 이러한 방어적 반응은 오히려 해로우며, 노화를 악화시킬 수도 있다. 실제로 IIS이 과도하게 억제되면 생존이 어렵다.

생쥐에게서 IIS의 돌연변이는 수명이 연장되지만, 대신 성장이 지연되고 성인기에 신체 크기가 감소하며 생식력도 감소한다. 수명은 길어지지만 질병 수명이 길어지는 것이다. 그런데 IIS의 감소가 수명을 연장시킬 뿐 아니라 암, 당뇨병, 심부전, 알츠하이머치매 등과 같은 노화 관련 질병을 예방하면서 건강수명도 연장된다는 연구결과도 있다. 따라서 IIS가 수명을 조절하고 질병을 유발할지 또는 예방할지는 IIS가 작동하는 시기와 조직에 따라 달라질 수 있다.

식욕

나이가 들수록 식욕부진이 많다

섭식(攝食, diet)을 조절하는 중추는 시상하부와 뇌간이다. 1940년에 미국 신경학자 헤테링톤(A. Hetherington)과 랜슨(S. Ranson)은 쥐 실험을 통해 시상하부에 포만중추와 기아중추가 있다는 사실을 밝혔다. 또 시상하부 외측(lateral) 구역을 자극하면 식욕이 촉진되어 음식 섭취가 증가하므로 기아중추(hunger center)라고 하고, 시상하부의 복내측(ventromedial) 구역을 자극하면 식욕이 감소하므로 포만중추(satiety center)라고 했다.

현재 식욕을 조절하는 시스템으로 가장 연구가 많이 된 곳은 시상하부 복내측의 아래에 있는 궁상핵(활꼴핵, arcuate nucleus)이다. 궁상핵에는 식욕증진(orexigenic) 신경세포와 식욕억제(anorexigenic) 신경세포가 있다. 식욕증진 신경세포는 신경펩티드Y(NPY, neuropeptide Y)와 아구티연관단백(AgRP, agouti-related peptide)을 분비하여 식욕을 자극하고 에너지소비를 감소시킨다. 식욕억제세포는 프로오피오멜라노코틴(POMC)으로부터 α-멜라닌세포자극호르몬(α-MSH)을 생산하여 식욕을 억제하고 에너지소비를 촉진하기 때문에 POMC뉴런이라고 한다.

뇌간에 있는 배측미주신경복합체(dorsal vagal complex)는 구심성 미주신경을 통해 위장관 팽창과 영양소 성분에 대한 정보를 종합해서 시상하부와 관련 부위로 신호를 전달한다. 또한 위장관에서 분비되어 혈액순환 중인 섭식조절 호르몬과 혈중 영양소를 감지하고 시상하부를 비롯한 뇌에서 전달된 신호를 종합하여 POMC와 NPY를 비롯한 식욕조절 신경펩티드를 발현한다.

렙틴(leptin)은 체지방량에 비례해서 지방조직에서 분비되고, 인슐린은 혈중 포도당 농도와 체지방의 크기를 반영하여 췌장에서 분비되는데, 모두 식욕을 억제한다. 이들은 진화적으로 보존된 에너지 항상성을 조절하는 대표적인 물질로서 렙틴은 POMC신경을 자극하고, 인슐린은 NPY/AgRP신경을 억제하여 식욕을 억제한다.

일단 음식 섭취가 시작되면 섭취량은 포만중추와 연관된 여러 요소들에 의해 결정된다. 배부르다는 느낌인 포만감은 위(stomach)의 용량이 한계에 도달하기 전에 위 팽만감과 위장관에서 분비되는 호르몬의 작용으로 나타난다. 위 팽만감은 위에 있는 기계감각수용체에 의해 감지되어 미주신경을 통해 뇌로 전달된다.

위장관의 장내분비세포에서 분비되어 섭식을 조절하는 호르몬으로는 그렐린(ghrelin), 펩티드YY, 글루카곤양펩티드-1(glucagon-like peptide-1, GLP-1), 콜레시스토키닌(cholecystokinin, CCK) 등이 있다. 그렐린은 공복 시 위점막에서 분비되어 뇌하수체에 가서 성장호르몬 분비를 자극하고, 시상하부 궁상핵에서는 식욕증진 NPY/AgRP신경세포를 자극한다. 펩티드YY는 회장과 대장에서 분비되어 NPY/AgRP신경을 억제한다. 글루카곤양펩티드-1은 식후 회장과 대장에서 분비되어 궁상핵의 NPY/AgRP신경을 억제하고 인슐린 분비를 촉진한다. GLP-1과 글루카곤(glucagon)은 모두 프로글루카곤(proglucagon)에서 만들어지는데 기능은 서로 반대이다. 콜레시스토키닌은 식후 소장에서 분비되어 섭식을 억제한다.

나이가 많아질수록 식욕부진이 많아진다. 식욕부진(anorexia)은 음식을 먹고자 하는 욕구가 떨어지거나 없어진 상태를 말하는데, 노인 식욕부진의 원인은 매우 복합적이다. 시력, 후각, 미각, 구강 내부의 촉각 등 감각기관의 노화는 식욕을 저하시킨다. 중추신경에서는 그렐린 분비 조절의 변화, 콜레시스토키닌과 펩티드YY의 증가 등이 식욕을 감소시킨다. 평활근의 노화로 위장관 운동이 감소하면 공복감이 줄어들며, 변비와 복부팽만감 등도 식욕을 감소시킨다. 이 외에도 경제적인 문제, 가족관계, 소외감 등에서 오는 우울증은 식욕부진의 중요한 원인이다. 기존 질병이 악화하거나 새로운 노인질환이 생겼을 때에도 식욕부진이 나타난다.

식이제한

동물실험에서는 수명을 연장시키지만, 인간에게는 불확실하다

칼로리를 줄이면 수명이 연장된다는 연구 보고가 1935년에 처음 나온 이래 이를 증명하는 연구들이 여럿 있었다. 쥐와 생쥐에게 음식을 자유롭게 먹게 한 그룹과 칼로리를 40% 줄여 공급한 그룹을 비교해보면 칼로리 제한 그룹의 수명이 40% 늘었다. 또 생쥐에게 성장기와 성장이 끝난 생후 6개월 후에 식이제한을 시작한 경우에는 효과가 있었으나, 수명의 절반인 12개월이 지난 이후의 식이제한은 수명연장 효과가 불확실했다.

식이제한 효과는 효모, 선충, 초파리 등에서도 동일하게 나타난다. 초파리에게 간헐적 금식을 하게 한 경우에도 수명이 연장되었다. 더욱 특이한 것은 식이제한 그룹의 생쥐와 초파리는 대조군이 거의 사망한 나이에도 건강하고 활동적이었다. 이러한 사실은 식이제한의 수명연장 효과가 진화론적으로 보존된 생물학적 시스템에 의해 나타난다는 것을 의미한다.

식이제한 효과가 알려졌던 초기에는 칼로리 감소가 유익한 효과를 보이는 것으로 생각했으나 칼로리의 양보다는 일정한 칼로리 범위에서 영양소 사이의 균형이 중요하다는 것이 밝혀지고 있다. 그래서 초기에 사용하던 칼로리제한(caloric restriction)이란 용어 대신 식이제한(diet restriction)이라는 용어를 사용한다. 단백질과 비단백질의 영양소 비율을 비교하면 저단백질 식이가 수명연장 효과가 더 크고, 필수아미노산인 메티오닌을 적게 섭취하면 표준 식이보다 수명이 40% 연장된다.

식이제한에서 중요한 것은 영양소의 비율이지만 칼로리제한 자체 로도 일부 효과가 나타난다. 이는 생명체가 감소된 영양소를 인지하여 수명을 연장시키는 방향으로 반응하기 때문이다. 이를 위해서는 특정 신호전달경로와 유전자발현의 조율된 변화가 있어야 하는데, AMPK와 시르투인(sirtuin)의 활성화, IGF-1 신호전달의 억제, mTOR의 억제 등이 관여하는 것으로 보인다. 생쥐에게 식이제한을 한 결과 비만의 감소 외에 미토콘드리아 전자전달계 효율의 증가, 영양소에 반응하는 신호전달경로의 변화, 산화스트레스 감소, 염증반응 감소, 줄기세포 재생능력의 변화, DNA메틸화 변화 등으로 수명 연장 효과가 나타났다.

　사람도 식이제한을 하면 혈중지질, 혈압, 심혈관질환 등이 극적으로 개선된다는 것이 많이 밝혀져 있다. 수명도 연장될 가능성이 많지만 아직 확실하지는 않다. 실험동물에서 보이는 식이제한 효과를 사람에게 재현하려는 노력이 있었지만, 사람을 대상으로 하는 식사조절에 대한 장기적인 연구는 사실상 어렵다. 따라서 칼로리제한이나 식이제한의 이익과 위험은 아직 불분명하다. 다만 부작용으로 영양불량이 나타날 수 있는데, 특히 노인의 영양불량은 선진국에서도 많다. 또한 고령자를 대상으로 칼로리제한의 효과를 알아보는 연구에서 고관절 골절이 증가하고 입원과 사망률도 증가하는 결과가 있어, 노인에게는 식이제한이 위험할 수 있다.

유전형질은 생식에 의해 부모로부터 자손에게 전달되는 유전적 인자에 의해 결정되는데, 그러한 인자를 유전자(遺傳子, gene)라고 한다. 유전자가 존재하고 이것이 전달되는 법칙이 있다는 사실은 멘델(G. Mendel, 1822~1884)이 처음 밝혔다. 멘델과 같은 시기에 생물학자 미셔(F. Miescher, 1844~1895)는 핵산을 발견했고, 발다이어-하르츠(H. Waldeyer-Hartz, 1836~1921)는 염색체(chromosome)를 발견했다. 1860년대에 멘델이 유전인자가 존재한다고 주장했으나, 당시에만 해도 유전의 개념은 추상적이고 믿기 힘든 법칙이었다. 그러나 20세기에 들어 모건(T. Morgan, 1866~1945)은 유전자가 염색체에 배열되어 있다는 사실을 밝혔고, 1953년에는 왓슨(J. Watson, 1928~)과 크릭(F. Crick, 1916~2004)이 DNA의 구조를 밝혔다.

정자와 난자는 23개의 염색체를 가지고 있고, 수정란은 이 둘을

합한 23쌍의 염색체를 가지고 있다. 이 중 한 쌍은 성염색체, 나머지 22쌍은 상염색체라고 한다. 성(性)염색체란 성(sex)을 결정하는 염색체이고, 상(常)염색체(autosome)란 성염색체가 아닌 보통 염색체란 뜻이다.

성염색체는 X와 Y 두 종류가 있는데, 정자는 X염색체를 가진 것과 Y염색체를 가진 것 두 종류이고, 난자는 X염색체만 가진다. 성은 수정되는 순간 결정되지만 발생 7주에 Y염색체가 고환결정인자(testis determining factor)를 분비하여 남성으로 발달하게 하고, 고환결정인자가 없으면 여성으로 발달한다.

유전체

인간게놈프로젝트는 2005년에 완료되었다

23쌍의 염색체 중 가장 큰 염색체 1번은 길이가 8.5cm인 DNA 한 분자이다. 46개 염색체의 DNA사슬을 모두 연결하면 1m가 넘는데, 이들은 실타래가 감기듯 응축되어 염색질(chromatin)이 된다. 세포분열이 있을 때는 염색질의 응축이 더욱 뚜렷해져 염색체가 된다. 염색질과 염색체는 같은 것인데, 세포주기에 따라 응축된 정도가 달라 다르게 보이는 것을 기술한 것이다. 교과서에서 주로 볼 수 있는 X자 모양으로 꼬인 염색체는 세포분열 직전, 염색체의 수가 2배가 되고 최대한 응축되었을 때의 모습이다.

핵산(nucleic acid)의 종류에는 디옥시리보핵산(DNA, deoxyribonucleic

acid)과 리보핵산(RNA, ribonucleic acid), 2가지가 있다. DNA는 분자량이 수십억까지 되는 거대한 분자인 반면 RNA는 이보다 훨씬 작다. 핵산은 모두 단위체가 반복적으로 연결된 중합체인데, 단위체(monomer)는 오탄당(디옥시리보스, 리보스), 염기(鹽基, base), 인산(H_3PO_4)이 결합한 뉴클레오티드(nucleotide)이다.

리보스(ribose)는 5개의 탄소로 이루어진 오탄당인데, 천연검인 아라비아검(gum arabic)에서 처음 분리되었던 아라비노스(arabinose)의 2번 탄소 입체이성질체(epimer)여서 arabinose의 알파벳을 재배열하여 ribose로 명명되었다. 리보스의 2번 탄소에는 히드록실기(OH)가 있는데, 히드록실기의 산소가 빠진 것을 디옥시리보스(deoxyribose)라고 한다. 디옥시(deoxy)는 산소가 없다는 뜻이다. 2번 탄소에 산소가 있고 없고의 차이는 뉴클레오티드 사슬이 단일 가닥으로 될지 이중나선 구조가 될지를 결정한다.

염기는 질소가 포함된 고리구조로서 수용액에서 질소가 수소이온과 잘 결합하는 염기로 작용하기 때문에 그렇게 명명되었다. 염기는 두 그룹이 있는데, 1개의 육각형 고리구조는 피리미딘(pyrimidine), 육각형 고리와 오각형 고리가 융합된 것은 퓨린(purine)이라고 한다. 피리미딘에는 시토신(C), 티민(T), 우라실(U)이 있으며, 퓨린에는 아데닌(A)과 구아닌(G)이 있다.

염기와 당이 결합한 것을 뉴클레오시드(nucleoside)라고 하고, 여기에 인산이 결합하면 뉴클레오티드라고 한다. 뉴클레오티드는 핵산을 구성하는 단위가 되는 것 이외에도 ATP(adenosine triphosphate)는 에너지화폐 역할을 하고, cAMP(cyclic adenosine monophosphate)는 신호전달시스템에서 중요하며, CoA(coenzyme A)는 에너지대사에 중요하다. NAD(nicotinamide adenine dinucleotide)와 FAD(flavin adenine dinucleotide)는 전자를 전달하는 역할을 한다.

DNA를 이루는 염기는 A, T, G, C 등 4종류가 있으므로 뉴클레오티드도 4종류가 있다. 뉴클레오티드들이 사슬로 연결되어 중합체 1분자가 되고 중합체에 있는 염기끼리 수소결합으로 쌍을 이루면 하나의 염색체가 된다. 수소결합은 두 가닥의 DNA사슬이 서로 뒤틀리는 나선 모양이어서 이중나선(double helix)이라고 한다. 23쌍의 염색체 중 가장 큰 1번 염색체는 2억 5천만 개의 뉴클레오티드 분자 2개이고, 가장 작은 21번 염색체는 5천만 개의 뉴클레오티드 분자 2개이다.

뉴클레오티드의 염기가 수소결합으로 붙어 있는 것을 염기쌍(base pair)이라고 하며, DNA 길이를 표현하는 단위(bp)로 사용된다. 1k bp는 1,000bp이다. 단일 가닥으로 된 RNA의 길이도 bp 단위를 사용하기도 하지만, 단일가닥은 nt(nucleotide) 또는 b(base) 단위를 사용해야 혼동을 피할 수 있다.

DNA의 염기서열은 RNA의 염기서열로 변환된 다음 특정 단백질 합성으로 발현된다. 암호화된 모든 정보가 그렇듯 DNA 자체만으로는 유용하지 않고 읽히는 부분만 의미가 있는데, 특정 단백질이 필요하다는 신호를 가진 전사인자(transcription factor)가 특정 DNA 서열에 결합하면 그 부분의 정보가 읽힌다. 인체에 있는 30조 개의 모든 세포가 동일한 유전자를 가지고 있으면서도 형태와 기능이 다른 것은 세포마다 발현되는 유전자가 다르기 때문이다.

유전자(gene)라 부르는 DNA의 특정 부분은 특정 단백질에 대한 암호를 담고 있다. 암호란 아미노산의 배열에 대한 정보이며, 각 아미노산에 대한 암호는 3개의 염기로 한 세트를 이룬 코돈(codon)이라 부른다. 그래서 유전자란 특정 단백질을 합성하는 코돈의 순서이다. 인간 유전자의 개수는 20,000개 정도이고, 유전자 1개의 평균 코돈은 50~2,000개(150~6,000bp)이다. DNA사슬 전체 길이 중 코돈이 되는 부분을 엑손(exon)이라고 하고, 그렇지 않은 부분을 인트론(intron)이라고 하는데, 인간 DNA 전체 30억bp 중 1.5%만이 엑손이다.

생명체가 가지는 모든 유전정보를 유전체(genome)라고 한다. 유전자와 같은 의미로 종종 사용되기도 하지만 DNA 염기서열 전체를 의미한다. 게놈(genome)이란 말은 유전자(gene)와 염색체(chromosome)가 합해진 것이다. '염색체'로 번역된 chromosome은 색을 의미하는 chromo와 몸체라는 뜻의 soma가 합해진 것인데, '-some'을 체(體)라고 번역했기 때문에 genome을 유전체(流傳體)로 번역했다. 이후 genome 개념이 유행하면서 '-ome'이라는 접미어를 '전체가 모이다'라는 의미로 사용하게 되었다.

1990년에는 인간 게놈 전체의 염기서열을 완전히 밝히겠다는 인간게놈프로젝트(human genome project)가 시작되어, 2005년에 완료되었다. 유전자는 대부분 염색체에 있지만 미토콘드리아에도 13개의 유전자가 있다. 미토콘드리아 DNA 길이는 16,000bp이다. 염색체 DNA의 30억bp에 비하면 크기는 미미하지만 미토콘드리아의 역할을 고려하면 매우 중요하다.

DNA에서 단백질이 만들어지는 첫 과정은 mRNA(messenger RNA,

전령RNA)가 만들어지는 것이다. DNA 복제 때와 같이 이중나선이 풀리면서 염기에 상보적인 염기서열이 복제된다. 핵에서 만들어진 mRNA는 세포질의 리보솜으로 이동하여 아미노산 사슬에 대한 정보를 제공한다. DNA가 mRNA로 복제되는 것을 전사(轉寫, transcription)라 하고, mRNA 정보가 아미노산 사슬이 되는 것을 번역(飜譯, translation)이라고 한다.

세포에는 mRNA 이외에도 매우 많은 RNA가 존재하는데, 대부분의 RNA는 mRNA처럼 단일 가닥이다. mRNA의 평균 길이는 2,500nt이고, mRNA와 아미노산을 연결하는 tRNA(transfer RNA)의 평균 길이는 80nt이다.

rRNA(ribosome RNA)는 리보솜 복합체를 구성하는 RNA로서 120nt, 150nt, 1,750nt, 3,350nt 등이 있다. 이외에도 150nt의 snRNA(small nuclear RNA), 20~25bp의 siRNA(small interfering RNA), 19~30nt의 miRNA(microRNA) 등이 있다. mRNA를 제외한 다른 RNA들은 전사는 되지만 단백질로 전환되지는 않으며, 유전자 전사를 조절하고 효소와 같은 역할을 한다. 효소처럼 작용하는 RNA 분자를 리보자임(ribozyme)이라고 한다.

후성조절

용불용설이 틀린 것이 아니었다

염색질(chromatin)의 기본단위는 147bp DNA와 히스톤(histone)으로 구성된 뉴클레오솜(nucleosome)이다. 중앙에 단백질 히스톤 8개로 구성된 팔량체(octamer)가 있고 이것을 DNA 나선이 1.75바퀴 감는 구조이다. 히스톤을 구성하는 양(+)전하를 띠는 라이신(lysine)과 아르기닌(arginine)이 음(−)전하를 띠는 DNA의 인산기와 결합하여 응축되어 있다. 이 응축상태가 느슨해지면 DNA 나선이 노출되어 유전자가 발현되고, 단단해지면 억제된다. 이를 염색질 리모델링(chromatin remodeling)이라고 한다.

염색질 리모델링은 세포분열로 딸세포에게 전달될 수 있다. 이는 일종의 유전으로서 모세포가 딸세포에게, 또는 부모에서 자손에게로 유전정보가 전해지지만 DNA 서열로 암호화되지 않는 정보를 후성유전학(epigenetics) 정보라고 한다. 후성조절(epigenetic regulation)이라고도 부른다. 'epi−'라는 말은 위(over)라는 의미로 epigenetics는 유전(genetics) 위에서 추가 성장한다는 의미다. 그래서 후생유전학(後生遺傳學) 또는 후성유전학(後成遺傳學)이라고 번역한다.

후성조절은 DNA사슬과 히스톤 양쪽에서 이루어진다. DNA 자체에서의 후성조절은 시토신(cytosine)염기에 메틸기가 결합하는 메틸화에 의해 이루어지며 이는 유전자의 발현을 억제한다. 인간 DNA에 있는 시토신의 5%는 메틸화가 되어 있는데, 조상으로부터 유전된 것과 자신의 세대에 만들어진 것이 섞여 있다.

히스톤 단백질의 말단은 뉴클레오솜 바깥으로 약간 삐져나온 꼬리가 있어 메틸기(CH_3), 아세틸기($COCH_3$), 인산기(PO_4^{3-}) 등 작용기를 첨가하는 효소들이 접근할 수 있다. 히스톤 꼬리(histone tail)의 아미노산에 이들 작용기가 결합하는 변형(modification)이 생기면 유전자활성이 변한다. 또 히스톤 자체가 변하는 히스톤 변이체(variants)도 유전자활성을 조절한다. 히스톤의 변형(메틸화, 아세틸화, 인산화)과 히스톤 변이체에 의한 염색질 리모델링은 모두 히스톤을 감싸고 있는 특정 DNA가 발현될지 아닐지를 결정하는 태깅(tagging)과 같다. 이 태깅은 생후 환경에 의해 변경되고 유전될 수 있다.

19세기의 진화학자 라마르크(Lamarck, 1744~1829)가 주장했던 용불용설(用不用說)은, 생물은 환경에 적응하기 위해 형질을 발달시키며 이것이 자손에게 전달된다는 것이었다. 이는 잘못된 이론으로서 한동안 폐기된 상태였는데, 후성유전학의 발전으로 라마르크의 주장이 완전히 틀린 것만은 아니라는 것이 밝혀졌다. 과거에는 DNA 서열이 동일한 일란성쌍생아가 당뇨병이나 암 발생에서 다른 양상을 보이는 현상에 대해, 생후 환경적인 영향이 세포에 기억되는 '세포기억'이라는 불명확한 개념으로 설명했다. 그러나 이것이 후성조절의 차이 때문이라는 것이 밝혀지고 있다. 또 태아기의 영양상태가 성인기의 심혈관질환이나 노화로 인한 당뇨병 같은 질병의 발생에 강한 영향을 미치는 것도 후성조절 때문이다.

나이에 따라 히스톤이 감소하고 히스톤 변이체가 축적되며, 히스톤 변형의 변이, DNA 메틸화 변이 등이 많아지는데, 이는 나이 관련 염증, 암, 골다공증, 퇴행성신경질환, 당뇨병 등을 유발하고 전반적인 노화과정을 앞당긴다.

텔로미어 ───────────────

텔로미어의 길이는 노인 사망을 예측할 수 있는 지표

　　DNA사슬은 이웃하는 뉴클레오티드의 오탄당(디옥시리보스)끼리 인산기를 매개로 결합하여 만들어진다. 이러한 당과 인산의 결합을 인산이에스터결합(phosphodiester bond)이라고 한다. 인산을 매개로 한 2개의 에스터(ester) 결합이라는 의미다.

　　디옥시리보스를 구성하는 탄소 5개는 1번부터 5번까지 번호를 매겨 구별하는데 히드록실기(OH)는 3번과 5번 탄소에 있다. 1번 탄소에는 염기가 결합하고, 5번 탄소의 히드록실기에는 인산이 수소를 대체하고 산소와 결합한 다음 이웃하는 디옥시리보스의 3번 탄소의 히드록실기에도 수소를 대체하여 산소와 결합해서 $5'C-O-PO_2^--O-3'C$의 결합이 형성된다. 인산이에스터결합을 하지 않는 DNA사슬 양 끝은 5'말단과 3'말단으로 구별한다.

　　DNA가 복제될 때 이중나선이 풀려 두 사슬은 모두 주형(template)이 되는데, DNA 중합효소(DNA polymerase)가 주형에 상보적인 뉴클레오티드를 하나씩 가져와 당-인산 결합(인산이에스터결합)을 만들어 간다. DNA 중합효소가 새로운 사슬을 만들 때 시작 시점에 프라이머(primer)가 먼저 만들어지고 뉴클레오티드를 5'→3'의 순서로 연결하는데, 복제가 다 끝나면 프라이머는 제거되기 때문에 프라이머와 상보적으로 임시적으로 결합되어 있었던 주형사슬의 3'말단의 뉴클레오티드들은 단일사슬로 남게 된다. 이 부분은 다음 DNA 복제 때 복제가 되지 않기 때문에 세포복제가 반복될수록 3'말단은 점차 짧아지게 된다.

DNA사슬의 3'말단을 텔로미어(telomere)라고 한다. 그리스어의 끝(telos)과 부분(meros)이 결합한 말인데, 말단소체 또는 말단소립이라고 번역한다. 텔로미어는 5'-TTAGGG-3'의 염기서열이 800~1,600번 반복된 DNA 단일사슬이다. 마치 아주 기다란 DNA 문장 끝에 마침표가 수천 개 찍혀 있는 것과 같은데, 반복된 세포복제로 텔로미어가 줄어들다 사라지면 세포분열을 멈춘다.

인체에서 세포를 분리해 시험관에 배양하면 약 70회 분열한 뒤 죽는다. 세포분열이 멈추는 이유 중의 하나는 텔로미어의 단축 때문이며, 남아 있는 텔로미어의 길이를 보면 남은 세포분열 횟수와 생존기간을 알 수 있다. 태어날 때 사람의 텔로미어 길이는 10kb인데, 세포분열 때마다 70b가 손실되어 70회 분열 뒤에는 5kb가 된다. 그래서 노인에게서 채취한 세포는 소아에게 채취한 세포보다 배양액에서 분열 횟수가 적고 수명도 짧다. 실제로 텔로미어의 길이는 60세 이상 고령자의 사망을 예측할 수 있는 인자 중 하나다.

텔로미어를 복구하는 텔로머라제(telomerase)라는 효소 단백질이 있는데, 말단소체복원효소라고 번역한다. 텔로머라제는 체세포에는 없고 생식세포에만 있다. 줄기세포에도 있기는 하지만 생식세포처럼 텔로미어 길이를 온전하게 유지할 수 있을 정도의 활성은 없다. 체세포에서 텔로머라제가 발현되는 경우도 있는데, 그때는 암세포가 된다.

돌연변이

유전자 불안정성은 암과 노화의 원인

인체의 총 세포는 30조(30×10^{12}) 개이지만 일생 전체를 기준으로 하면 10^{16}개의 세포가 생겼다가 죽는다. 한 세포의 DNA를 구성하는 모든 뉴클레오티드는 60억(6×10^9)bp이므로 하나의 수정란에서 10^{16}개의 세포가 만들어지기 위해서는 $(6 \times 10^9) \times 10^{16} = 6 \times 10^{25}$bp의 뉴클레오티드가 똑같이 복제되어야 한다. 이러한 정확성은 자연계에 존재하지 않는다.

변화를 의미하는 라틴어 mutatio에서 유래한 mutation는 예상할 수 없는 갑작스런 변화라는 의미의 한자어 돌연변이(突然變異)로 번역되었다. 유전물질의 변화로 발생하는 돌연변이는 부모로부터 물려받은 DNA 염기쌍 1,000개 중 하나꼴로 부모와 다를 만큼 흔하다. 또 DNA의 어느 곳에 발생할지는 예상할 수 없지만, 발생확률은 예측할 수 있다. 돌연변이 때문에 딸세포의 DNA는 모세포와는 조금씩 다르며, 자손의 DNA도 조상과는 조금씩 다르다. 어떤 생물집단의 자연선택에 의한 진화도 개체들이 어느 정도의 돌연변이를 가지고 있을 때에만 가능하다는 점에서, 돌연변이는 생명의 한 특징이다.

돌연변이는 염기가 다른 것으로 치환(substitution)되거나 결실(dele-tion)이나 삽입(insertion), 또는 염색체 재배열(chromosomal rearrangement) 등에 의해 발생한다. 가장 흔한 것은 염기 1개의 결실, 삽입, 치환 등이 있는 점 돌연변이(point mutation)이며, 염기 하나가 아니고 큰 DNA 조각이 소실되거나 첨가되거나 다른 자리로 이동하는 돌연변이도 드

379　　　　　　　　　　　　　　　　　　　　　　　　　　　유전자

문 것은 아니다.

대부분의 돌연변이는 세포에 중대한 문제를 일으키지 않는다. DNA 서열 중 단백질을 합성하는 유전정보를 보유한 것은 1.5%에 불과하므로 유전자에 돌연변이가 나타날 확률은 그만큼 적기 때문이다. 또 심각한 영향을 초래할 정도의 돌연변이 DNA를 가진 세포는 빨리 죽기 때문이다. 그러나 모세포의 돌연변이는 딸세포에게 전달되기 때문에 생식세포 돌연변이(germ cell mutation)는 자손에게 전달된다. 체세포 돌연변이(somatic mutation)도 세포분열 할 때 딸세포에게 전달되기 때문에 모든 인체조직에는 원래의 유전자를 가진 세포조직과 돌연변이의 세포조직이 혼합되어 있다.

돌연변이는 DNA의 손상으로부터 시작된다. 물질대사 과정에서 생성되는 친전자체(electrophile)들이 음전하를 띠는 염기를 공격한다. 공격으로 인한 손상은 알킬기를 결합시키는 알킬화(alkylation)로 나타나며, 구아닌과 아데닌이 대상이 된다. 아데닌이 알킬화되면 어떤 염기와도 쌍을 이룰 수 없어서 DNA 복제가 멈추고 세포는 죽는다. 알킬화된 구아닌은 시토신 대신 티민과 염기쌍을 형성하므로 세포는 죽지 않고 돌연변이가 나타난다. 세포분열을 조절하는 유전자에 돌연변이가 생기면 세포복제가 조절되지 못하고 암세포가 되는데, 많은 암이 DNA를 알킬화시키는 친전자체에 의해 유도된다.

자외선B는 DNA사슬에서 피리미딘(티민, 시토신)이 연이어 있는 곳을 공격해서 CDP와 같은 피리미딘 이합체(pyrimidine dimer)를 만든다. CPD(cyclobutane pyrimidine dimer)는 피리미딘 2분자가 연결되어 탄소 4개의 고리(cyclobutane)를 만드는 이합체인데, 이중나선을 뒤틀리게 해서 복제를 차단하고 세포의 죽음을 유도한다. 만일 세포가 죽지 않고 복제된다면 상보적이지 않은 염기가 삽입되는 돌연변이가 발생한다.

자외선보다 강한 에너지를 가진 감마(γ)선이나 X-선은 DNA를 직접 공격하기보다는 물 분자를 이온화하여 활성산소종(ROS)과 자유라디칼을 만들어 DNA를 공격한다. 미토콘드리아에서 생성되는 활성산소도 같은 손상을 일으킨다. 이때 DNA의 염기가 바뀌기도 하고 사슬이 절단되기도 한다. 일반적인 산화대사물도 DNA에 산화적 손상을 유발하며, 대표적인 예가 8-산화구아닌(8-oxoguanine, oxoG)이다. DNA 중합효소는 8-산화구아닌을 티민으로 잘못 인식하여 시토신 대신 아데닌을 붙여 oxoG-A 염기쌍을 만든다.

방사선, 자외선, 화학물질 등이 돌연변이를 유발한다고 많이 알려져 있지만, 실제 대부분의 돌연변이는 자연발생적으로 일어난다. DNA 손상은 1분에 10억bp 당 1건의 비율로 일어나는데, 24시간 기준으로는 DNA의 10,000군데가 손상된다. DNA가 손상되었다고 해서 바로 염기가 바뀌는 것은 아니고 DNA가 복제될 때 손상된 염기가 상보적인 짝이 아닌 다른 짝과 쌍을 이룰 때 돌연변이가 된다. 즉 DNA 손상이 돌연변이로 이어지는 것은 복제과정을 거친 다음이다.

DNA 손상이란 DNA의 화학적 변화인데 대부분 그때그때 수선된다. 화학적으로 변형된 염기는 원래의 염기로 복구되고, 잘못 짝지어진 염기들은 원래 상보적인 염기로 대체되며, 피리미딘 이량체(CDP)도 수선되고 염기가 빠신 곳은 다시 채워진다. DNA사슬이 끊긴 것은 DNA 연결효소에 의해 수선되어 연결되고, 뉴클레오티드사슬이 길게 변형되었다면 통째로 잘리고 원래의 사슬이 새로 만들어진다.

DNA 손상이 상시적인 현상인 만큼 DNA 연결효소를 포함한 많은 효소들이 동원되는 복구과정도 상시적이다. 이런 균형이 깨져 손상된 DNA가 복구되지 못하고 쌓이면 비정상적인 단백질이 만들어지고, 복제과정을 거치면서 돌연변이로 정착되면 영구적인 영향을 미친다. DNA 손상은 나이에 따라 축적되는 반면 복구능력은 나이에 따라 점차 저하되어 돌연변이가 많아진다. 유전자 돌연변이가 많아진 상태를 유전자 불안정성(genetic instability)이라고 하는데, 암 발생의 핵심 원인이자 노화의 원인이 된다.

조로증후군

어린 나이에 진행되는 노화는 유전자 돌연변이 때문이다

조로증후군(progeroid syndrome)은 특정 유전자의 돌연변이에 의해 어린 나이에 노화가 진행되는 질병군을 말한다. 베르너 증후군(Werner's syndrome)과 허친슨-길포드 증후군(Hutchinson-Gilford syndrome)이 대표적이다.

베르너 증후군은 사춘기부터 노화가 급속히 진행해 일찍 사망하는 질환이다. 1904년 독일의 의사 베르너(O. Werner, 1879~1936)가 처음 발견했으며 염색체 8번에 위치한 WRN(RecQ helicase) 유전자의 돌연변이에 의해 발생한다. 헬리카제(helicase)는 DNA 복제 때 DNA 이중가닥이 서로 나뉘도록 하는 효소단백질이다.

베르너 증후군 환자는 사춘기 전까지는 정상적으로 성장하지만 사춘기에 발현되는 급격한 성장이 없어 성인이 되더라도 체격이 소아 상태에 머문다. 증상으로 피부 주름, 머리카락의 색깔 변화, 탈모 등이 노인과 유사하게 나타나고 백내장, 골다공증, 당뇨병, 암 등이 이른 나이에 발생한다. 10대 중반과 30대 사이에 증상이 나타나기 시작하며 평균 생존연령은 46세이다.

허친슨-길포드 증후군은 조로증(早老症, progeria)이라고도 불리며, 생후 1~2년부터 성장장애가 나타나 평균 13세 정도에 사망한다. 세포핵막의 단백질 그물망을 구성하는 라민(lamin) 단백질의 유전자인 LMNA의 돌연변이가 원인이며, 이는 부모로부터 유전되는 것이 아니라 정자와 난자가 수정되기 직전에 발생하는 돌연변이 때문이다. 이 질환은 19세기 후반에 허친슨(J. Hutchinson, 1828~1913)과 길포드(H. Gilford, 1861~1941)가 각각 따로 보고했기 때문에 두 사람의 이름을 붙여 병명이 만들어졌다. 허친슨-길포드 증후군의 근본적인 병리는 죽상경화증으로, 정상적인 노화과정과 유사하다.

암

암이 진단되는 평균 나이는 68~74세

암(癌, cancer)이란 자살프로그램이 작동하지 못해 세포가 계속 증식하는 현상이다. 암의 종류는 100개가 넘는데, 암세포가 유래한 세포 종류에 따라 분류한다. 전체 암의 85% 정도가 상피세포에서 발생하는 암종(carcinoma)이다. 암종에서도 유선(乳腺, mammary gland)이나 위선(胃腺, gastric gland)과 같이 선(gland)에서 발생하면 선암종(adenocarcinoma)이라고 한다. 근육과 뼈 등 중배엽 세포에서 발생하는 암은 육종(sarcoma)이라 한다.

암을 유발하는 인자를 발암원(carcinogen)이라고 하며 발암원은 돌연변이를 유발하는 물질인 돌연변이원(mutagen)이다. 암이 유전자의 돌연변이에 의해 생긴다고 해서 부모로부터 자식에게 유전되는 것은 아니다. 실제로 유전되는 암은 전체 암의 10~20%에 불과하고, 대부분의 암은 유전이 아닌 후천적인 돌연변이에 의해 발생한다. 암세포에서 발견되는 거의 모든 돌연변이는 체세포의 DNA에서만 발견된다. 생식세포 DNA의 변이는 자손에게 유전될 수 있는데, 어떤 생식세포 변이는 암 발생 위험을 증가시키기는 하지만 암 발생에 직접 관여하지는 않는다.

인체의 2만여 개 유전자 중 350개 이상의 유전자가 돌연변이에 의해 암을 유발할 수 있다는 것이 밝혀졌다. 정상 유전자가 돌연변이를 일으켜 암세포가 되기까지는 평균 5~7개 이상, 어떤 암은 20개의 유전자 돌연변이가 연이어 나타나야 하는데 이 기간은 보통 20~30년이 걸린다.

암을 유발하는 돌연변이에는 발암유전자(oncogene)와 종양억제유전자(tumor suppressor gene), 두 유형이 있다. 발암유전자는 우성으로 작용하기 때문에 대립유전자 2개 중 하나만 발암유전자여도 암이 발생한다. 종양억제유전자는 세포의 성장과 종양 형성을 억제하는 단백질을 암호화하는 유전자로서, 이것도 대립유전자 1개만 있어도 작동하는 우성유전자이다. 따라서 이 유전자가 억제되려면 두 대립유전자 모두 돌연변이가 있어야 한다.

돌연변이는 세포분열을 통해 축적되기 때문에 분열이 활발한 세포에서 암이 잘 발생한다. 또 시간에 따른 돌연변이의 축적이 있어야 하므로 연령에 비례하여 발병하고, 수명이 늘어날수록 암이 많아진다. 암이 진단되는 평균 나이는 68~74세이고 암으로 인한 사망 나이는 70~79세이다. 전체 암의 60%가 65세 이상의 노인에게 발생한다. 일부 암은 80세 이상 고령층에서 발생이 줄어들지만 암에 의한 사망률은 나이에 비례하여 상승하고, 5년 생존율은 나이에 따라 낮아진다. 이것은 노화 자체에 의한 것일 수도 있지만 기저질환 때문일 수도 있다.

초기 암 검진의 목표는 생존율을 높이기 위해 최대한 조기에 진단하여 치료하는 것이다. 증상에 유의하는 것이 중요한데, 미국에서 65세 이상 환자 800명을 대상으로 한 연구에서 참가자의 29%만이 암 진단을 받았을 때 증상이 없는 상태였고, 48%는 증상이 나타난 지 2개월 이내에 진단을 받았다. 그러나 19%는 12주 이상 진료를 미루었고, 7%는 1년 이상 미루었다. 노인은 암의 증상을 알아차리지 못하고, 느낌이 있더라도 병원에 가는 것을 주저하는 경향이 있다. 또 여러 질환을 앓고 있는 노인은 암으로 인한 새로운 증상과 징후를 알아차리지 못하기도 한다. 즉 식욕부진, 체중감소, 활동능력 저하 같은 증상을 사회적·심리적 변화 탓으로 생각하여 암이라고 의심하지 못하는 경우도 있다.

시르투인

시르투인의 활성화는 수명을 연장시킨다

시르(SIR, silent information regulator)는 유전자발현을 조절하는 탈아세틸화효소(deacetylase) 단백질이다. 히스톤 꼬리에 붙는 아세틸기를 분리해서 뉴클레오솜을 응축시켜 유전자가 발현되지 않도록 하는데, 이로 인해 손상된 DNA의 복제가 억제되어 돌연변이가 축적되지 않는다.

SIR는 효모에서 처음 발견되었고 SIR1, SIR2, SIR3, SIR4 등 4개의 유전자가 확인되었다. SIR2의 활성이 증가하면 수명이 30% 연장되고 감소하면 수명이 50% 단축된다. 효모가 노화될수록 염색체에서 분리된 rDNA(ribosomal DNA)가 증가하여 유전자의 불안정성이 증가하는데, SIR2가 활성화되면 rDNA의 생성을 억제하기 때문이다. rDNA는 rRNA에 대한 유전암호를 가지고 있는 염색체의 DNA이다.

SIR2의 과발현은 초파리와 꼬마선충에서도 수명연장 효과가 확인되었다. 사람에게 있는 상동염색체는 시르투인(Sirtuin)으로, 이는 SIR2에 protein의 '-in'을 붙여 만든 말이다. 시르투인은 거의 모든 생명체에 존재하는 진화적으로 잘 보존된 단백질로서 손상된 DNA의 복제를 막아 돌연변이가 축적되지 않게 하는 역할을 한다. 세균(bacteria)과 고세균(archea)은 1~2종류의 시르투인이 있고, 인간을 비롯한 포유류는 7종류의 시르투인(SIRT1~SIRT7)을 가지고 있다.

나이가 들면 SIRT1과 SIRT3이 감소한다. 생쥐에게 SIRT1을 과발현시킬 경우 노화 관련 대사질환과 암은 예방할 수 있지만 개체의 수명을 연장시키지는 못했다. 그러나 뇌에서만 과발현시키면 수명도 연장되는 것을 볼 수 있었다. 이러한 효과는 시상하부에 있는 특정 신경세포의 활성화를 통해 골격근의 미토콘드리아 기능이 개선되고 수면의 질이 개선되기 때문일 것이라고 생각된다. 또한 시상하부의 노화 관련 염증이 감소하는 것도 관련이 있을 것으로 추정되며, 뇌가 개체의 노화 속도에 중요한 역할을 하는 것으로 여겨진다.

시르투인이 아세틸기를 제거할 때 특이한 점은 NAD^+(nicotinamide adenine dinucleotide)를 가수분해하는 것이다. 세포호흡에서 수소(H)와 전자를 전달하는 대표적인 분자가 NAD^+와 FAD여서 NAD^+는 세포 내의 에너지 상태와 밀접하게 관련되어 있다. 그러므로 시르투인의 NAD^+의존성은 시르투인이 세포의 에너지 상태를 감지하는 센서(sensor)로서 작동한다는 것을 의미한다. 시르투인은 자가포식을 촉진하고 항산화작용, 미토콘드리아기능 개선, IGF-1의 저하 등을 통해 개체의 수명을 연장시킨다.

세포(cell)는 생명을 가지고 독립적으로 존재할 수 있는 가
장 단순한 형태이다. 세포를 처음 발견한 사람은 영국 과학자 로버
트 후크(Robert Hooke, 1635~1703)이며, 200년이 지나서야 비르효(R.
Virchow)가 세포는 세포에서 기원했다는 개념을 정립했다. 세포는 핵
의 존재에 따라 원핵세포와 진핵세포로 나누는데, 다세포생물은 모
두 진핵세포로 구성된다.

인체의 모든 세포는 공통의 구조적인 특징을 가지고 있다. 세포막
내부는 세포질(細胞質, cytoplasm)이라고 하는데, 세포소기관과 세포액
(cytosol)으로 구성된다. 세포액은 겔 형태의 유동체로서 생체분자들
이 녹아 있거나 떠다닌다.

인체를 구성하는 모든 세포는 30조 개 정도이다. 이 중 적혈구가
25조 개로 84%를 차지한다. 다음은 혈소판 5%, 골수세포 3%, 혈관

내피세포 2%, 림프구 1%의 순이다. 이처럼 혈관과 혈액세포가 전체 세포 숫자의 95%를 차지하지만, 크기가 매우 작아 인체에서 차지하는 부피는 크지 않다. 중량으로는 전체 세포 중량의 7%에 불과하다. 반면 나머지 세포들은 전체 세포 수의 5%이지만 중량 기준으로는 근육세포가 전체의 44%를 차지하며, 지방세포가 28%이다. 사실 세포 수 기준으로만 보면 내장, 구강, 피부 등에 서식하고 있는 세균이 38조 개에 달해, 인체를 구성하는 세포보다 더 많다. 그러나 이들은 중량으로는 200g, 체중 대비 0.3% 정도이다.

세포소기관

자가포식의 와해는 노화를 유발한다

인체의 세포 대부분은 1개의 핵을 가지고 있다. 단, 예외적으로 골격근세포는 핵이 여러 개이고, 적혈구와 혈소판은 핵이 없다. 핵의 크기는 지름 5㎛ 정도이며 DNA 복제와 전사가 일어나고, 인(仁, nucleolus)에서는 리보솜이 조립된다. 인을 제외한 핵의 내용물을 핵질(nucleoplasm)이라고 하는데 세포질과 유사하다.

핵은 2개의 막이 통합된 구조인 핵막(nuclear envelope)으로 둘러싸여 있다. 핵막에는 지름 9nm의 핵공(nuclear pore)이 수천 개 있으며 이곳을 통해 핵질과 세포질이 연결된다. 핵공은 핵공복합체(nuclear pore complex)라는 구조물로서 30kDa 이상의 물질 수송을 조절하고, 뉴클레오티드, 당, 이온, 물 등은 자유롭게 핵막을 통과한다.

핵막의 외막은 소포체와 연결되어 있고 내막에는 핵 라미나(nuclear lamina)라는 단백질 그물망이 부착되어 있다. 핵 라미나는 중간필라멘트인 라민(lamin) 단백질의 중합체로, 핵막과 염색질에 모두 부착하여 핵의 형태를 유지하고 유전자발현을 조절한다. 노화에 따라 핵 라미나와 핵공복합체에서 변화가 생겨, 염색질 리모델링과 후생조절의 변화가 나타난다.

세포소기관(organelle)은 막으로 둘러싸인 구조물로서 작은(-elle) 기관(organ)이라는 뜻이다. 핵도 세포소기관의 일종인데 핵을 제외한 세포소기관은 세포질세망(endoplasmic reticulum, ER), 골지체(Golgi complex), 엔도솜(endosome), 용해소체(리소좀, lysosome), 과산화소체(퍼옥시좀, peroxisome), 미토콘드리아(mitochondria) 등 6가지이다.

세포질세망은 소포체라고도 불린다. 소포체는 표면에 과립이 있느냐 없느냐에 따라 조면소포체(과립소포체, rough ER)와 활면소포체(무과립소포체, smooth ER)로 나뉜다. 조면소포체에 있는 과립은 리보솜(ribosome)으로, mRNA가 단백질로 번역되는 곳이다. 리보솜은 세포소기관으로 분류되기도 하지만 막이 없는 거대분자 구조이기 때문에, 세포소기관을 막이 있는 구조물이라고 정의하면 세포소기관에 포함되지 않는다. 리보솜은 세포질에 떠다니는 것과 조면소포체와 결합한 것의 두 형태가 있다. 소포체 표면에 리보솜이 다수의 점 형태로 관찰되기 때문에 '조(粗, rough)'라는 말을 붙여 조면소면체라고 한다. 리보솜에서 합성된 단백질은 조면소면체로 들어가 변형을 겪은 다음 소포체를 떠난다.

골지체는 여러 개의 납작한 낭이 쌓인 더미 구조로 되어 있다. 이를 발견한 이탈리아 신경과학자 골지(C. Golgi, 1843~1926)에게서 유래한 이름이다. 세포에는 40~100개 정도의 골지체가 있는데, 조면소포체에서 전달된 단백질을 추가로 변형시킨 다음 소포로 포장해서 세포 밖으로 내보낸다. 이를 외포작용(exocytosis)이라고 하며, 그 반대는 내포작용(endocytosis)이다. 세포로 들어오는 대부분의 고분자는 세포표면의 수용체(receptor)에 포획되어 내포작용에 의해 들어와 엔도솜(endosome)에서 분류작업을 거친다. 엔도솜에서 세포에 필요한 물질이 빠져나가면 나머지 엔도솜은 리소좀과 결합하고, 리소좀의 효소에 의해 분해된다.

리소좀(lysosome)이란 용해(lyse)와 본체(some)라는 단어가 결합된 이름으로 용해소체라고도 번역된다. 리소좀에는 단백질분해효소, 지질분해효소, 인지질분해효소 등 60여 종의 가수분해 효소가 있으며, 리소좀에서 분해되어 나오는 산물은 세포질에서 재활용된다.

퍼옥시좀(peroxisome)은 이름에서 알 수 있듯 화학반응의 부산물로 나오는 과산화수소(H_2O_2)를 축적하여 카탈라아제(catalase)에 의해 $2H_2O_2 \rightarrow 2H_2O + O_2$ 반응으로 제거한다.

핵과 미토콘드리아를 제외한 세포소기관은 막에 둘러싸여 세포막, 핵막, 소포체, 골지체, 엔도솜, 리소좀, 퍼옥시좀 등으로 이루어진 네트워크인 내막계(endomembrane system)를 구성하고, 지름 50nm 정도의 소포(小砲, vesicle)를 통해 물질을 주고받는다.

변성단백질과 노화된 세포소기관은 자가포식소체(autophagosome)라고 불리는 소포(vesicle)에 싸여 리소좀과 결합하여 자가포식리소좀(autophagolysosome)을 형성한다. 그 안에서는 리소좀 효소에 의해 분해가 일어나는데, 이를 자가포식(autophagy)이라고 한다. 자가포식은 세포 안에 쌓인 불필요한 찌꺼기를 정화하여 세포의 질을 관리하는 시스템이다. 1980~1990년대에 일본의 과학자 오스미 요시노리(大隅良典, 1945~)가 이를 밝혔다. 노화된 세포소기관은 자가포식을 통해 사멸과 재생을 반복하는데, 이 과정에 이상이 있으면 퇴행성신경질환과 암이 잘 생기고, 전반적인 노화가 촉진된다.

미토콘드리아 ———————————————

미토콘드리아의 DNA 손상은 노화를 유발한다

미토콘드리아는 실을 뜻하는 그리스어 미토스(mitos)와 작은 알갱이를 뜻하는 콘드린(chondrin)이 합해진 말이다. 사립체(絲粒體)라고 번역한다. 모양은 지렁이처럼 보이는 것도 있고 용수철처럼 생긴 것도 있는데, 크기는 세균과 비슷해 2~8㎛ 정도이다. 한 세포에는 보통 수백 개에서 수천 개의 미토콘드리아가 있다. 산소대사가 많은 뇌, 골격근, 심근조직의 세포에는 미토콘드리아가 많으며 적혈구는 미토콘드리아가 없는 예외적인 세포이다.

난자는 미토콘드리아를 10~100만 개 가지고 있는 반면 정자에는 100개 미만이 있다. 수정할 때 정자의 미토콘드리아는 난자 안으로 들어가지 못하고, 들어갔나고 하더라도 수정란의 포식소체(phago-some)에 의해 분해된다. 따라서 미토콘드리아의 유전자는 모계로만 유전된다.

393

미토콘드리아는 이중막을 가지고 있고 외막은 매끈하지만 내막은 심하게 구불구불한 크리스테(cristae)를 형성한다. 외막은 작은 분자와 이온은 자유롭게 통과하고 내막은 반투과성(半透過性, semipermeability)이다. 내막에는 호흡 전자운반체들과 ATP 생성효소가 있으며, 내막 안쪽에는 시트르산회로와 지방산 베타-산화경로에 관여하는 효소가 있다. 미토콘드리아에서는 세포질에서 진행되는 해당(解糖)을 제외한 모든 연료의 산화가 일어나기 때문에 에너지 생산 공장이라고 불린다.

미토콘드리아는 세포의 사멸에도 관여한다. 세포의 사망 신호가 발생하면 미토콘드리아에 있던 시토크롬c가 세포질로 방출되어 단백질분해 반응을 활성화시켜 세포를 죽게 한다. 또 미토콘드리아는 조직이나 환경에 따라 기능이 다양하여 부신, 생식선, 간, 신장의 미토콘드리아는 스테로이드를 합성한다.

미토콘드리아의 내막에서 ATP를 생산하는 과정에서 부산물로 반응산소가 생성되어 미토콘드리아 DNA가 손상된다. 그런데 핵 DNA보다 손상복구 능력이 떨어지기 때문에, 미토콘드리아 DNA의 손상은 나이가 들수록 빠르게 축적된다. 특히 산소대사가 활발한 뇌, 골격근, 심근 등에서 손상된 미토콘드리아가 축적되면서 노화 관련 질환과 노화의 원인이 된다.

세포 종류

세포의 수명은 평균 7~10년

　　정자와 난자가 결합한 수정란은 30시간이 지나면 분열하기 시작하고 4일째에는 자궁내막에 착상(implantation)된다. 수정란에서 사람이 되는 과정을 발생(發生, development)이라고 하는데, 생식세포는 발생 2주에 배아모체(embryoblast)에서 생겨난 원시종자세포(primordial germ cell)에서 유래한다. 원시종자세포는 난황주머니(yolk sac)로 이동했다가 발생 6주에 원시생식선(primitive gonad)과 합해져 생식선(gonad)으로 발달한다.

　　발생 3주에 배아(胚芽, embryo)는 외배엽(ectoderm), 중배엽(mesoderm), 내배엽(endoderm)이라는 세 층으로 발달한다. 3개의 배엽은 몸체를 따라 길쭉하게 튜브처럼 발달하는데, 외배엽의 신경계 튜브는 끝이 부풀어 뇌가 되고 몸통은 척수가 되고, 중배엽의 혈관계 튜브는 중간에서 매듭처럼 구부려져 심장으로 발달하며, 내배엽의 소화관 튜브에서는 폐와 간이 만들어진다. 이처럼 세포가 분열해서 특정 세포가 되는 과정을 분화(分化, differentiation)라고 한다. 외배엽은 피부와 신경계로, 내배엽은 소화관과 호흡기관으로, 중배엽은 심혈관과 근골격으로 분화한다.

　　인체의 세포는 분열 횟수를 기준으로 체세포(somatic cell)와 생식세포(germ cell)의 2종류로 분류할 수 있다. 생식세포는 분화하지 않고 자기복제를 담당하지만 체세포는 특화된 형태로 분화하여 활동한다. 또 체세포는 분열 횟수가 한정되어 수명이 지나면 죽지만, 생식세포는 수명과 분열 횟수가 무한하다.

세포분열에는 유사분열(有絲分裂, mitosis)과 감수분열(減數分裂, meiosis)이 있다. 유사분열은 똑같은 세포를 만드는 것으로 체세포분열이라고도 하며, 2개의 세포가 만들어진다. 반면 감수분열은 염색체가 절반으로 줄어든 세포를 만드는 것으로, 정자와 난자 생식세포가 만들어질 때 일어나며 4개의 세포가 만들어진다. 생식세포의 감수분열 이외의 모든 세포분열은 체세포분열이다.

세포가 복제되고 분열하는 과정을 세포주기(cell cycle)라고 하고 총 4기(期, phase)로 구분한다. 즉 G_1기(gap1), S기(synthesis), G_2기(gap2), M기(mitosis)를 거쳐 한 주기가 끝나면 다시 G_1기로 진입한다. 반면 세포분열이 활발하지 않은 세포는 G_1기에서 대사활동은 하지만 세포분열을 하지 않는 상태인 G_0기로 넘어간다. 인체의 세포 대부분은 G_0기에 있다.

G_0기에서 G_1기에 진입하여 세포분열이 진행하는 동안이 세포의 일생에서 가장 취약한 시기이다. 세포분열 중 유전자에 생긴 오류는 자손에게 그대로 전달되기 때문에 건강한 세포는 심각한 오류를 딸세포에게 전달하는 대신 죽는 편을 택한다. 따라서 세포는 각 단계마다 문제를 확인하면서 계속 진행할지 죽음을 택할지 결정한다. 세포주기 안에는 수십 개의 확인지점(check point)이 있고, 대표적인 확인지점은 DNA 복제 이전에 DNA 염기변형을 인지하는 G_1/S 지점이다. 세포가 일단 이곳을 지나면 다른 확인지점의 경우는 일시적으로 정지하여 수선시간을 갖기는 하지만 S기, G_2기, M기에 멈추지는 않고 G_1기까지 진행한다.

인체의 세포는 평균적으로 7~10년을 주기로 교체되지만 교체주기는 세포마다 매우 다양하다. 세포의 증식능력을 기준으로 조직을 분류하면 다음과 같다.

(1) 일생 동안 줄기세포의 증식과 분화가 일어나는 조직
   ① 골수의 조혈모세포
   ② 피부, 위장관, 구강, 질, 자궁의 상피세포
   ③ 외분비샘(침샘, 췌장, 담관)의 점막세포

(2) 평상시에는 G_0기에 있다가 조직이 손상되면 세포분열을 하는 조직
   ① 간, 신장, 췌장의 실질세포
   ② 결합조직세포(섬유모세포, 평활근세포)
   ③ 혈관내피세포

(3) 분화가 완료되어 세포분열능력을 영원히 상실한 조직
   ① 신경세포
   ② 심근세포

복제노화 ————————————————————————

세포는 50회 분열하면 죽는다

프랑스의 외과의사 카렐(A. Carrel, 1873~1944)은 혈관봉합과

세포

장기이식 기술을 발전시킨 공로로 1912년 노벨생리의학상을 받았다. 그런데 그해에 닭의 심장 조직을 일부 떼어 시험관에 넣고 세포 성장에 필요한 영양분을 공급했더니 새로운 세포가 만들어지는 것을 발견했다. 동물세포를 시험관에서 최초로 배양한 것이다. 며칠 뒤 배양액에 세포가 많아지고 성장이 멈추자 세포 일부를 새로운 배양액에 옮겼는데, 새로운 배양액에서도 세포가 용기 용량에 도달할 때까지 분열했다. 이렇게 그가 노벨상을 받았던 1912년에 시작된 세포배양은 1944년 그가 사망할 때까지 지속적으로 이어졌으며, 세포의 수명은 세포가 기원한 닭의 수명보다 훨씬 길었다.

나중에 밝혀진 사실은, 카렐이 세포를 배양하기 위해 추가했던 배양액에 살아 있는 세포들이 섞여 있었다는 것이다. 이것은 영양분과 함께 새로운 세포를 추가하는 단순한 배양이었고, 최초 배양했던 세포가 계속 분열해서 자란 것은 아니었지만, 이로써 시험관에서 배양액만 잘 맞춰주면 세포는 죽지 않는다는 이론이 50년 동안 과학계를 지배했다. 1951년에는 자궁경부암을 앓고 있던 31세의 미국 여성 헨리에타 렉(Henrrietta Lack, 1920~1951)에게서 얻은 암세포가 배양액에서 영구히 자란다는 사실이 알려졌다. 이 세포는 그녀의 이름에서 따 헬라(HeLa)세포라고 명명되었다.

1961년에는 시험관에서 잘 배양하면 세포가 영원히 분열하고 죽지 않는다는 주장은 잘못되었다는 사실이 밝혀졌다. 미국의 생물학자 헤이플릭(L. Hayflick, 1928~)이 배양 중인 세포는 50회 정도 분열하면 노쇠기에 들어가 결국 죽게 된다는 것을 입증한 것이다. 이를 '헤이플릭 분열한계(Hayflick limit)'라고 한다. 그러나 예외적으로 헬라세포와 같은 암세포는 헤이플릭 분열한계에 관계없이 영원한 세포분열이 가능하다.

시험관에서 배양되는 세포가 몇 번 분열하면 더 이상 생존하지 못하는 현상을 복제노화(replicative senescence)라고 한다. 세포의 복제노화가 인체의 노화를 직접적으로 일으키는 것은 아니다. 그러나 노화와 질병에 어떤 영향을 미치는지는 노화 모델로서 여전히 연구되고 있다.

줄기세포

나이가 들수록 고갈된다

조직을 구성하는 세포의 교체는 줄기세포(stem cell)와 전구세포(progenitor cell)의 복제 및 분화에 의해 이루어진다. 줄기세포란 스스로 분열해서 자신과 동일한 세포들을 만들고, 특정 기능을 하는 세포로 분화가 가능한 세포를 말한다. 줄기세포에는 배아(embryo)줄기세포와 성체(adult)줄기세포가 있다. 배아줄기세포는 수정란을 배양해서 얻어지는 것이고, 보통 줄기세포라고 하면 성체줄기세포를 의미한다.

줄기세포는 특정 세포로 분화할 때 전구세포라는 중간단계를 거친다. 줄기세포라고 할 때는 종종 전구세포를 포함하기도 하지만, 완전히 분화되기 전에는 다른 세포로 분화할 수 있는 유연성(plasticity)이 있는 세포만을 줄기세포라고 지칭한다. 반면 전구세포는 일반적인 줄기세포와 달리 특정 세포로만 발달한다.

　인체에서 발견된 줄기세포는 조혈모세포(hematopoietic stem cell), 중간엽줄기세포(mesenchymal stem cell), 신경줄기세포(neural stem cell), 장줄기세포(intestinal stem cell), 근육줄기세포(muscle stem cell, myosatellite cell), 모낭줄기세포(hair follicle stem cell), 외피줄기세포(epidermal stem cell), 내피줄기세포(endothelial stem cell), 생식줄기세포(germ line stem cell) 등이 있다. 조직에는 줄기세포가 생존할 수 있는 환경인 줄기세포 적소(stem-cell niche)가 있으며 줄기세포는 그곳을 벗어나지 않는다.

　줄기세포 자신은 생명활동을 하지는 못한다. 신경줄기세포는 신경전달을 하지 못하며, 조혈모세포는 백혈구처럼 세균을 잡아먹는 기능이나 적혈구처럼 산소를 운반하는 역할을 하지 못한다. 평상시에 줄기세포는 줄기세포 적소에 가만히 있다가 조직이 손상되거나 교체가 필요해지면 전구세포를 거쳐 특정 세포로 분화하여 기능한다. 줄기세포와 전구세포는 나이가 들수록 고갈된다. 노인은 줄기세포의 복제능력과 특정 세포로 온전히 분화하는 능력이 감소하고, 세포사멸 및 괴사가 많아지며, 조직손상 후 재생능력이 감소한다. 줄기세포가 감소하는 이유 중 하나는 줄기세포가 존재하는 환경인 적소(niche)의 만성염증 때문이다.

세포사멸 ——————————————————

나이가 들수록 세포사멸의 효율이 떨어진다

세포의 죽음에는 괴사(壞死, necrosis)와 자살, 2종류가 있다. 괴사는 심한 손상을 받았을 때 발생하는 수동적인 죽음이고 자살은 세포가 스스로 택하는 죽음이다. '세포자살'이라고 번역되는 apopto-sis는 그리스어 멀어짐(apo)과 떨어짐(ptosis)이 결합된 것으로 세포자살, 세포자멸사, 세포소멸, 세포사멸 등으로 번역된다. 이미 정해진 시간에 따라 일어나는 사멸은 세포예정사(programmed cell death)라고도 하는데, 세포사멸도 일정한 프로그램에 따라 진행되기 때문에 두 용어는 거의 같은 의미로 사용된다.

세포집단이 있을 때 시간에 따른 세포 수의 성장률은 세포분열 속도와 세포사멸 속도의 차이에 의해 결정된다. 성숙이 끝난 조직에서는 세포분열 속도가 세포사멸 속도와 같아서, 전체적인 세포 수는 동일하게 유지된다.

세포사멸은 태아 발달과정에서부터 사망할 때까지 진행되는 생명활동이며, 세포분열이 활발한 조직일수록 세포사멸도 활발하다. 태아의 발달과정에서 손가락 사이에 물갈퀴가 생겼다가 없어지는 것도 세포사멸이다. 소화관의 상피세포가 생성 후 1주일이면 죽어서 탈락되는 것이나 표피세포가 2주가 지나면 각질로 탈락되는 것도 세포사멸이다. 호중구가 미생물을 포식하고 죽는 것, T림프구가 표적세포를 껴안고 죽는 것도 세포사멸이다. 즉 세포사멸은 몇 시간 동안 일련의 과정을 거치는 프로그램에 의한 계획된 죽음이다. 괴사에 의한 죽음이 순간적일 수 있는 것과는 대조된다.

세포사멸 과정에 진입할지 말지의 결정은 세포가 받은 손상이 치유 가능한지 불가능한지를 판단하는 여러 단백질에 의해 이루어진다. 세포사멸 과정을 개시하는 제일 강력한 신호는 치유가 불가능할 정도의 심각한 DNA 손상이다. DNA가 손상되면 먼저 복구유전자가 작동하여 수선과 복구과정이 시작되지만, 심각한 손상일 때는 세포사멸 유전자가 발현되어 미토콘드리아 외막의 투과성이 증가해 내부의 시토크롬c가 세포질로 나오면서 세포사멸이 촉발된다. 죽음 리간드(death ligand)라고 불리는 분자들이 세포막의 죽음수용체(death receptor)와 결합하여 촉발되는 경우도 있다.

세포사멸을 촉발하는 세포 내외의 신호는 모두 카스파아제(caspase, cysteine. aspartate-specific protease)라는 단백질분해효소를 활성화한다. 카스파아제는 일종의 자폭 단백질로, 세포핵과 세포골격을 분해하여 작은 조각으로 나눈다. 이 파편들이 세포막 단편으로 둘러싸이면 대식세포가 포식하여 리소좀에서 분해된다. 이렇게 세포사멸로 발생하는 세포의 잔해들은 세포막 밖으로 유출되지 않고 깔끔하게 대식세포에 의해 처리된다. 세포의 잔해가 세포막 밖으로 유출되어 염증반응을 유발하는 세포괴사와는 대조적이다.

나이가 들수록 세포에는 손상된 DNA와 단백질이 축적되는 반면, 세포사멸 효율은 떨어진다. 손상된 DNA를 보유한 세포가 세포사멸로 없어지지 않고 계속 분열하고 성장하면 암이 된다.

20억 년 전 진핵세포 생물이 등장할 때 세포소기관의 진화가 중요한 역할을 한 것처럼, 10억 년 전 다세포생물이 출현하게 된 것에는 세포들의 역할 분담이 있었는데, 이를 조직(組織, tissue)이라고 한다.

조직은 상피조직, 결합조직, 근육조직, 신경조직 등 4가지로 구분할 수 있다. 이들 조직이 적당히 섞여 기관(器官, organ)이 된다. 기관은 장기(臟器)라고도 한다. 기관은 다시 주요 작용을 하는 세포들로 구성된 실질(實質, parenchyma)과 그 기관을 지지해주는 간질(間質, stroma)로 구분할 수 있으며, 간질은 결합조직으로 구성된다.

인체에서 기관의 범주에 포함시킬 수 있는 것은 79개에 달한다. 질병은 세포 수준에서는 확인되지 않고 조직이나 기관 수준에서 진단된다. 기관이 기능을 상실하면 부전(不全, failure)이라고 하는데, 심장, 뇌, 신장, 간, 폐 등 다섯 기관은 생명 유지에 필수적인 기관이므로 심부전, 뇌부전, 신부전, 간부전, 호흡부전 등은 여러 증상을 일으킨다.

공통의 기능을 하는 기관들이 모인 것을 계(系) 또는 계통(系統, system)이라 한다. 계통은 골격계, 근육계, 심혈관계, 림프계, 신경계, 외피계, 호흡계, 소화계, 비뇨생식계, 내분비계 등 10개로 나눌 수 있다. 그러나 또 골격계는 뼈대계통과 관절계통으로 세분할 수 있고, 신경계는 중추신경계, 말초신경계, 특수감각기관 등으로, 비뇨생식계는 비뇨계와 생식계 등으로 구분할 수 있다. 반대로 골격계와 근육계는 근골격계로 묶을 수 있고, 심혈관계와 림프계를 순환계로 묶을 수도 있다.

상피조직 ——————————————
표피 각질세포의 수명은 20일

상피조직(上皮組織, epithelial tissue)은 인체와 외부의 접촉면에 있는 조직이다. 피부, 구강, 위장관, 호흡기, 각막과 결막, 요도, 질, 자궁내막 등이 해당하며, 공통적인 특징은 면(面, sheet)으로 이루어졌다는 점이다. 내피(endothelium)는 혈관과 림프관의 내면을 덮고 있는 상피조직이지만 외부와 접촉하지는 않는다.

발생 3주에 배아는 외배엽(ectoderm), 중배엽(mesoderm), 내배엽(endoderm)이라는 세 층으로 나뉘는데, 피부의 상피는 외배엽에서 유래하며 비뇨생식계의 상피는 중배엽에서, 폐와 위장관의 상피는 내배엽에서 유래한다. 상피조직은 면으로 이루어져 있어서 막(membrane)이라는 명칭이 상피(epithelium)와 거의 같은 의미로 쓰인다. 특히 상피세포가 점액으로 덮여 있으면 점막(mucosa, mucous membrane)이라고 한다.

상피조직은 외부와 다른 인체조직의 중간에서 선택적 투과성 장벽 기능을 한다. 장벽(barrier) 역할을 하되 선택적으로 물질을 투과시키는 것이다. 상피조직은 기능에 따라 표면을 덮는 막과 샘(gland)으로 구분할 수 있다. 샘에는 외분비선과 내분비선이 있는데, 외분비선은 외부로 물질을 분비하고 내분비선은 혈액으로 호르몬을 분비한다. 외분비선에서 분비하는 물질은 장액성(serous)과 점액성(mucous)으로 분류한다. 배세포(goblet)와 같은 점액세포(mucous cell)는 당화된(glycosylated) 단백질을 생산하고, 장액세포(serous cell)는 비당화된(nonglycosylated) 단백질을 생산한다. 췌장에서 분비되는 소화액은 장액성이며 호흡기도에서 분비되는 객담은 점액성이다.

상피조직은 몇 개의 세포층으로 구성되는지와 세포의 모양에 따라 분류한다. 한 세포층으로만 구성되면 단순상피(simple epithelia)라고 하고 여러 세포층으로 구성되면 중층상피(stratified epithelia)라고 하는데, 중층상피는 보호를 전문적으로 하는 반면 단층상피는 물질수송을 전문적으로 담당한다. 혈관, 폐, 위장관 등의 상피조직은 물질교환이 이루어지는 곳으로 단층으로 구성되어 있으나, 피부는 중층상피에 속하고 물질을 통과시키지 않는다. 세포의 모양은 기둥 모양의 원주(columnar), 정사각형 모양의 입방(cuboidal), 납작한 편평(squamous)

상피로 분류한다. 혈관내피는 단층편평상피이며 장(intestine)상피는 단층원주상피이다. 중층편평상피는 각질(keratin)이 있는 것과 없는 것이 있는데 피부는 각질중층편평상피이며, 구강, 질, 항문 등은 비각질중층편평상피이다.

피부 이외의 상피조직이 보호하는 조직은 대부분 속이 비어 있는 관이나 주머니 같은 구조를 가진다. 일반적으로 비어 있는 공간을 내강(內腔, lumen)이라고 한다. 내강은 관(pipe) 모양이고 내부에는 액체나 공기가 흐르며 이름은 혈관(vessel), 위장관(gastrointestinal tract), 요로(urinary tract), 생식관(genital tract), 담도(bile duct), 기도(airway) 등과 같이 tract, duct, way, 관(管), 도(道), 로(路) 등으로 명명된다.

상피세포끼리는 서로 부착하고 교통하는 단백질 성분의 연접(이음, junction)구조가 있다. 연접구조는 다른 조직에도 존재하지만 상피조직에 많다. 연접은 밀착연접(tight junction), 부착연접(anchoring junction), 간극연접(gap junction) 등 3종류가 있다. 밀착연접은 치밀이음이라고도 하며 완전히 밀봉되어 있어서 물질이 통과할 수 없다. 표피의 각질세포들은 이런 연접구조로 단단히 연결되어 있다. 부착연접은 부착이음이라고도 하며 세포끼리 결합시켜주는 역할을 하고, 간극연접은 틈새이음이라고도 하며 세포 사이의 물질이 이동하는 통로 역할을 한다.

모든 상피세포의 바닥은 바닥막(basement membrane)이라고 하는 결합조직에 밀착되어 있다. 바닥막은 기저막(基底膜)이라고도 한다. 상피조직은 아주 얇은 조직이고 혈관이 없어서 인접한 결합조직에서 바닥막을 통하여 영양분과 산소가 확산되어 들어온다. 상피조직에는 줄기세포가 있어서 재생과 세포사멸이 활발하다. 표피의 각질세포는 20일마다 교체되고, 위장관의 상피세포는 4~7일마다 새로 교체된다.

신경조직 ──────────────────────

신경세포는 재생되지 않는다

신경조직(神經組織, nervous tissue)은 뉴런(neuron)과 신경아교세포(neuroglia)로 구성된다. 신경아교세포는 신경세포(뉴런) 사이에서 접착제인 아교(阿膠, glue) 역할을 한다고 해서 붙은 명칭이다. 신경아교세포, 신경교세포, 아교세포, 교세포 등은 모두 같은 말이다. 뇌에 있는 뉴런은 1,000억 개인데, 교세포는 숫자로는 그보다 10배가 더 많지만 크기는 1/10 수준이어서 부피로는 뉴런과 교세포가 각각 50%를 차지한다.

뉴런은 핵이 있는 세포체와 세포질이 문어 다리처럼 돋아나온 돌기로 구분된다. 돌기에는 수상돌기(dendrite)와 축삭(axon) 2종류가 있는데, 짧고 여러 개인 것은 수상돌기로 정보를 받는 역할을 하고, 길게 뻗는 하나의 돌기는 정보를 내보내는 역할을 하는 축삭이다. 신경섬유(nerve fiber)라고 하면 수상돌기와 축삭이 모두 해당되지만 보통 길게 뻗어 나오는 축삭을 말한다.

뉴런을 포함한 모든 세포는 세포막을 경계로 세포 바깥쪽으로는 양이온이 배열되고 안쪽으로는 음이온이 배열되어 있기 때문에 세포막 안팎으로 막전위(membrane potential)가 존재한다. 차이는 -40~

−80mV로 안쪽이 음성이다. 뉴런에서 신호전달은 뉴런 밖의 나트륨 이온이 뉴런 안으로 급속히 유입되어 막전위가 역전되는 활동전위(action potential)에 의해서 이루어지고, 뉴런과 뉴런 사이에서는 신경전달물질을 통해 이루어진다.

뉴런은 한번 손상되면 재생되지 않지만 교세포는 꾸준히 재생되고 새로 생긴다. 따라서 신경세포가 암으로 변하는 경우는 없지만 교세포는 암이 될 수 있다. 뇌에 생기는 암은 절반이 뇌 외부에서 전이된 것이고 절반은 뇌 자체에서 생기는 암인데, 대부분 교세포에서 유래하고 일부는 뇌막 등 주변 조직에서 유래한다.

교세포는 중추신경계에는 희소돌기아교세표(oligodendrocyte), 별아교세포(astrocyte), 뇌실막세포(ependymal cell), 미세아교세포(microglial) 등 4종류가 있으며, 말초신경계에는 신경집세포(neurolemmocyte), 신경절위성세포(satellite cell of ganglia) 등 2종류가 있다.

신경집세포는 이를 발견한 독일 조직학자 슈반(T. Schwann, 1810~1882)의 이름을 따 슈반세포라고도 한다. 슈반세포는 축삭을 둘러싸는 말이집(myelin sheath)을 형성한다. 슈반세포의 세포막이 여러 겹으로 축삭을 감싸는 것을 미엘린(myelin)이라고 하는데, 뉴런의 활동전위가 축삭 말단까지 전파될 때 전기절연체 역할을 한다. 왜 골수를 의미하는 미엘린이라는 이름을 붙였는지는 명확하지 않지만 칼집처럼 생겼기 때문에 sheath라고 명명했다. 이를 번역한 수초(髓鞘)는 골수와 칼집을 의미하는 한자를 조합한 것이다. 미엘린초, 말이집도 같은 말이다. 말이집이란 신경돌기를 말아 싸고 있는 집이라는 의미이고, 중추신경계에서는 이런 역할을 희소돌기아교세포가 담당한다.

축삭은 전체적으로 말이집으로 감싸여 있는데 중간중간에 미엘린이 없는 틈이 있다. 이를 랑비에결절(Ranvier's node)이라고 한다. 축삭에서 활동전위는 랑비에결절에서 발생하여 미엘린이 있는 곳은 빠르게 통과하고 다음 랑비에결절로 전파된다. 한편 말이집이 없는 신경섬유는 그만큼 활동전위 전파속도가 느려져서, 말이집이 있는 신경섬유의 활동전위 전도 속도가 150m/s인 반면 말이집이 없으면 0.5~10m/s로 감소한다.

결합조직

결합조직은 식물의 세포벽과 유사한 역할을 한다

결합조직(結合組織, connective tissue)은 조직이나 세포끼리 서로 결합시켜 기관의 형태를 유지한다. 식물세포는 단단한 세포벽으로 세포와 조직의 형태를 유지하지만, 이것이 없는 동물세포는 세포 밖의 구조물이 세포를 지지하며 서로 부착하는 역할을 한다. 이를 세포외기질(ECM, extracellular matrix)이라고 한다. 조직화된 세포외기질은 세포보다 강하고 크기 때문에 결합조직의 기계적 특성을 감당한다. 세포외기질은 세포 사이의 공간을 채우는 복잡한 분자들의 망(network)이라고 할 수 있는데, 세포들과 안정된 결합을 형성하여 세포의 위치와 이동을 통제하고 세포 사이에 정보전달을 매개한다.

결합조직은 세포와 세포외기질로 구성되며 핵심세포는 섬유모세포(纖維母細胞, fibroblast)이다. 섬유모세포는 섬유를 만드는 세포로, 싹

조직

이 난다는 의미의 '아(芽)'자를 써서 섬유아세포(纖維芽細胞)라고도 한다. 섬유모세포가 섬유합성 능력이 떨어져 쉬고 있으면 섬유세포(fibrocyte)라고 한다. 결합조직에는 섬유모세포 이외에도 지방세포, 대식세포, 비만세포, 형질세포, 백혈구 등이 있는데 세포의 밀도는 매우 낮다. 일반적인 조직은 세포가 중심이지만 결합조직은 세포외기질이 중심이 되고 세포는 세포외기질을 생산하는 역할을 한다.

세포외기질은 단백질섬유와 무형질로 구성된다. 단백질섬유인 콜라겐은 구조적인 지지대 역할을 하고 엘라스틴은 신축성을 제공하는데, 이들은 젤 같은 매질에 파묻혀 있다. 이 매질을 형태가 없는 물질이라는 뜻으로 무형질(無形質, amorphous substance)이라고 하며 바탕이 되는 물질이라는 의미로 바탕질(ground substance)이라고도 한다.

무형질은 거대분자들인 글리코사미노글리칸(GAG, glycosaminogly-can), 프로테오글리칸(proteoglycan), 다부착당단백질(multiadhesive glyco-protein) 등으로 이루어져 있고, 모두 탄수화물이 단백질과 공유결합으로 연결된 당포합체(glycoconjugate)로 점성(粘性, viscosity)이 높다.

글리코사미노글리칸은 점액다당류(mucopolysaccharide)라고도 하는데 히알루로난(hyaluronan)이 대표적이다. 히알루로난은 존재하는 곳에 따라 1,000에서 10,000,000달톤(Da)의 넓은 분자량 범위를 보인다. 치밀하고 점성이 높은 중합체의 그물구조를 형성하며, 수분과 결합력이 좋아 세포외기질의 장력과 탄성을 제공하고 윤활작용도 한다.

프로테오글리칸(proteoglycan)은 선형의 막대 모양을 한 단백질에 여러 글리코사미노글리칸이 털처럼 수북하게 붙어 있는 구조인데, 연결단백질을 통해 히알루로난과 결합하여 거대한 복합체를 형성한다.

다부착당단백질은 세포 표면과 세포외기질에 결합하여 세포와 세포외기질을 결합시키는 역할을 하는데, 라미닌(laminin), 피브로넥틴(fibronectin) 등이 있다. 라미닌은 상피세포를 결합조직과 결합하는 역할을 하고, 피브로넥틴은 세포막의 인테그린(integrin)과 세포외기질을 결합시킨다. 인테그린은 세포외기질과 세포골격의 장력을 통합하기 때문에 붙은 이름이며, 피브로넥틴과 함께 세포 이동과 조직구조를 유지하는 역할을 한다.

결합조직은 고유결합조직(connective tissue proper)과 특수결합조직(specialized connective tissue)으로 나뉜다.

고유결합조직은 콜라겐과 무형질의 상대적인 양에 따라 콜라겐이 많으면 치밀결합조직(dense connective tissue)이라 하고, 무형질이 많으면 성긴결합조직(loose connective tissue, areolar connective tissue)이라 한다.

치밀결합조직은 무형질과 세포는 거의 없고 콜라겐만 있는 조직으로서 콜라겐 다발이 평행하게 정렬된 것과 무작위로 배열된 것이 있다. 인대(ligament)와 힘줄(tendon)은 콜라겐 다발이 일정한 방향으로 규칙적으로 배열된 조직이고, 피부의 진피나 조직을 둘러싸고 있는 피막(capsule)은 콜라겐이 불규칙하게 배열된 조직이다. 인대는 관절에서 뼈와 뼈를 강하게 연결하는 역할을 하는데, 콜라겐 다발이 한 방향으로 배열되어 있어서 그 방향으로 당기는 힘에는 잘 버티지만 옆으로 비틀리는 힘에는 약하다. 그래서 발목이 잘 삔다. 골격근과 뼈를 연결하는 힘줄도 길게 정렬된 콜라겐 다발인데, 인대에 비해 탄성섬유의 비율이 높아 탄력성과 압력흡수 능력이 좋다.

조직

성긴결합조직은 세포, 단백질섬유, 무형질이 대략 비슷하게 불규칙하게 배열된 조직으로서 섬세하고 유연하며 혈관이 많이 있다. 소화관 상피조직에 붙어 있는 고유판(lamina propria)과 진피의 유두층이 성긴결합조직에 해당한다.

특수결합조직에는 그물조직(림프기관, 골수), 지방, 연골, 뼈, 혈액 등이 있다. 혈액은 부피의 절반 정도가 혈장이라 불리는 액(液, fluid)으로 구성되기 때문에 결합조직으로 분류된다. 그물조직(reticular tissue)은 콜라겐이 3차원적 그물(meshwork)을 형성하여 세포를 잡아두는 역할을 한다. 그물섬유의 성긴 배열은 골수, 림프조직, 간조직의 세포들에게 미세환경을 제공하고 세포들이 쉽게 이동할 수 있게 해주고, 지방조직과 신경조직에서는 조직을 둘러싸 보호하는 기능을 한다.

지방조직

렙틴은 지방세포가 분비하는 아디포카인이다

지방조직(adipose tissue)은 지방세포(adipocyte)로 이루어진 결합조직이다. 일반적인 결합조직은 세포외기질이 중심이지만 지방조직은 세포가 중심인 조직으로 세포는 트리글리세리드 성분의 지질방울로 완전히 차 있다. 인체의 크기와 외모를 결정하는 조직은 뼈, 근육, 지방인데, 뼈와 근육은 일정한 반면 지방은 사람마다 차이가 많다.

지방조직에는 백색지방(white fat)과 갈색지방(brown fat)이 있다. 백색지방세포는 혈액으로 전달되는 암죽미립과 VLDL에서 전달되는 트리글리세리드를 저장했다가 에너지 요구가 있을 때 트리글리세리드를 분해하여 유리지방산을 혈액으로 방출한다. 갈색지방세포도 트리글리세리드를 저장하지만 연료 저장의 역할보다는 열발생(thermogenesis)의 역할을 한다. 갈색지방조직이 갈색인 이유는 모세혈관의 헤모글로빈과 미토콘드리아의 시토크롬이 많기 때문인데, 갈색지방세포의 미토콘드리아 내막에 있는 열발생단백질(uncoupling protein-1, thermogenin)은 미토콘드리아가 생산하는 산화에너지를 ATP 합성에 이용되지 않고 열로 분산되도록 한다. 또 출생 시에는 갈색지방조직이 총 체중의 1~5%를 차지하지만, 성장하면서 백색지방조직은 발달하고 갈색지방조직은 감소한다.

지방조직은 에너지 저장의 기능 이외에 아디포카인(adipokine)을 분비하는 내분비기관의 역할을 한다. 아디포카인은 지방조직의 에너지 저장 상태에 대한 정보를 뇌와 다른 조직으로 전달하는 사이토카인인데, 1994년 렙틴(leptin)이 처음 밝혀진 이래 많은 아디포카인이 발견되고 있다. 렙틴이란 명칭은 얇은(thin)을 뜻하는 그리스어 leptos에서 유래한 것으로, 저장된 지방이 충분하다는 신호를 시상하부의 궁상핵(arcuate nucleus)에 보내 식욕을 떨어뜨리는 기능을 한다. 아디포넥틴(adiponectin)은 지방조직이 줄어들 때 분비되어 다른 기관에서 인슐린감수성을 증가시키고 근육세포로 포도당과 지방산이 유입되도록 한다.

참고문헌

I부. 늙는다는 것—뇌에서 근골격까지

01 노인증후군

- 로저 맥도널드 저, 장원구 역, 《노화의 생물학》, 월드사이언스, 2017, 1~10쪽.

노화
- 김은표, 〈노인 연령 기준의 현황과 쟁점〉, 《이슈와 논점》 제1894호, 국회입법조사처, 2021.11.23.
- 이언 스튜어트-해밀턴 저, 이동영·서은현·우종인 역, 《노화의 심리학》, 서울대학교출판문화원, 2017, 24~25쪽.
- 로저 맥도널드 저, 장원구 역, 《노화의 생물학》, 월드사이언스, 2017, 208쪽.
- 대한노인병학회 노인당뇨병연구회, 《노인당뇨병》 3판, 고려의학, 2018, 1~3쪽.
- 발라크리슈난 나이르 저, 원장원·정은진 편역, 《증례 중심으로 배우는 노인의학》, 군자출판사, 2021, 20~21쪽.

질병
- 한국보건사회연구원, 〈2020년도 노인실태조사〉, 보건복지부, 2020, 264~265쪽.
- 발라크리슈난 나이르 저, 원장원·정은진 편역, 《증례 중심으로 배우는 노인의학》, 군자출판사, 2021, 20~21쪽.
- Wikipedia, Disease

414

노인증후군

- The Education Committee Writing Group of the American Geriatrics Society, Core competencies for the care of older patients: recommendations of the American Geriatrics Society. Acad Med 75(3), 2000, pp.252~255.
- Sharon K. Inouye, Stephanie Studenski, Mary E. Tinetti, M.D., George A. Kuchel, Geriatric Syndromes: Clinical, Research and Policy Implications of a Core Geriatric Concept, J Am Geriatr Soc 55(5), 2007, pp.780~791.
- Jonathan M. Flacker, What Is A Geriatric Syndrome Anyway? J Am Geriatr Soc 51(4), 2003, pp.574~576.
- 대한노인병학회 노인증후군연구회, 《노인증후군 증례집》, 군자출판사, 2016, 94쪽, 101쪽, 115~117쪽.

다약제

- 한국보건사회연구원, 〈2020년도 노인실태조사〉, 보건복지부, 2020, 270쪽.
- 분당서울대병원 노인의료센터, 《노인을 위한 치료백과》, 알에이치코리아, 2021, 88~95쪽.
- 발라크리슈난 나이르 저, 원장원·정은진 편역, 《증례 중심으로 배우는 노인의학》, 군자출판사, 2021, 57~76쪽.
- 대한노인병학회 노인증후군연구회, 《노인증후군 증례집》, 군자출판사, 2016, 201~206쪽.

항상성협착

- Kim SW, Kim KI, Metabolic Change and Nutritional Supply in the Elderly, J Clin Nutr. 6(1), 2014, pp.2~6.
- 스튜어트 아이라 폭스 저, 박인국 역, 《생리학》 제15판, 라이프사이언스, 2020, 4쪽.
- 하워드 필릿 저, 대한내분비학회 역, 《임상의사를 위한 노화학》, 군자출판사, 2020, 201~202쪽.

노쇠

- Kwang-Il Kim, Frailty: A Core Geriatric Concept, J Korean Geriatr Soc 14(1), 2010, pp.1~7.
- Ma SH, Jeung KY, Hong SH, Shim EY, Yoo SH, Kim MY, Yoon JL, Correlation between Frailty Level and Disability of the Elderly and Frailty Related Factors, Korean J Fam Med 30(8), 2009.
- Won Chang Won, Korean Terminology for Frailty, J Korean Geriatr Soc 16(2), 2012.
- 분당서울대병원 노인의료센터, 《노인을 위한 치료백과》, 알에이치코리아, 2021, 46~52쪽.

• 한국노인노쇠 코호트 사업단 http://www.kfacs.kr/html/index.php

보행장애

• Ryu SW, Clinical Characteristics of Sarcopenia and Cachexia, J Clin Nutr 9(1), 2017, pp.2~6.

• Zeev Meiner, Emmeline Ayers, Joe Verghese, Motoric Cognitive Risk Syndrome : A Risk Factor for Cognitive Impairment and Dementia in Different Populations, Ann Geriatr Med Res 24(1), 2020, pp.3~14.

• Yi HS, Lee S, Overcoming osteoporosis and beyond : Locomotive syndrome or dysmobility syndrome, Osteoporos Sarcopenia 4(3), 2018, pp.77~78.

• Hideaki Ishibashi, Locomotive syndrome in Japan, Osteoporos Sarcopenia 4(3), 2018 Sep., pp.79~87.

• A C Looker, Dysmobility syndrome and mortality risk in US men and women age 50 years and older, Osteoporos Int. 26(1), 2015, pp.93~102.

• 대한근감소학회, 《근감소증》, 군자출판사, 2017, pp.213~217.

• 임승길, 《거동장애증후군—골다공증 매뉴얼》, 대한의학, 2019, 2~7쪽.

• 대한신경과학회, 《신경학》 3판, 범문에듀케이션, 2020, 791~792쪽.

낙상

• Lee YW, Nam SI, Medications as Risk Factor for Falls, Res Vestib Sci 15(4), 2016, pp.101~106.

• Yang JH, The Prevention of Falls, J Korean Geriatr Soc 16(3), 2012, pp.101~107.

• Kim KI, Jung HK, Kim CO, Kim SK, Cho HH, Kim DY, Ha YC, Hwang SH, Won CW, Lim JY, Kim HJ, Kim JG, The Korean Association of Internal Medicine, Evidence—Based Guideline for Fall Prevention in Korea, J Korean Geriatr Soc 20(1), 2016, pp.1~28.

• 한국보건사회연구원, 〈2020년도 노인실태조사〉, 보건복지부, 2020, 597쪽.

• 대한임상노인의학회, 《노인의학》 개정2판, 닥터스북, 2018, 753~764쪽.

• 질병관리청, 국가건강정보포털, 낙상

노인비만

• Kim TN, Elderly Obesity: Is It Harmful or Beneficial? J Obes Metab Syndr. 27(2), 2018 Jun, pp.84~92.

• Tae Nyun Kim, Diverse Abnormal Body Composition Phenotypes : Interaction Between Muscle, Fat, and Bone, Korean J Obes 24(1), 2015, pp.9~16.

• Junghyun Noh, Prognosis of Heart Disease in Obesity — The Obesity Paradox, Korean J Obes 25(4), 2016, pp.184~187.

- Tae Nyun Kim, Diverse Abnormal Body Composition Phenotypes: Interaction Between Muscle, Fat, and Bone, Korean J Obes 24(1), 2015, pp.9~16.
- Konstantinos Gkastaris, Dimitrios G. Goulis, Michael Potoupnis, Athanasios D. Anastasilakis, Georgios Kapetanos, Obesity, osteoporosis and bone metabolism, J Musculoskelet Neuronal Interact 20(3), 2020, pp.372~381.
- 한국보건사회연구원, 〈2020년도 노인실태조사〉, 보건복지부, 2020, 290쪽.
- 대한임상노인의학회, 《노인의학》 개정2판, 닥터스북, 2018, 960쪽.

소모증후군

- Sun-Wook Kim, Kwang-Il Kim, Metabolic Change and Nutritional Supply in the Elderly, J Clin Nutr 6(1), 2014, pp.2~6.
- Hyun Wook Baik, Nutritional Care for the Elderly, Korean J Gastroenterol 73(4), 2019, pp.196~201.
- Ryu SW, Clinical Characteristics of Sarcopenia and Cachexia, J Clin Nutr 9(1), 2017, pp.2~6.
- Jong Lull Yoon, Appetite stimulants for older persons, J Korean Med Assoc 58(11), 2015, pp.1027~1033.
- Francesco Landi, Anna Picca, Riccardo Calvani, Emanuele Marzetti, Anorexia of Aging: Assessment and Management, Clin Geriatr Med 33(3), 2017, pp.315~323.
- M Muscaritoli, S D Anker, J Argilés, Z Aversa, J M Bauer, G Biolo, Y Boirie, I Bosaeus, T Cederholm, P Costelli, K C Fearon, A Laviano, M Maggio, F Rossi Fanelli, S M Schneider, A Schols, C C Sieber, Consensus definition of sarcopenia, cachexia and pre-cachexia: joint document elaborated by Special Interest Groups (SIG) "cachexia-anorexia in chronic wasting diseases" and "nutrition in geriatrics" Clin Nutr 29(2), 2010, pp.54~59.
- Heidi L Gaddey, Kathryn K Holder, Unintentional Weight Loss in Older Adults, Am Fam Physician 104(1), 2021, pp.34~40.
- Svetlana Stajkovic, Elizabeth M Aitken, Jayna Holroyd-Leduc, Unintentional weight loss in older adults, CMAJ 183(4), 2011, pp.443~449.
- Liyanage Ashanthi Menaka Perera, Aparna Chopra, Amy L Shaw, Approach to Patients with Unintentional Weight Loss, Med Clin North Am 105(1), 2021, pp.175~186.
- 분당서울대병원 노인의료센터, 《노인을 위한 치료백과》, 알에이치코리아, 2021, 53~57쪽.
- 대한근감소증학회, 《근감소증》, 군자출판사, 2017, 179~187쪽.
- 네이버지식백과, 서울대학교병원의학정보, 영양실조

• Wikipedia, malnutrition

02 유해환경

자외선

• Jie Shena, John Towerb, Effects of light on aging and longevity, Ageing Res Rev 53, 2019, 100913.
• Ryan W. Logan, Colleen A. McClung, Rhythms of life : circadian disruption and brain disorders across the lifespan, Nat Rev Neurosci 20(1), 2019, pp.49~65.
• 대한피부과학회 교과서 편찬위원회, 《피부과학》 제7판, 맥그로힐에듀케이션코리아, 2020, 116~121쪽.
• 하워드 필릿 저, 대한내분비학회 역, 《임상의사를 위한 노화학》, 군자출판사, 2020, 429~430쪽.

방사선

• Laia Hernández, Mariona Terradas, Jordi Camps, Marta Martín, Laura Tusell, Anna Genescà, Aging and radiation : bad companions, Aging Cell 14(2), 2015 Apr., pp.153~161.
• 고다마 가즈야 저, 김정환 역, 《머릿속에 쏙쏙! 방사선 노트》, 시그마북스, 2021, 169~172쪽 , 210쪽.
• 존 힐 저, 대학화학교재연구회 역, 《화학의 세계 : 화학이 좋아지는 책》 제15판, 라이프사이언스, 2020, 310~311쪽.
• 리처드 울프슨 저, 심경무 역, 《핵심물리학》 제4판, 교문사(청문각), 2020, 858쪽.
• Wikipedia, Radiobiology
• 네이버지식백과, 물리학백과, 방사선

흡연

• Inho Lee, Yong Soon Park,, Jeong Hyeon Kim, Seung Hyeok Han, Factors Associated with the Intention to Quit Smoking in Elderly Korean Men : The Korea National Health and Nutrition Examination Survey 2010~2015, Korean J Fam Med 41(4), 2020, pp.237~242.
• Vittorio Nicita-Mauro, Giorgio Basile, Giuseppe Maltese, Claudio Nicita-Mauro, Sebastiano Gangemi, Calogero Caruso, Smoking, health and ageing, Immun Ageing 5, 2008, p.10.
• 한국보건사회연구원, 〈2020년도 노인실태조사〉, 보건복지부, 282~283쪽.
• 로렌 페코리노 저, 김우영 역, 《암의 분자생물학》 4판, 월드사이언스, 2021, 12쪽.

음주

- Edith V. Sullivan, Adolf Pfefferbaum, Brain-behavior Relations and Effects of Aging and Common Comorbidities in Alcohol Use Disorder: A Review, Neuropsycholog 33(6), 2019, pp.760~780.
- Na JY, Min BW, Lee YJ, Kim HS, Park JT, The Statistical Analysis of the Forensic Autopsy Cases of the Deaths Associated with Alcohol in Gwangju and Chonnam Area, Korea, Korean J Leg Med 34(1), 2010, pp.20~26.
- 한국보건사회연구원, 〈2020년도 노인실태조사〉, 보건복지부, 284~285쪽.
- 대한임상노인의학회, 《노인의학》 개정2판, 닥터스북, 2018, 1021~1031쪽.
- 대한신경정신의학회, 《신경정신의학》 제3판, 아이엠이즈컴퍼니, 2017, 524~528쪽.
- 대한노인정신의학회, 《노인정신의학》 개정2판, 아이엠이즈컴퍼니, 2018, 367~374쪽.

03 신경

- Katharine J. Liang, Erik S. Carlson, Resistance, Vulnerability and Resilience: A Review of the Cognitive Cerebellum in Aging and Neurodegenerative Diseases, Neurobiol Learn Mem. 170, 2020, 106981.
- 라이언 스플릿거버 저, 박경한 등 역, 《스넬 임상신경해부학》 제8판, 신흥메드싸이언스, 2020, 245쪽.

뉴런

- 데일 퍼브스 저, 오세관 역, 《신경과학》 제5판, 월드사이언스, 2014, 481쪽, 539~556쪽, 561~584쪽.
- 존 놀테 저, 안의태 등 역, 《임상 신경해부학》 제5판, 범문사, 2004, 201~203쪽.

대뇌

- 존 놀테 저, 안의태 등 역, 《임상 신경해부학》 제5판, 범문사, 2004, 201~203쪽.

뇌 노화

- 대한노인정신의학회, 《노인정신의학》 개정2판, 아이엠이즈컴퍼니, 2018, 13~21쪽.
- 대한임상노인의학회, 《노인의학》 개정2판, 닥터스북, 2018, 296~303쪽.
- 발라크리슈난 나이르 저, 원장원·정은진 편역, 《증례 중심으로 배우는 노인의학》, 군자출판사, 2021, 29~30쪽.

말초신경

- 존 놀테 저, 안의태 등 역, 《임상 신경해부학》 제5판, 범문사, 2004, 201~203쪽, 332쪽.

신경전달물질

- 대한노인정신의학회, 《노인정신의학》 개정2판, 아이엠이즈컴퍼니, 2018, 13~21쪽.

- 마크 F. 베어 저, 강봉균·권오주·감경윤 역, 《신경과학 : 뇌의 탐구》 제4판, 바이오메디북, 2018, 144~145쪽.
- 데일 퍼브스 저, 오세관 역, 《신경과학》 제5판, 월드사이언스, 2014, 109~110쪽.

아세틸콜린
- 대한치매학회, 《치매 임상적 접근》 제3판, 대한의학서적, 2020, 283쪽.
- 대한노인정신의학회, 《노인정신의학》 개정2판, 아이엠즈컴퍼니, 2018, 13~21쪽.
- 데일 퍼브스 저, 오세관 역, 《신경과학》 제5판, 월드사이언스, 2014, 111~116쪽.
- Wikipedia, Acetylcholine

글루타메이트
- 데일 퍼브스 저, 오세관 역, 《신경과학》 제5판, 월드사이언스, 2014, 116~122쪽.
- Wikipedia, Glutamate, NMDA receptor

가바
- 데일 퍼브스 저, 오세관 역, 《신경과학》 제5판, 월드사이언스, 2014, 122쪽.

모노아민
- 분당서울대병원 노인의료센터, 《노인을 위한 치료백과》, 알에이치코리아, 2021, 132~141쪽.
- 대한노인정신의학회, 《노인정신의학》 개정2판, 아이엠즈컴퍼니, 2018, 13~21쪽.
- 마크 F. 베어 저, 강봉균·권오주·감경윤 역, 《신경과학 : 뇌의 탐구》 제4판, 바이오메디북, 2018, 144~145쪽.
- 데일 퍼브스 저, 오세관 역, 《신경과학》 제5판, 월드사이언스, 2014, 109~110쪽, 124~132쪽.

주의력
- 대한임상노인의학회, 《노인의학》 개정2판, 닥터스북, 2018, 296~303쪽.
- 이언 스튜어트-해밀턴 저, 이동영·서은현·우종인 역, 《노화의 심리학》, 서울대학교출판문화원, 2017, 113~117쪽.

지능
- 이언 스튜어트-해밀턴 저, 이동영·서은현·우종인 역, 《노화의 심리학》, 서울대학교출판문화원, 2017, 72~87쪽.
- 로버트 J. 스턴버그·카린 스턴버그 저, 신현정 역, 《인지심리학》 제7판, 박학사, 2016, 538~539쪽.

지혜
- Pasupathi M, Staudinger UM, Baltes PB, Seeds of wisdom: adolescents' knowledge

and judgment about difficult life problems, Dev Psychol 37(3), 2001, pp.351~361.

- 김민희, 〈한국인의 지혜 개념 탐색과 중노년기 삶에서 지혜의 의미〉, 서울대학교, 2008.
- 권석만, 《인간의 긍정적 성품》, 학지사, 2011, 143~165쪽.
- 이언 스튜어트-해밀턴 저, 이동영·서은현·우종인 역, 《노화의 심리학》, 서울대학교출판문화원, 2017, 82~83쪽.

창조성

- 이언 스튜어트-해밀턴 저, 이동영·서은현·우종인 역, 《노화의 심리학》, 서울대학교출판문화원, 2017, 120~122쪽.
- 로버트 J. 스턴버그·카린 스턴버그 저, 신현정 역, 《인지심리학》 제7판, 박학사, 2016, 483쪽.

언어

- 박순혁, 〈인지노화와 언어〉, 《현대문법연구》 83권, 현대문법학회, 2015, 25~39쪽.
- 이슬비, 〈그림 설명하기를 통해 살펴본 노년층의 단어 산출 특성〉, 단국대학교 언어병리학 석사학위논문, 2018.
- 이언 스튜어트-해밀턴 저, 이동영·서은현·우종인 역, 《노화의 심리학》, 서울대학교출판문화원, 2017, 171~205쪽.

기억

- Kara L. Bopp, Paul Verhaeghen, Aging and Verbal Memory Span: A Meta-Analysis, The Journals of Gerontology: Series B 60(5), 2005, pp.223~233.
- 진영선, 김영경, 〈노년기의 자서전적 기억의 특성, 분석방법 및 새로운 적용〉, 《한국노년학회 학술발표논문집》, 2010, 241~253쪽.
- 박진희, 윤가현, 〈노년기의 생애회고와 긍정성 효과〉, 《한국노년학연구》 18권, 2009, 107~122쪽.
- 이언 스튜어트-해밀턴 저, 이동영·서은현·우종인 역, 《노화의 심리학》, 서울대학교출판문화원, 2017, 131~168쪽.

수면

- 대한신경과학회, 《신경학》 3판, 범문에듀케이션, 2020, 515~518쪽.
- 분당서울대병원 노인의료센터, 《노인을 위한 치료백과》, 알에이치코리아, 2021, 181~187쪽.
- 하워드 필릿 저, 대한내분비학회 역, 《임상의사를 위한 노화학》, 군자출판사, 2020, 397쪽.

우울증

- 분당서울대병원 노인의료센터, 《노인을 위한 치료백과》, 알에이치코리아, 2021,

167~180쪽.

섬망
- 분당서울대병원 노인의료센터, 《노인을 위한 치료백과》, 알에이치코리아, 2021, 21~26쪽.
- 발라크리슈난 나이르 저, 원장원·정은진 편역, 《증례 중심으로 배우는 노인의학》, 군자출판사, 2021, 79~90쪽.

04 감각

후각
- Hyun Young Kim, Olfaction and Neurodegenerative Disease, Hanyang Med Rev 34, 2014, pp.116~119.
- Seok Hyun Cho, Clinical Diagnosis and Treatment of Olfactory Dysfunction, Hanyang Med Rev 34, 2014, pp.107~115.
- Yoojin Seo, Hyung-Sik Kim, Kyung-Sun Kang, Microglial involvement in the development of olfactory dysfunction, J Vet Sci 19(3), 2018, pp.319~330.
- Ji-Eun Lee, Olfaction and Alzheimer Disease, J Rhinol 24(2), 2017, pp.1~7.
- 앤서니 메셔 저, 송인환 역, 《기초조직학》 15판, 범문에듀케이션, 2021, 388~389쪽.
- Wikipedia, Sense of smell

시각
- 하코다 유지 등 저, 강윤봉 역, 《인지심리학》, 교육을바꾸는책, 2014, 102~103쪽, 108~109쪽.
- 김현승, 김효명, 성공제, 유영석, 《안과학》 제12판, 일조각, 2020, 32쪽, 199쪽, 310~311쪽.
- 네이버지식백과, 국가건강정보포털, 황반변성

미각
- Jae Wook Lee, Seung Heon Shin, Mee Ra Rhyu, Jong Yeon Kim and Mi Kyung Ye, The Effect of Aging on Taste Thresholds in Korean, Korean J Otorhinolaryngol-Head Neck Surg 56, 2013, pp.286~290.
- Giuseppe Sergi, Giulia Bano, Simona Pizzato, Nicola Veronese & Enzo Manzato, Taste loss in the elderly: Possible implications for dietary habits, Crit Rev Food Sci Nutr. 57(17), 2017 Nov 22, pp.3684~3689.
- 앤서니 메셔 저, 송인환 역, 《기초조직학》 15판, 범문에듀케이션, 2021, 333쪽.

청각

- Sang Hoon Kim, Seung Geun Yeo, Presbycusis, Hanyang Med Rev 35, 2015, pp.28~83.
- Juyong Chung, Association of Age-Related Hearing Loss with Cognitive Decline, Korean J Otorhinolaryngol-Head Neck Surg 63(4), 2020, pp.145~153.
- Zhou L, Shen N, Feng M, Liu H, Duan M, Huang X. Study of age-related changes in Middle ear transfer function, Comput Methods Biomech Biomed Engin 22(13), 2019, pp.1093~1102.
- 존 헨쇼 저, 김정은 역, 《감각의 여행》, 글항아리, 2015, 192쪽.
- 대한이비인후과학회, 《이비인후과학(이과)》, 군자출판사, 2018, 591~595쪽.
- 네이버지식백과, 국가건강정보포털, 노인성난청

평형감각

- 대한평형의학회, 《임상평형의학》 2판, 범문에듀케이션, 2018, 72~73쪽, 137쪽, 397~401쪽.

피부감각

- Johanna Decorpsa, Jean Louis Saumeta, Pascal Sommera, Dominique Sigaudo-Roussela, Berengere Fromya, Effect of ageing on tactile transduction processes, Ageing Res Rev 13, 2014, pp.90~99.
- Francois Tremblay, Sabah Master, Touch in aging, Scholarpedia 10(2), 2015, p.9935.
- Guergova S, Dufour A. Thermal sensitivity in the elderly: A review, Ageing Res Rev 10(1), 2011, pp.80~92.
- Marc W. Heft, Michael E. Robinson, Somatosensory function in old age, Journal of Oral Rehabilitation 44(4), 2017, pp.327~332.
- Lisa Skedung, Charles El Rawadi, Martin Arvidsson, Céline Farcet, Gustavo S. Luengo, Lionel Breton, Mark W. Rutland, Mechanisms of tactile sensory deterioration amongst the elderly, Sci Rep 8(1), 2018, p.5303.
- Wickremaratchi MM, Llewelyn JG. Effects of ageing on touch, Postgrad Med J 82(967), 2006, pp.301~304.

통증

- 대한통증의학회, 《통증이학》 5판, 군자출판사, 2019, 17~29쪽, 725쪽.

가려움

- Sonja Grundmann, Sonja Ständer, Chronic Pruritus: Clinics and Treatment, Ann Dermatol 23(1), 2011, pp.1~11.
- Kenneth R. Cohen, Jerry Frank, Rebecca L. Salbu, Igor Israel, Pruritus in the Elderly,

P T 37(4), 2012, pp.227~232, pp.236~239.
- 대한피부과학회 교과서 편찬위원회, 《피부과학》 제7판, 맥그로힐에듀케이션코리아, 2020, 82쪽.

05 피부

표피
- Zhen Wang, Mao-Qiang Man, Tienan Li, Peter M Elias, Theodora M Mauro, Aging-associated alterations in epidermal function and their clinical significance, Aging (Albany NY) 12(6), 2020, pp.5551~5565.
- 조소연, 〈피부노화의 발병기전 및 예방〉, 《대한의사협회지》 64(6), 2021, 438~446쪽.
- 대한피부과학회 교과서 편찬위원회, 《피부과학》제7판, 맥그로힐에듀케이션코리아, 2020, 24쪽, 560쪽.

외인성 노화
- 조소연, 〈피부노화의 발병기전 및 예방〉, 《대한의사협회지》 64(6), 2021, 438~446쪽.
- 대한피부과학회 교과서 편찬위원회, 《피부과학》 제7판, 맥그로힐에듀케이션코리아, 2020, 558~566쪽.
- 몬티 라이먼 저, 제효영 역, 《피부는 인생이다》, 브론스테인, 2020, 165쪽.

주름
- Shah AR, Kennedy PM, The Aging Face, Med Clin North A. 102(6), 2018, pp.1041~1054.
- 조소연, 〈피부노화의 발병기전 및 예방〉, 《대한의사협회지》 64(6), 2021, 438~446쪽.
- 대한피부과학회 교과서 편찬위원회, 《피부과학》 제7판, 맥그로힐에듀케이션코리아, 2020, 558~566쪽.
- 로저 맥도널드 저, 장원구 역, 《노화의 생물학》, 월드사이언스, 2017, 217~222쪽.
- 몬티 라이먼 저, 제효영 역, 《피부는 인생이다》, 브론스테인, 2020, 157~182쪽.

욕창
- 마르코 로마넬리 저, 허찬영 역, 《욕창관리의 과학과 실제》, 가본의학, 2009, 31~39쪽, 77~82쪽.

06 순환

혈관
- 앤서니 메셔 저, 송인환 역, 《기초조직학》 15판, 범문에듀케이션, 2021, 247~248쪽, 255~257쪽.

• 대한심장학회 혈관연구회, 《혈관학 교과서》, 대한의학서적, 2016, 7~8쪽.

림프관

• Sebastian Lucio Filelfi, Alberto Onorato, Bianca Brix, Nandu Goswami, Lymphatic Senescence: Current Updates and Perspectives, Biology 10, 2021, p.293.
• 앤서니 메셔 저, 송인환 역, 《기초조직학》 15판, 범문에듀케이션, 2021, 258~259쪽.
• 대한림프부종학회, 《림프부종》 2판, 군자출판사, 2017, 31~32쪽.

내피

• Kyoung-Ha Park, Woo Jung Park, Endothelial Dysfunction: Clinical Implications in Cardiovascular Disease and Therapeutic Approaches, J Korean Med Sci. 30(9), 2015, pp.1213~1225.
• 박창규, 〈혈관 내피세포 기능장애〉, 대한심장학회혈관연구회 Archives 〉 임상혈관학(http://www.kvrwg.org/data/pdf/cvm/cvm_01.pdf)
• 대한심장학회 혈관연구회, 《혈관학 교과서》, 대한의학서적, 2016, 9~13쪽, 382~383쪽.

혈압

• Elisabete Pinto, Blood pressure and ageing, Postgrad Med J 83, 2007, pp.109~114.
• 대한고혈압학회, 《고혈압》 개정판, 대한의학, 2020, 12쪽, 34쪽, 180쪽.
• 스튜어트 아이라 폭스 저, 박인국 역, 《생리학》 제15판, 라이프사이언스, 2020, 392쪽.

동맥경화

• 대한심장학회 혈관연구회, 《혈관학 교과서》, 대한의학서적, 2016, 379~384쪽.
• 하워드 필릿 저, 대한내분비학회 역, 《임상의사를 위한 노화학》, 군자출판사, 2020, 267~271쪽.
• 마이어 프리드먼, 제럴드 W. 프리들랜드 저, 여인석 역, 《의학의 도전》, 글항아리, 2021, 251~253쪽.
• 네이버지식백과, 국가건강정보포털, 죽상경화증

죽상경화

• 대한심장학회 혈관연구회, 《혈관학 교과서》, 대한의학서적, 2016, 26~32쪽, 44~45쪽.
• 네이버지식백과, 서울대학교병원의학정보, 죽상동맥경화증

이상지혈증

• Hui-Hui Liu, Jian-Jun Li, Aging and dyslipidemia: A review of potential mechanisms, Ageing Res Rev 19, 2015, pp.43~52.
• Kwang-il Kim, Dyslipidemia in Older Adults and Management of Dyslipidemia in Older Patients, J Lipid Atheroscler 4(1), 2015, pp.1~6.

심장

- 대한임상노인의학회, 《노인의학》 개정2판, 닥터스북, 2018, 422~431쪽.
- 하워드 필릿 저, 대한내분비학회 역, 《임상의사를 위한 노화학》, 군자출판사, 2020, 271~276쪽.
- 발라크리슈난 나이르 저, 원장원·정은진 편역, 《증례 중심으로 배우는 노인의학》, 군자출판사, 2021, 325~326쪽, 359~360쪽.
- 심방세동 진료지침 개발위원회, 〈2021 대한부정맥학회 심방세동 진료지침〉, 대한부정맥학회, 2021, 11.

07 호흡

- 앤서니 메셔 저, 송인환 역, 《기초조직학》 15판, 범문에듀케이션, 2021, 396쪽.

호흡근

- 하워드 필릿 저, 대한내분비학회 역, 《임상의사를 위한 노화학》, 군자출판사, 2020, 284쪽.
- 스튜어트 아이라 폭스 저, 박인국 역, 《생리학》 제15판, 라이프사이언스, 2020, 441~445쪽, 458~459쪽.

폐기능

- Gwen S Skloot, The Effects of Aging on Lung Structure and Function, Clin Geriatr Med 33(4), 2017, pp.447~457.
- Sanja Stanojevic, Angie Wade, Janet Stocks, John Hankinson, Allan L. Coates, Huiqi Pan, Mark Rosenthal, Mary Corey, Patrick Lebecque, Tim J. Cole, Reference Ranges for Spirometry Across All Ages, Am. J. Respir. Crit. Care Med 177(3), 2007, pp.253~260.
- 대한임상노인의학회, 《노인의학》 개정2판, 닥터스북, 2018, 527~530쪽.
- 대한결핵 및 호흡기학회, 《호흡기학》, 군자출판사, 2007, 26쪽, 193쪽.
- 배형준 외, 《폐기능검사학》 2판, 고려의학, 2021, 81~82쪽.
- 인광호, 《호흡기학 매뉴얼》 3판, 대한의학, 2020, 18쪽.
- 대한 소아알레르기 호흡기학회, 《소아알레르기 호흡기학》 제3판, 여문각, 2018, 420쪽.
- 앨버트 테일러·마이클 존슨 저, 장경태·김선영·이정숙 역, 《노화와 건강》, 대한미디어, 2011, 30쪽.
- 네이버지식백과, 서울대학교병원의학정보, 폐기능검사
- Wikipedia, Peak expiratory flow, Spirometry

기도

- Cho WK, Lee CG, Kim LK, COPD as a Disease of Immunosenescence, Yonsei Med J

60(5), 2019, pp.407~413.

- Hwang YI, Park YB, Yoo KH, Recent Trends in the Prevalence of Chronic Obstructive Pulmonary Disease in Korea, Tuberc Respir Dis 80(3), 2017, pp.226~229.
- 앤서니 메셔 저, 송인환 역, 《기초조직학》 15판, 범문에듀케이션, 2021, 388쪽.
- 하워드 필릿 저, 대한내분비학회 역, 《임상의사를 위한 노화학》, 군자출판사, 2020, 283~286쪽.
- 대한임상노인의학회, 《노인의학》 개정2판, 닥터스북, 2018, 532~537쪽.

폐포

- 앤서니 메셔 저, 송인환 역, 《기초조직학》 15판, 범문에듀케이션, 2021, 398~399쪽.
- 발라크리슈난 나이르 저, 원장원·정은진 편역, 《증례 중심으로 배우는 노인의학》, 군자출판사, 2021, 26~27쪽.

감기

- 대한임상노인의학회, 《노인의학》 개정2판, 닥터스북, 2018, 540~542쪽.

독감

- Estimated Influenza Illnesses, Medical visits, Hospitalizations, and Deaths in the United States – 2018–2019 influenza season. Centers for Disease Control and Prevention (CDC). 9 January 2020. Retrieved 5 March 2020.
- 대한임상노인의학회, 《노인의학》 개정2판, 닥터스북, 2018, 542~545쪽.
- 대한감염학회, 《성인예방접종》 제3판, 군자출판사, 2019, 174~179쪽.
- Wikipedia, Influenza

음성

- 대한후두음성언어의학회, 《후두음성언어의학》 2판, 범문에듀케이션, 2016, 14~15쪽, 215~217쪽.
- 대한이비인후과학회, 이비인후과학 두경부, 군자출판사, 2018, 34~35쪽.
- 네이버지식백과, 서울대학교병원신체기관정보, 성대

08 구강

- 네이버지식백과, 서울대학교병원신체기관정보, 치아
- Wikipedia, Human tooth

타액

- 대한임상노인의학회, 《노인의학》 개정2판, 닥터스북, 2018, 950~955쪽.
- 전국치주과학교수협의회, 《치주과학》 제7판, 군자출판사, 2020, 55쪽.
- 올레 페예르스코프 저, 김준식 역, 《치아우식의 이해와 임상관리》 제3판,

대한나래출판사, 2021, 347쪽.

치주조직
- 전국치주과학교수협의회, 《치주과학》 제7판, 군자출판사, 2020, 53쪽, 132쪽.
- 대한임상노인의학회, 《노인의학》 개정2판, 닥터스북, 2018, 950~955쪽.
- 네이버지식백과, 서울대학교병원의학정보, 치주질환
- 질병관리본부, 〈2018 국민건강통계〉, 276쪽.

치아결손
- Thiago Saads Carvalho, Adrian Lussi, Age-related morphological, histological and functional changes in teeth, J Oral Rehabil 44(4), 2017 Apr, pp.291~298.
- Jung Hwa Lee, The relationship between metabolic syndrome components and the number of remaining teeth in Korean adults, J Korean Acad Oral Health 44(3), 2020, pp.130~137.
- 대한임상노인의학회, 《노인의학》 개정2판, 닥터스북, 2018, 950~955쪽.
- 올레 페예르스코프 저, 김준식 역, 《치아우식의 이해와 임상관리》 제3판, 대한나래출판사, 2021, 342~352쪽.
- 전국치주과학교수협의회, 《치주과학》 제7판, 군자출판사, 2020, 55,149,631
- 질병관리본부, 〈2018 국민건강통계〉, 273쪽, 279쪽.

입냄새
- 대한임상노인의학회, 《노인의학》 개정2판, 닥터스북, 2018, 950~955쪽.
- 대한통합치의학교수협의회, 《통합치의학》 제1판, 명문출판사, 2020, 57~58쪽.
- 질병관리청, 국가건강정보포털, 구취

09 소화
- Siegfried W B Yu, Satish S C Rao, Anorectal physiology and pathophysiology in the elderly, Clin Geriatr Med 30(1), 2014, pp.95~106.
- 대한임상노인의학회, 《노인의학》 개정2판, 닥터스북, 2018, 668~677쪽.

인두
- 대한임상노인의학회, 《노인의학》 개정2판, 닥터스북, 2018, 668~677쪽.
- 대한이비인후과학회, 《이비인후과학》, 일조각, 2013, 586쪽.
- 대한연하장애학회, 《연하장애》, 군자출판사, 2017, 41~45쪽.
- 네이버지식백과, 국가건강정보포털, 노인삼킴장애

식도
- 김정룡, 《소화기계질환》 제4판, 일조각, 2016, 23쪽.

- 대한임상노인의학회,《노인의학》개정2판, 닥터스북, 2018, 670~671쪽, 697~699쪽.

위

- 앤서니 메셔 저, 송인환 역,《기초조직학》15판, 범문에듀케이션, 2021, 345쪽.
- 김정룡,《소화기계질환》제4판, 일조각, 2016, 24~25쪽.
- 대한임상노인의학회,《노인의학》개정2판, 닥터스북, 2018, 671~672쪽.

소장

- 스튜어트 아이라 폭스 저, 박인국 역,《생리학》제15판, 라이프사이언스, 2020, 519쪽.
- 앤서니 메셔 저, 송인환 역,《기초조직학》15판, 범문에듀케이션, 2021, 350쪽.
- 대한임상노인의학회,《노인의학》개정2판, 닥터스북, 2018, 668~677쪽.

대장

- 앤서니 메셔 저, 송인환 역,《기초조직학》15판, 범문에듀케이션, 2021, 354~356쪽.
- 대한임상노인의학회,《노인의학》개정2판, 닥터스북, 2018, 668~677쪽.

항문

- Siegfried WB Yu, Satish SC Rao, Anorectal physiology and pathophysiology in the elderly, Clin Geriatr Med 30(1), 2014, pp.95~106.
- Seong MK, Diagnosis and Management of Fecal Incontinence, Journal of the Korean Society of Coloproctology 23, 2007, pp.386~394.
- 박수경·명승재,〈대변실금의 진단과 치료〉,《대한내과학회지》83(5), 대한내과학회, 2012.

간

- Kazuto Tajiri, Yukihiro Shimizu, Liver physiology and liver diseases in the elderly, World J Gastroenterol 19(46), 2013, pp.8459~8467.
- T.W. 새들러 저, 박경한 역,《사람발생학》14판, 범문에듀케이션, 2021, 272쪽.
- 대한임상노인의학회,《노인의학》개정2판, 닥터스북, 2018, 674~675쪽.

담도

- Ankit Chhoda, Saurabh S Mukewa, SriHari Mahadev, Managing Gallstone Disease in the Elderly, Clin Geriatr Med 37(1), 2021, pp.43~69.
- Howard M. Fillit, Brocklehurst's Textbook of Geriatric Medicine and Gerontology Eighth Edition, Elsevier, 2017, pp.611~612.
- 김정룡,《소화기계질환》제4판, 일조각, 2016, 1023쪽.
- 대한임상노인의학회,《노인의학》개정2판, 닥터스북, 2018, 675쪽.
- 네이버지식백과, 서울대학교병원의학정보, 담석증

췌장
- 스튜어트 아이라 폭스 저, 박인국 역, 《생리학》 제15판, 라이프사이언스, 2020, 533쪽.
- 앤서니 메셔 저, 송인환 역, 《기초조직학》 15판, 범문에듀케이션, 2021, 369쪽.
- 대한임상노인의학회, 《노인의학》 개정2판, 닥터스북, 2018, 668~677쪽.

10 혈액

조혈모세포
- 대한임상노인의학회, 《노인의학》 개정2판, 닥터스북, 2018, 866~873쪽.
- 앤서니 메셔 저, 송인환 역, 《기초조직학》 15판, 범문에듀케이션, 2021, 285쪽.
- 대한혈액학회, 《혈액학》 3판, 범문에듀케이션, 2018, 10쪽.

빈혈
- 대한임상노인의학회, 《노인의학》 개정2판, 닥터스북, 2018, 874~878쪽.
- 대한혈액학회, 《혈액학》 3판, 범문에듀케이션, 2018, 776~777쪽.

혈전
- 대한임상노인의학회, 《노인의학》 개정2판, 닥터스북, 2018, 879~888쪽.
- 대한혈액학회, 《혈액학》 3판, 범문에듀케이션, 2018, 542~546쪽, 552쪽.

11 면역
- 제니 펀트 등 저, 대한미생물학회 역, 《Kuby 면역학》 8판, 범문에듀케이션, 2020, 53쪽.
- 앤서니 메셔 저, 송인환 역, 《기초조직학》 15판, 범문에듀케이션, 2021, 295~297쪽.

림프기관
- Omid Ahmadi, John L McCall, Mark D Stringer, Does senescence affect lymph node number and morphology? A systematic review, ANZ J Surg 83(9), 2013, pp.612~618.
- Vivian M Turner, Neil A Mabbott, Influence of ageing on the microarchitecture of the spleen and lymph nodes, Biogerontology 18(5), 2017, pp.723~738.
- 앤서니 메셔 저, 송인환 역, 《기초조직학》 15판, 범문에듀케이션, 2021, 306~311쪽.
- 하워드 필릿 저, 대한내분비학회 역, 《임상의사를 위한 노화학》, 군자출판사, 2020, 415~417쪽.

백혈구
- U. Blank, F. H. Falcone, G. Nilsson, The history of mast cell and basophil research – some lessons learnt from the last century, Allergy 68, 2013, pp.1093~1101.
- 제니 펀트 등 저, 대한미생물학회 역, 《Kuby 면역학》 8판, 범문에듀케이션, 2020, 37~45쪽, 246쪽.

- 대한임상노인의학회, 《노인의학》 개정2판, 닥터스북, 2018, 46~47쪽.
- 하워드 필릿 저, 대한내분비학회 역, 《임상의사를 위한 노화학》, 군자출판사, 2020, 415~417쪽.

항체
- 제니 펀트 등 저, 대한미생물학회 역, 《Kuby 면역학》 8판, 범문에듀케이션, 2020, 43쪽.
- 대한임상노인의학회, 《노인의학》 개정2판, 닥터스북, 2018, 48쪽.
- 네이버지식백과, 국가암정보센터, 다발골수종

보체
- Nicholas E Propson, Manasee Gedam, Hui Zheng, Complement in Neurologic Disease, Annu Rev Pathol 16, 2021, pp.277~298.
- 제니 펀트 등 저, 대한미생물학회 역, 《Kuby 면역학》 8판, 범문에듀케이션, 2020, 163~184쪽.

사이토카인
- Jian-Xin Lin, Warren J Leonard, Fine-Tuning Cytokine Signals, Annu Rev Immunol 37, 2019, pp.295~324.
- Chauhan P, Nair A, Patidar A, Dandapat J, Sarkar A, Saha B. A primer on cytokines, Cytokine 145, 2021, 155458.
- Michaud M, Balardy L, Moulis G, Gaudin C, Peyrot C, Vellas B, Cesari M, Nourhashemi F. Proinflammatory cytokines, aging, and age-related diseases, J Am Med Dir Assoc 14(12), 2013, pp.877~882.
- 제니 펀트 등 저, 대한미생물학회 역, 《Kuby 면역학》 8판, 범문에듀케이션, 2020, 87~96쪽, 775쪽.

염증
- 대한병리학회, 《병리학》 제8판, 고문사, 2017, 88쪽, 103~106쪽.
- 하워드 필릿 저, 대한내분비학회 역, 《임상의사를 위한 노화학》, 군자출판사, 2020, 132쪽.

마이크로바이옴
- Ron Sender, Shai Fuchs, Ron Milo, Revised Estimates for the Number of Human and Bacteria Cells in the Body, PLoS Biol 14(8), 2016, e1002533.
- Bianca Bana, Filipe Cabreiro, The Microbiome and Aging, Annu Rev Genet 53, 2019, pp.239~261.
- MinhooKim, Bérénice A.Benayoun, The microbiome: An emerging key player in aging and longevity, Transl Med Aging 4, 2020, pp.103~116.

- 대한소화기학회 내시경병태생리연구회, 《소화기질환과 장내 미생물》, 대한의학, 2021, 3쪽, 8쪽.
- 대한미생물학회, 《의학미생물학》 8판, 범문에듀케이션, 2021, 7~8쪽, 275쪽.

감염병
- 대한임상노인의학회, 《노인의학》 개정2판, 닥터스북, 2018, 842~849쪽.

백신
- 대한감염학회, 《성인예방접종》 제3판, 군자출판사, 2019, 9~21쪽.

12 내분비

- 하워드 필릿 저, 대한내분비학회 역, 《임상의사를 위한 노화학》, 군자출판사, 2020, 385~387쪽.

시상하부
- 라이언 스플릿거버 저, 박경한 등 역, 《스넬 임상신경해부학》 제8판, 신흥메드싸이언스, 2020, 383~392쪽.

뇌하수체
- Evanthia Diamanti-Kandarakis, Maurizio Dattilo, Djuro Macut, Leonidas Duntas, Efstathios S Gonos, Dimitrios G Goulis, Christina Kanaka Gantenbein, Marianna Kapetanou, Eftychia Koukkou, Irene Lambrinoudaki, Marina Michalaki, Shahla Eftekhari-Nader, Renato Pasquali, Melpomeni Peppa, Marinella Tzanela, Evangeline Vassilatou, Andromachi Vryonidou, COMBO ENDO TEAM: 2016, MECHANISMS IN ENDOCRINOLOGY: Aging and anti-aging: a Combo-Endocrinology overview, Eur J Endocrinol 176(6), 2017, pp.R283~R308.
- 앤서니 메셔 저, 송인환 역, 《기초조직학》 15판, 범문에듀케이션, 2021, 457~468쪽.
- 하워드 필릿 저, 대한내분비학회 역, 《임상의사를 위한 노화학》, 군자출판사, 2020, 385~387쪽.

성장호르몬
- 앤서니 메셔 저, 송인환 역, 《기초조직학》 15판, 범문에듀케이션, 2021, 236쪽.
- 김성연, 《민헌기 임상내분비학》 3판, 고려의학, 2016, 111쪽, 529~531쪽.
- 하워드 필릿 저, 대한내분비학회 역, 《임상의사를 위한 노화학》, 군자출판사, 2020, 389~390쪽.
- 네이버지식백과, 분자·세포생물학백과, 그렐린

갑상선

- MP Rozing, JJ Houwing-Duistermaat, PE Slagboom, M Beekman, M Frölich, AJM de Craen, RGJ Westendorp, D van Heemst, Familial longevity is associated with decreased thyroid function, J Clin Endocrinol Metab 95(11), 2010, pp.4979~4984.
- Eunyoung Kim, June Young Choi, Kyu Eun Lee, Management of Thyroid Nodules and Cancers Arising in the Elderly, J Korean Thyroid Assoc 5(2), 2012, pp.99~103.
- 김성연, 《민헌기 임상내분비학》 3판, 고려의학, 2016, 245쪽.
- 하워드 필릿 저, 대한내분비학회 역, 《임상의사를 위한 노화학》, 군자출판사, 2020, 388~389쪽.

부신피질

- Lucyna Papierska, Adrenopause – does it really exist? Menopause Rev 16(2), 2017, pp.57~60.
- Son DH, Park WJ, Lee YJ, Recent Advances in Anti-Aging Medicine, Korean J Fam Med 40(5), 2019, pp.289~296.
- 하워드 필릿 저, 대한내분비학회 역, 《임상의사를 위한 노화학》, 군자출판사, 2020, 394~395쪽.
- 김성연, 《민헌기 임상내분비학》 3판, 고려의학, 2016, 294~295쪽,
- 대한내분비학회 진료지침 위원회, 《내분비 기능검사의 수행과 판독》, 군자출판사, 2020, 108~113쪽.
- 대한내분비학회, 《내분비대사학》 제2판, 대한대분비학회, 2011, 269~270쪽.

부신수질

- 대한약리학회 교재편찬위원회, 《이우주의 약리학 강의》 제8판, 신일서적, 2019, 130쪽.
- 하워드 필릿 저, 대한내분비학회 역, 《임상의사를 위한 노화학》, 군자출판사, 2020, 395쪽.
- 라이언 스플릿거버 저, 박경한 등 역, 《스넬 임상신경해부학》 제8판, 신흥메드싸이언스, 2020, 396쪽.
- 네이버지식백과, 생화학백과, 카테콜아민

장내분비세포

- 앤서니 메셔 저, 송인환 역, 《기초조직학》 15판, 범문에듀케이션, 2021, 349쪽, 472쪽.
- 대한딩뇨병학회, 《딩뇨병학》 제5판, 빔문에듀케이션, 2018, 111쪽.
- Wikipedia, Enteroendocrine cell, Neuroendocrine cell

인슐린

- Kim JH, Ha JI, Park JM, Lee JS, Ahn AL, Oh EJ, Choi JK, Kweon HJ, Cho DY, Association of High-Risk Drinking with Metabolic Syndrome and Its Components in

Elderly Korean Men: The Korean National Health and Nutrition Examination Survey 2010‐2012, Korean J Fam Med. 39(4), 2018, pp.233~238.

- Moon‐Hyon Hwang, Young‐Je Sim, Vascular Endothelial Dysfunction and Exercise in Metabolic Syndrome Patients, Korean J Obes. 24(3), 2015, pp.126~131.
- Soo Lim, Hayley Shin, Jung Han Song, Soo Heon Kwak, Seon Mee Kang, Ji Won Yoon, Sung Hee Choi, Sung Il Cho, Kyong Soo Park, Hong Kyu Lee, Hak Chul Jang, Kwang Kon Koh, Increasing prevalence of metabolic syndrome in Korea: the Korean National Health and Nutrition Examination Survey for 1998~2007, Diabetes Care 34(6), 2011, pp.1323~1328.
- Jihyun Lee, New Guidelines for Elderly Diabetic Patients, J Korean Diabetes 16(2), 2015, pp.89~100.
- Howard M. Fillit, Brocklehurst's Textbook of Geriatric Medicine and Gerontology Eighth Edition, Elsevier, 2017, p.747.
- 대한노인병학회 노인당뇨병소연구회, 《노인당뇨병》 제3판, 고려의학, 2018, 13~17쪽, 42쪽, 72쪽.
- 대한당뇨병학회, 《당뇨병학》 제5판, 범문에듀케이션, 2018, 121~127쪽, 194쪽, 341쪽, 715쪽.
- 분당서울대병원 노인의료센터, 《노인을 위한 치료백과》, 알에이치코리아, 2021, 111~118쪽.
- Wikipedia, Hemoglobin

13 생식

- 대한남성과학회, 《남성과학》 제3판, 군자출판사, 2016, 579~581쪽.
- 김성연, 《민헌기 임상내분비학》 3판, 고려의학, 2016, 113~114쪽.

난소

- 앤서니 메셔 저, 송인환 역, 《기초조직학》 15판, 범문에듀케이션, 2021, 508쪽.
- 대한산부인과학회, 《부인과학》 6판, 군자출판사, 2021, 640쪽.
- 하워드 필릿 저, 대한내분비학회 역, 《임상의사를 위한 노화학》, 군자출판사, 2020, 391쪽.

고환

- 앤서니 메셔 저, 송인환 역, 《기초조직학》 15판, 범문에듀케이션, 2021, 485~488쪽.
- 대한남성과학회, 《남성과학》 제3판, 군자출판사, 2016, 23~34쪽.
- 하워드 필릿 저, 대한내분비학회 역, 《임상의사를 위한 노화학》, 군자출판사, 2020, 391~394쪽.

음경
- 앤서니 메셔 저, 송인환 역, 《기초조직학》 15판, 범문에듀케이션, 2021, 502~503쪽.
- 대한남성과학회, 《남성과학》 제3판, 군자출판사, 2016, 180쪽.

전립선
- 대한임상노인의학회, 《노인의학》 개정2판, 닥터스북, 2018, 657~666쪽.

골반바닥
- 리처드 드레이크 등 저, 김원규 역, 《GRAY'S 해부학》 제4판, 범문에듀케이션, 2020, 446~460쪽.
- 대한산부인과학회, 《부인과학》 6판, 군자출판사, 2021, 1099~1107쪽.

14 비뇨

신장
- 발라크리슈난 나이르 저, 원장원·정은진 편역, 《증례 중심으로 배우는 노인의학》, 군자출판사, 2021, 27~28쪽.
- 하워드 필릿 저, 대한내분비학회 역, 《임상의사를 위한 노화학》, 군자출판사, 2020, 367~371쪽, 395~396쪽.
- 분당서울대병원 노인의료센터, 《노인을 위한 치료백과》, 알에이치코리아, 2021, 119~123쪽.
- 대한임상노인의학회, 《노인의학》 개정2판, 닥터스북, 2018, 625쪽.

수분대사
- Lee Hooper, Diane Bunn, Florence O Jimoh, Susan J Fairweather-Tait, Water-loss dehydration and aging, Mech Ageing Dev, 2014, pp.50~58, pp.136~137.
- 한진석, 《수분 전해질 및 산염기의 장애》, 일조각, 2018, 23~28쪽.

나트륨 균형
- Theodosios D Filippatos, Andromachi Makri, Moses S Elisaf, George Liamis, Hyponatremia in the elderly: challenges and solutions, Clin Interv Aging 12, 2017, pp.1957~1965.
- 대한신장학회, 《임상신장학》, 군자출판사, 2015, 102~103쪽, 116쪽.
- 대한임상노인의학회, 《노인의학》 개정2판, 닥터스북, 2018, 637쪽.

칼륨 균형
- 대한임상노인의학회, 《노인의학》 개정2판, 닥터스북, 2018, 642쪽.
- 한진석, 《수분 전해질 및 산염기의 장애》, 일조각, 2018, 190쪽.

배뇨

- 최종보, 〈치매와 배뇨장애〉, 대한배뇨장애요실금학회지 12, 2008, 10~17쪽.
- 이효석 · 서주태, 〈요실금과 과민성방광〉, 《대한의사협회지》 58(10), 2015, 886~891쪽.
- Sung Tae Cho, Hyung Jee Kim, Ha Bum Jung, A current perspective on geriatric lower urinary tract dysfunction, Korean J Uro l56, 2015, pp.266~275.
- Hosun Lee, Min Su Park, Urinary Disturbance in Central Nervous System Disorders, J Pain Auton Disord 5(2), 2016, pp.27~30.
- 발라크리슈난 나이르 저, 원장원 · 정은진 편역, 《증례 중심으로 배우는 노인의학》, 군자출판사, 2021, 27~28쪽, 159~163쪽.
- 대한비뇨의학회, 《비뇨의학》 제6판, 일조각, 2019, 29쪽, 207쪽, 229쪽.

15 근골격

- 존 R. 카메론 등 저, 정동근 등 역, 《생명과학을 위한 인체물리》 제2판, 청문각, 2018, 42쪽.
- 발라크리슈난 나이르 저, 원장원 · 정은진 편역, 《증례 중심으로 배우는 노인의학》, 군자출판사, 2021, 30쪽.

뼈

- 대한임상노인의학회, 《노인의학》 개정2판, 닥터스북, 2018, 753~764쪽.
- 대한정형외과학회, 《정형외과학》 제8판, 최신의학사, 2020, 1644쪽.
- 존 R. 카메론 등 저, 정동근 등 역, 《생명과학을 위한 인체물리》 제2판, 청문각, 2018, 80~85쪽.
- 하워드 필릿 저, 대한내분비학회 역, 《임상의사를 위한 노화학》, 군자출판사, 2020, 335~338쪽.
- 대한골대사학회, 《골다공증》 제5판, 군자출판사, 2016, 74~81쪽, 83쪽.

연골

- 대한임상노인의학회, 《노인의학》 개정2판, 닥터스북, 2018, 749~752쪽.
- 앤서니 메셔 저, 송인환 역, 《기초조직학》 15판, 범문에듀케이션, 2021, 150쪽.

관절

- 대한임상노인의학회, 《노인의학》 개정2판, 닥터스북, 2018, 738~752쪽, 765~773쪽.
- 대한정형외과학회, 《정형외과학》 제8판, 최신의학사, 2020, 116쪽.
- 대한류마티스학회, 《류마티스학》 2판, 범문에듀케이션, 2021, 267쪽.

골격근

- Tae Nyun Kim, Diverse Abnormal Body Composition Phenotypes : Interaction

Between Muscle, Fat, and Bone, Korean J Obes 24(1), 2015, pp.9~16.

- Jang HC, How to Diagnose Sarcopenia in Korean Older Adults? Ann Geriatr Med Res 22(2), 2018, pp.73~79.
- Chen LK, Liu LK, Woo J, Assantachai P, Auyeung TW, Bahyah KS, et al. Sarcopenia in Asia: consensus report of the Asian Working Group for Sarcopenia. J Am Med Dir Assoc 15, 2014, pp.95~101.
- 대한근감소학회, 《근감소증》, 군자출판사, 2017, 8~10쪽, 115~120쪽.
- 발라크리슈난 나이르 저, 원장원·정은진 편역, 《증례 중심으로 배우는 노인의학》, 군자출판사, 2021, 30쪽.
- 대한임상노인의학회, 《노인의학》 개정2판, 닥터스북, 2018, 738~752쪽.

II부. 보이지 않는 세계—늙어감의 화학방정식

16 모델생물

- 대한임상노인의학회, 《노인의학》 개정2판, 닥터스북, 2018, 15쪽.
- 김천아, 《벌레의 마음》, 바다출판사, 2017, 64쪽.

효모

- Rashmi Dahiya, Taj Mohammad, Mohamed F Alajmi, Md Tabish Rehman, Gulam Mustafa Hasan, Afzal Hussain, Md Imtaiyaz Hassan, Insights into the Conserved Regulatory Mechanisms of Human and Yeast Aging, Biomolecules 10(6), 2020, p.882.
- Wei Liu, Li Li, Hua Ye, Haiwei Chen, Weibiao Shen, Yuexian Zhong, Tian Tian, Huaqin He, From Saccharomyces cerevisiae to human: The important gene co-expression modules, Biomed Rep 7(2), 2017, pp.153~158.
- 데이비드 사다바 등 저, 정종우 등 역, 《생명 생물의 과학》12판, 라이프사이언스, 2021, 624쪽.
- 대한미생물학회, 《의학미생물학》 8판, 범문에듀케이션, 2021, 626쪽.
- 김우재, 《선택된 자연》, 김영사, 2020, 56~57쪽.
- ウィキペディア(Wikipedia), 酵母, 細菌
- Wikipedia, Saccharomyces cerevisiae

초파리

- Berrak Ugur, Kuchuan Chen, Hugo J. Bellen, Drosophila tools and assays for the study of human diseases, Dis Model Mech 9, 2016, pp.235~244.
- 김우재, 《플라이룸》, 김영사, 2018, 97쪽.

- 네이버 지식백과, 동물학백과, 노랑초파리 [Drosophila melanogaster]
- Wikipedia, Drosophila melanogaster

꼬마선충

- Yongsoon Kim, YoungJoon Park, JoonYeon Hwang, KyuBum Kwack, Comparative genomic analysis of the human and nematode Caenorhabditis elegans uncovers potential reproductive genes and disease associations in humans, Physiol Genomics 50, 2018, pp.1002~1014.
- 김천아, 《벌레의 마음》, 바다출판사, 2017, 67~68쪽.
- 위키백과, 예쁜꼬마선충
- Wikipedia, Caenorhabditis elegans

생쥐

- Valerie Vanhooren, Claude Libert, The mouse as a model organism in aging research: usefulness, pitfalls and possibilities, Ageing Res Rev 12(1), 2013, pp.8~21.
- Fei Zhu, Remya R. Nair, Elizabeth M. C. Fisher & Thomas J. Cunningham, Humanising the mouse genome piece by piece, Nat Commun 10, 2019, p.1845.
- 김우재, 《플라이룸》, 김영사, 2018, 80쪽.
- 제임스 G. 폭스 등 저, 박재학 · 한국실험동물의학교수협의회 역, 《실험동물의학》, OKVET, 2020, 43~44쪽.
- 김우재, 《선택된 자연》, 김영사, 2020, 137~138쪽.

표준인간

- 존 R. 카메론 등 저, 정동근 등 역, 《생명과학을 위한 인체물리》 제2판, 청문각, 2018, 341~342쪽.
- Oxford University Press, Overview reference man and woman
- https://www.oxfordreference.com

17 원자

- 잭 챌로너 저, 장정문 역, 《원자》, 소우주, 2019, 102쪽.
- 백성혜, 《화학의 역사를 알면 화학이 보인다》, 이모션미디어, 2018, 12쪽, 31쪽, 71쪽.
- 데이비드 넬슨 · 마이클 콕스 저, 윤경식 · 김호식 역, 《레닌저 생화학》 제7판, 월드사이언스, 2018, 15쪽.
- 존 힐 저, 대학화학교재연구회 역, 《화학의 세계 : 화학이 좋아지는 책》 제15판, 라이프사이언스, 2020, 348쪽, 370쪽.
- 이일하, 《이일하 교수의 생물학 산책》, 궁리, 2014, 23쪽.
- Wikipedia, Composition of the human body

수소

- Shin-ichi Hirano, Yusuke Ichikawa, Ryosuke Kurokawa, Yoshiyasu Takefuji, Fumitake Satoh, A "philosophical molecule," hydrogen may overcome senescence and intractable diseases, Med Gas Res 10(1), 2020, pp.47~49.
- 존 W. 힐 저, 대학화학교재연구회 역,《화학의 세계 : 화학이 좋아지는 책》제15판, 라이프사이언스, 2020, 185쪽.
- 화학용어사전편찬회,《화학용어사전》, 일진사, 2003, 432쪽.
- 김원택,《화학용어 뿌리찾기》, 자유아카데미, 1994, 112쪽.
- 한진석,《수분 전해질 및 산염기의 장애》, 일조각, 2018, 218~219쪽.
- 네이버 지식백과, 화학백과, 염기

탄소

- 조지 플로퍼 저, 김인선 등 역,《Plopper 세포생물학》, 범문에듀케이션, 2017, 14쪽.
- 잭 챌로너 저, 곽영직 역,《BIG QUESTIONS 118 원소》, 지브레인, 2019, 154~155쪽.
- 네이버 지식백과, 화학원소, 탄소(C)
- Online Etymology Dictionary, carbon

질소

- A Ledo, C F Lourenço, E Cadenas, R M Barbosa, J Laranjinha, The bioactivity of neuronal-derived nitric oxide in aging and neurodegeneration : Switching signaling to degeneration, Free Radic Biol Med. 162, 2021, pp.500~513.
- 스튜어트 아이라 폭스 저, 박인국 역,《생리학》제15판, 라이프사이언스, 2020, 101쪽.
- 피터 워더스 저, 이충호 역,《원소의 이름》, 윌북, 2021, 217~218쪽.
- 네이버지식백과, 화학백과, 질소
- 네이버지식백과, 분자 · 세포생물학백과, 산화질소

산소

- Ilaria Liguori, Gennaro Russo, Francesco Curcio, Giulia Bulli, Luisa Aran, David Della-Morte, Gaetano Gargiulo, Gianluca Testa, Francesco Cacciatore, Domenico Bonaduce, Pasquale Abete, Oxidative stress, aging, and diseases, Clin Interv Aging 13, 2018 Apr 26, pp.757~772.
- Nurbubu T. Moldogazieva, Innokenty M. Mokhosoev, Tatiana I. Mel'nikova, Yuri B. Porozov, Alexander A. Terentiev, Oxidative Stress and Advanced Lipoxidation and Glycation End Products (ALEs and AGEs) in Aging and Age-Related Diseases, Oxid Med Cell Longev, 2019 Aug 14, 3085756.
- 데이비드 넬슨 · 마이클 콕스 저, 윤경식 · 김호식 역,《레닌저 생화학》제7판, 월드사이언스, 2018, 726~727쪽.

- 존 힐 저, 대학화학교재연구회 역, 《화학의 세계 : 화학이 좋아지는 책》제15판, 라이프사이언스, 2020, 209쪽.
- 닉 레인 저, 양은주 역, 《산소》, 뿌리와 이파리, 2020, 166~167쪽.
- Wikipedia, Reactive oxygen species
- 네이버지식백과, 생화학백과, 활성산소
- 네이버지식백과, 화학원소, 산소(O)

인
- 한진석, 《수분, 전해질 및 산염기의 장애》, 일조각, 2018, 303쪽.
- 잭 챌로너 저, 곽영직 역, 《Big Questions 118 원소》, 지브레인, 2019, 173쪽.
- 네이버지식백과, 생명과학대사전, 인산
- 네이버지식백과, 화학원소, 박준우, 인

황
- Igor Y. Iskusnykh, Anastasia A. Zakharova, Dhruba Pathak, Glutathione in Brain Disorders and Aging, Molecules 27(1), 2022, p.324.
- 피터 워더스 저, 이충호 역, 《원소의 이름》, 월북, 2021, 118~124쪽.
- 최혜미 등 , 《21세기 영양학》 제6판, 교문사, 2021, 352~353쪽.
- 네이버지식백과, 화학백과, 황
- Wikipedia, Glutathione(GSH)

칼슘
- Diane Proudfoot, Calcium Signaling and Tissue Calcification, Cold Spring Harb Perspect Biol. 11(10), 2019, a035303.
- Kwon DH, Kim YK, Kook H, New Aspects of Vascular Calcification : Histone Deacetylases and Beyond, J Korean Med Sci Nov;32(11), 2017, pp.1738~1748.
- 최혜미 등 , 《21세기 영양학》 제6판, 교문사, 2021, 335쪽.
- 대한병리학회, 《병리학》 제8판, 고문사, 2017, 55~56쪽.
- 네이버 지식백과, 화학원소, 칼슘(Ca)

철
- Rola S Zeidan, Sung Min Han, Christiaan Leeuwenburgh, Rui Xiao, Iron homeostasis and organismal aging, Ageing Res Rev. 72, 2021, 101510.
- Tanja Grubi'c Kezele, Božena Curko-Cofek, Age-Related Changes and Sex-Related Differences in Brain Iron Metabolism, Nutrients 12(9), 2020, p.2601.
- 데이비드 넬슨·마이클 콕스 저, 윤경식·김호식 역, 《레닌저 생화학》 제7판, 월드사이언스, 2018, 158쪽.

- 대한진단검사의학회, 《진단검사의학 I》 제6판, 범문에듀케이션, 2021, 517쪽.
- 최혜미 등 , 《21세기 영양학》 제6판, 교문사, 2021, 375쪽.

18 분자

- 존 힐 저, 대학화학교재연구회 역, 《화학의 세계 : 화학이 좋아지는 책》 제15판, 라이프사이언스, 2020, 238쪽.

생체분자
- HMDB 4.0: the human metabolome database for 2018, Nucleic Acids Res 46(D1), 2018, D608~617.
- 데이비드 디머 저, 류운 역, 《최초의 생명꼴, 세포》, 뿌리와 이파리, 2019, 102쪽.
- 데이비드 넬슨 · 마이클 콕스 저, 윤경식 · 김호식 역, 《레닌저 생화학》 제7판, 월드사이언스, 2018, 15쪽.

화학결합
- 존 힐 저, 대학화학교재연구회 역, 《화학의 세계 : 화학이 좋아지는 책》 제15판, 라이프사이언스, 2020, 102쪽, 155쪽.
- 재니스 G. 스미스, 유기화학교재연구회 역, 《유기화학》 제6판, 자유아카데미, 2020, 46쪽.
- 데이비드 넬슨 · 마이클 콕스 저, 윤경식 · 김호식 역, 《레닌저 생화학》 제7판, 월드사이언스, 2018, 54쪽.
- 백성혜, 《화학의 역사를 알면 화학이 보인다》, 이모션미디어, 2018, 73쪽.
- Wikipedia, electronegativity

탄화수소
- 재니스 G. 스미스, 유기화학교재연구회 역, 《유기화학》 제6판, 자유아카데미, 2020, 99쪽, 749쪽.
- 존 힐 저, 대학화학교재연구회 역, 《화학의 세계 : 화학이 좋아지는 책》 제15판, 라이프사이언스, 2020, 243쪽.
- 네이버 지식백과, 화학백과, 방향족

작용기
- 존 힐 저, 대학화학교재연구회 역, 《화학의 세계 : 화학이 좋아지는 책》 제15판, 라이프사이언스, 2020, 252쪽.
- 재니스 G. 스미스, 유기화학교재연구회 역, 《유기화학》 제6판, 자유아카데미, 2020, 98쪽, 115쪽.

유기산
- 재니스 G. 스미스, 유기화학교재연구회 역, 《유기화학》 제6판, 자유아카데미, 2020,

947쪽.
- 데이비드 넬슨·마이클 콕스 저, 윤경식·김호식 역, 《레닌저 생화학》 제7판,
  월드사이언스, 2018, 493쪽.
- Wikipedia, Organic acid

화학반응
- 재니스 G. 스미스, 유기화학교재연구회 역, 《유기화학》 제6판, 자유아카데미, 2020,
  652쪽.
- 데이비드 넬슨·마이클 콕스 저, 윤경식·김호식 역, 《레닌저 생화학》 제7판,
  월드사이언스, 2018, 502~503쪽.
- 네이버 지식백과, 생명과학대사전, 산화환원반응
- Wikipedia, Free radical theory of aging

19 단백질

- 데이비드 넬슨·마이클 콕스 저, 윤경식·김호식 역, 《레닌저 생화학》 제7판,
  월드사이언스, 2018, 265쪽.

단백질 구조
- 데이비드 사다바 등 저, 정종우 등 역, 《생명 생물의 과학》 12판, 라이프사이언스, 2021,
  48~53쪽.
- 데이비드 넬슨·마이클 콕스 저, 윤경식·김호식 역, 《레닌저 생화학》 제7판,
  월드사이언스, 2018, 142~147쪽, 265쪽, 675~676쪽.

분자샤프롱
- 조지 플로퍼 저, 김인선 등 역, 《Plopper 세포생물학》 2판, 범문에듀케이션, 2017,
  102~106쪽, 113쪽.
- 존 힐 저, 대학화학교재연구회 역, 《화학의 세계 : 화학이 좋아지는 책》 제15판,
  라이프사이언스, 2020, 490쪽.
- 스튜어트 아이라 폭스 저, 박인국 역, 《생리학》 제15판, 라이프사이언스, 2020, 56쪽,
  102쪽.
- 하워드 필릿 저, 대한내분비학회 역, 《임상의사를 위한 노화학》, 군자출판사, 2020,
  136쪽.
- 나가타 가즈히로 저, 위정훈 역, 《단백질의 일생》, 파피에, 2021, 101~104쪽.

섬유
- David M. Reilly, Jennifer Lozano, Skin collagen through the lifestages: importance for
  skin health and beauty, Plast Aesthet Res 8, 2021, p.2.

- 하워드 필릿 저, 대한내분비학회 역,《임상의사를 위한 노화학》, 군자출판사, 2020, 306~307쪽, 309쪽.
- 앤서니 메셔 저, 송인환 역,《기초조직학》15판, 범문에듀케이션, 2021, 115~121쪽.
- 대한피부과학회 교과서 편찬위원회,《피부과학》제7판, 맥그로힐에듀케이션코리아, 2020, 561쪽.
- 네이버 지식백과, 생화학백과, 콜라겐

세포골격단백질
- 조지 플로퍼 저, 김인선 등 역,《Plopper 세포생물학》2판, 범문에듀케이션, 2017, 36쪽, 155쪽.
- 앤서니 메셔 저, 송인환 역,《기초조직학》15판, 범문에듀케이션, 2021, 86~88쪽.
- 네이버 지식백과, 분자·세포생물학백과, 운동단백질

막수송단백질
- 조지 플로퍼 저, 김인선 등 역,《Plopper 세포생물학》2판, 범문에듀케이션, 2017, 362~372쪽.
- 데이비드 넬슨·마이클 콕스 저, 윤경식·김호식 역,《레닌저 생화학》제7판, 월드사이언스, 2018, 389~390쪽.

헴
- 데이비드 넬슨·마이클 콕스 저, 윤경식·김호식 역,《레닌저 생화학》제7판, 월드사이언스, 2018, 880~884쪽.
- 김정룡,《소화기계질환》제4판, 일조각, 2016, 591쪽.
- 네이버지식백과, 분자·세포생물학백과, 시토크롬

효소
- 데이비드 넬슨·마이클 콕스 저, 윤경식·김호식 역,《레닌저 생화학》제7판, 월드사이언스, 2018, 187~188쪽.
- 네이버지식백과, 화학백과, 효소

단백질항상성
- Courtney L. Klaips, Gopal Gunanathan Jayaraj, F. Ulrich Hartl,Pathways of cellular proteostasis in aging and disease. J Cell Biol 217(1), 2018, pp.51~63.
- 데이비드 넬슨·마이클 콕스 저, 윤경식·김호식 역,《레닌지 생화학》제7판, 월드사이언스, 2018, 577~578쪽.
- 제레미 M. 버그 등 저, 고문주 등 역,《Stryer 생화학》9판, 범문에듀케이션, 2020, 884쪽.
- 스튜어트 아이라 폭스 저, 박인국 역,《생리학》제15판, 라이프사이언스, 2020, 539~540쪽.

- 나가타 가즈히로 저, 위정훈 역, 《단백질의 일생》, 파피에, 2021, 180~181쪽.
- 네이버지식백과, 생명과학대사전, 단백질대사

20 탄수화물

당질체
- 하워드 필릿 저, 대한내분비학회 역, 《임상의사를 위한 노화학》, 군자출판사, 2020, 137쪽.
- 재니스 G. 스미스, 유기화학교재연구회 역, 《유기화학》 제6판, 자유아카데미, 2020, 190쪽, 1228쪽, 1264쪽.
- 조지 플로퍼 저, 김인선 등 역, 《Plopper 세포생물학》 2판, 범문에듀케이션, 2017, 23쪽.
- 스튜어트 아이라 폭스 저, 박인국 역, 《생리학》 제15판, 라이프사이언스, 2020, 539쪽, 564쪽.

당화
- Nurbubu T. Moldogazieva, Innokenty M. Mokhosoev, Tatiana I. Mel'nikova, Yuri B. Porozov, Alexander A. Terentiev, Oxidative Stress and Advanced Lipoxidation and Glycation End Products (ALEs and AGEs) in Aging and Age-Related Diseases, Oxid Med Cell Longev 2019, 2019 Aug 14, 3085756.
- G Vistoli, D De Maddis, A Cipak, N Zarkovic, M Carini, G Aldini, Advanced glycoxidation and lipoxidation end products (AGEs and ALEs): an overview of their mechanisms of formation, Free Radic Res 47 Suppl 1, 2013 Aug, pp.3~27.
- Fabio Dall'Olio, Glycobiology of Aging, Subcell Biochem 90, 2018, pp.505~526.
- 하워드 필릿 저, 대한내분비학회 역, 《임상의사를 위한 노화학》, 군자출판사, 2020, 137쪽.
- 네이버지식백과, 화학백과, 마이야르 반응

21 지질
- 데이비드 넬슨·마이클 콕스 저, 윤경식·김호식 역, 《레닌저 생화학》 제7판, 월드사이언스, 2018, 390쪽, 649쪽.
- 재니스 G. 스미스, 유기화학교재연구회 역, 《유기화학》 제6판, 자유아카데미, 2020, 99쪽.

지방산
- Das UN, "Cell Membrane Theory of Senescence" and the Role of Bioactive Lipids in Aging, and Aging Associated Diseases and Their Therapeutic Implications. Biomolecules 11(2), 2021 Feb 8, p.241.
- 조지 플로퍼 저, 김인선 등 역, 《Plopper 세포생물학》 2판, 범문에듀케이션, 2017,

128~129쪽.

- 데이비드 넬슨·마이클 콕스 저, 윤경식·김호식 역, 《레닌저 생화학》 제7판, 월드사이언스, 2018, 820~821쪽.
- Wikipedia, Essential fatty acid

글리세리드

- Wikipedia, Glyceride, Glycerol

인지질

- Das UN, "Cell Membrane Theory of Senescence" and the Role of Bioactive Lipids in Aging, and Aging Associated Diseases and Their Therapeutic Implications. Biomolecules 11(2), 2021 Feb 8, p.241.
- Adiv A. Johnson, Alexandra Stolzing, The role of lipid metabolism in aging, lifespan regulation, and age-related disease, Aging Cell 18(6), 2019, e13048.
- 조지 플로퍼 저, 김인선 등 역, 《Plopper 세포생물학》 2판, 범문에듀케이션, 2017, 123~141쪽.

콜레스테롤

- 데이비드 넬슨·마이클 콕스 저, 윤경식·김호식 역, 《레닌저 생화학》 제7판, 월드사이언스, 2018, 851~853쪽.
- 한국임상고혈압학회, 알기 쉬운 이상지질혈증, 도서출판 엠디월드, 2019, 31쪽.
- Wikipedia, Sterol

담즙산

- 김정룡, 《소화기계질환》 제4판, 일조각, 2016, 1045~1046쪽.
- 네이버지식백과, 생화학백과, 담즙산
- Wikipedia, Bile acid

22 에너지대사

에너지전환

- 조지 플로퍼 저, 김인선 등 역, 《Plopper 세포생물학》 2판, 범문에듀케이션, 2017, 355~361쪽.
- 데이비드 넬슨·마이클 콕스 저, 윤경식·김호식 역, 《레닌저 생화학》 제7판, 월드사이언스, 2018, 862쪽.
- 스튜어트 아이라 폭스 저, 박인국 역, 《생리학》 제15판, 라이프사이언스, 2020, 81~85쪽, 103쪽.
- 재니스 G. 스미스, 유기화학교재연구회 역, 《유기화학》 제6판, 자유아카데미, 2020,

528쪽.
- 존 힐 저, 대학화학교재연구회 역, 《화학의 세계 : 화학이 좋아지는 책》 제15판, 라이프사이언스, 2020, 206쪽.

산화적 인산화
- 데이비드 넬슨·마이클 콕스 저, 윤경식·김호식 역, 《레닌저 생화학》 제7판, 월드사이언스, 2018, 711쪽, 726쪽.
- 닉 레인 저, 김정은 역, 《미토콘드리아》, 뿌리와이파리, 2008, 115쪽.

에너지소비
- 대한내분비학회, 《내분비대사학》 제2판, 대한대분비학회, 2011, 773~774쪽.

탄수화물대사
- Dimitrios Kapogiannis, Konstantinos I Avgerinos, Brain glucose and ketone utilization in brain aging and neurodegenerative diseases, Int Rev Neurobiol 154, 2020, pp.79~110.
- 데이비드 넬슨·마이클 콕스 저, 윤경식·김호식 역, 《레닌저 생화학》 제7판, 월드사이언스, 2018, 534쪽, 548쪽.
- 네이버 지식백과, 생화학백과, 글루코스

지방대사
- M. Mahmooda Hussain, Intestinal lipid absorption and lipoprotein formation, Curr Opin Lipidol 25(3), 2014, pp.200~206.
- Chih-Wei Ko, Jie Qu, Dennis D. Black, Patrick Tso, Regulation of intestinal lipid metabolism: current concepts and relevance to disease, Nature Reviews. Gastroenterology & Hepatology 17(3), 2020, pp.169~183.
- Trudy Woudstra, Alan B.R. Thomson Nutrient absorption and intestinal adaptation with ageing, Best Pract Res Clin Gastroenterol 16(1), 2002 Feb, pp.1~15.
- 데이비드 사다바 등 저, 정종우 등 역, 《생명 생물의 과학》 12판, 라이프사이언스, 2021, 175쪽.
- 데이비드 넬슨·마이클 콕스 저, 윤경식·김호식 역, 《레닌저 생화학》 제7판, 월드사이언스, 2018, 668쪽.
- 스튜어트 아이라 폭스 저, 박인국 역, 《생리학》 제15판, 라이프사이언스, 2020, 540~541쪽.
- 김성연, 《민헌기 임상내분비학》 3판, 고려의학, 2016, 915~922쪽.

아미노산대사
- 데이비드 넬슨·마이클 콕스 저, 윤경식·김호식 역, 《레닌저 생화학》 제7판,

월드사이언스, 2018, 675쪽.

케톤체대사

- Matthieu Lilamand, Baptiste Porte, Emmanuel Cognat, Jacques Hugon, François Mouton-Liger, Claire Paquet, Are ketogenic diets promising for Alzheimer's disease? A translational review, Alzheimers Res Ther 12(1), 2020, p.42.
- 데이비드 넬슨·마이클 콕스 저, 윤경식·김호식 역, 《레닌저 생화학》 제7판, 월드사이언스, 2018, 668쪽.
- 제레미 M. 버그 등 저, 고문주 등 역, 《Stryer 생화학》 9판, 범문에듀케이션, 2020, 835~838쪽.
- 대한소아신경학회, 《소아신경학》제3판, 군자출판사, 2021, 300쪽.

젖산대사

- 데이비드 넬슨·마이클 콕스 저, 윤경식·김호식 역, 《레닌저 생화학》 제7판, 월드사이언스, 2018, 534쪽, 545쪽, 928쪽.

23 신호전달

- Wikipedia, Cell signaling

신호전달경로

- 데이비드 넬슨·마이클 콕스 저, 윤경식·김호식 역, 《레닌저 생화학》 제7판, 월드사이언스, 2018, 157쪽, 440~445쪽.
- 조지 플로퍼 저, 김인선 등 역, 《Plopper 세포생물학》 2판, 범문에듀케이션, 2017, 403~432쪽.

영양소 감지

- 박상민, 〈mTOR 신호와 성장, 대사, 그리고 질환〉, BRIC VIEW 2018-R16.
- Asier González, Michael N Hal, Sheng-Cai Lin, D Grahame Hardie, AMPK and TOR : The Yin and Yang of Cellular Nutrient Sensing and Growth Control, Cell Metab 31(3), 2020, pp.472~492.
- 대한임상노인의학회, 《노인의학》 개정2판, 닥터스북, 2018, 18~20쪽.
- Wikipedia, Nutrient sensing, mTOR
- 네이버지식백과, 분자·세포생물학백과, 라파마이신

AMPK

- 이수현, 〈AMPK : 물질대사와 마이토콘드리아 항상성 조절자〉, BRIC View 2019-R22.
- Joohun Ha, Sooho Lee, Role of AMPK in the Regulation of Cellular Energy Metabolism, J Korean Endocr Soc 25(1), 2010, pp.9~17.

- Sébastien Herzig, Reuben J Shaw, AMPK: guardian of metabolism and mitochondrial homeostasis, Nat Rev Mol Cell Biol 19(2), 2018, pp.121~135.
- 데이비드 넬슨·마이클 콕스 저, 윤경식·김호식 역, 《레닌저 생화학》 제7판, 월드사이언스, 2018, 943쪽.
- 하워드 필릿 저, 대한내분비학회 역, 《임상의사를 위한 노화학》, 군자출판사, 2020, 186쪽.

FOXO

- K H Kaestner, W Knochel, D E Martinez, Unified nomenclature for the winged helix/forkhead transcription factors, Genes Dev 14(2), 2000, pp.142~146.
- Oscar Puig, Jaakko Mattila, Understanding Forkhead Box Class O Function: Lessons from Drosophila melanogaster, Antioxid Redox Signal 14(4), 2011, pp.635~647.
- Matthew E. Carter, Anne Brunet, FOXO transcription factors, Current Biology 17(4), 2007, pp.113~114.
- 하워드 필릿 저, 대한내분비학회 역, 《임상의사를 위한 노화학》, 군자출판사, 2020, 182~185쪽.

인슐린/IGF-1

- Jiuyong Xiem, Ralf Weiskirchen, What Does the "AKT" Stand for in the Name "AKT Kinase"? Some Historical Comments, Front. Oncol. 10, 2020, p.1329.
- Carlos López-Otín, Maria A Blasco, Linda Partridge, Manuel Serrano, Guido Kroemer, The hallmarks of aging, Cell 153(6), 2013, pp.1194~1217.
- Takayoshi Sasako, Kohjiro Ueki, Insulin/IGF-1 signaling and aging, Nihon Rinsho 74(9), 2016, pp.1435~1440.
- Matthew D W Piper, Linda Partridge, Drosophila as a model for ageing, Biochim Biophys Acta Mol Basis Dis 1864, 2018, pp.2707~2717.
- Linda Partridge, Nazif Alic, Matt D.W. Piper, Ageing in Drosophila: The role of the insulin/Igf and TOR signalling network, Exp Gerontol 46(5), 2011, pp.376~381.
- Ehud Cohen, Jan Bieschke, Rhonda M Perciavalle, Jeffery W Kelly, Andrew Dillin, Opposing activities protect against age-onset proteotoxicity, Science 313(5793), 2006, pp.1604~1610.
- Siwen Zhang, Fei Li, Tong Zhou, Guixia Wang, Zhuo Li, Caenorhabditis elegans as a Useful Model for Studying Aging Mutations, Front.Endocrinol. 2020;10.3389/fendo.2020.554994.
- 하워드 필릿 저, 대한내분비학회 역, 《임상의사를 위한 노화학》, 군자출판사, 2020, 182~185쪽.

식욕

- Jong–Woo Sohn, Network of hypothalamic neurons that control appetite, BMB Rep 48(4), 2015, pp.229~233.
- Daniel J. Drucker, Joel F. Habener, Jens Juul Holst, Discovery, characterization, and clinical development of the glucagon–like peptides, J Clin Invest 127(12), 2017, pp.4217~4227.
- Emanuele Marzetti, Anorexia of Aging : Assessment and Management, Clin Geriatr Med 33(3), 2017, pp.315~323.
- Sun–Wook Kim, Kwang–Il Kim, Metabolic Change and Nutritional Supply in the Elderly, J Clin Nutr 6(1), 2014, pp.2~6.
- 김기우, 〈시상하부 복내측핵을 통한 에너지대사 조절에 대한 최근 연구 동향〉, 한국분자세포생물학회 뉴스레터, 2016, 6월호.
- 데이비드 넬슨·마이클 콕스 저, 윤경식·김호식 역, 《레닌저 생화학》 제7판, 월드사이언스, 2018, 941쪽.
- 대한당뇨병학회, 《당뇨병학》 제5판, 범문에듀케이션, 2018, 99~110쪽.

식이제한

- Son DH, Park WJ, Lee YJ, Recent Advances in Anti–Aging Medicine, Korean J Fam Med 40(5), 2019, pp.289~296.
- C. M. McCay, Mary F. Crowell, L. A. Maynard, The Effect of Retarded Growth Upon the Length of Life Span and Upon the Ultimate Body Size, J Nutr 10, 1935, pp.63~79.
- 발라크리슈난 나이르 저, 원장원·정은진 편역, 《증례 중심으로 배우는 노인의학》, 군자출판사, 2021, 22~23쪽.
- 대한임상노인의학회, 《노인의학》 개정2판, 닥터스북, 2018, 15~16쪽.
- 하워드 필릿 저, 대한내분비학회 역, 《임상의사를 위한 노화학》, 군자출판사, 2020, 470~471쪽.

24 유전자

유전체

- 로버트 F. 위버 저, 최준호 등 역, 《WEAVER 분자생물학》 5판, 교문사, 2021, 34~36쪽.
- 조지 플로퍼 저, 김인선 등 역, 《Plopper 세포생물학》 2판, 범문에듀케이션, 2017, 28~29쪽, 54쪽.
- Wikipedia, RNA

후성조절

- Dominik Saul, Robyn Laura Kosinsky, Epigenetics of Aging and Aging–Associated

Diseases, Int J Mol Sci 22(1), 2021 Jan 2, p.401.

- Christina Pagiatakis, Elettra Musolino, Rosalba Gornati, Giovanni Bernardini, Roberto Papait, Epigenetics of aging and disease: a brief overview, Aging Clin Exp Res 33(4), 2021 Apr, pp.737~745.
- 백성희, 김현경, 남혜진, 부경진, 김윤호, 정진하, 〈후성유전학〉, 《학문연구의 동향과 쟁점》5, 대한민국학술원, 2016, 287~321쪽..
- 데이비드 넬슨·마이클 콕스 저, 윤경식·김호식 역, 《레닌저 생화학》 제7판, 월드사이언스, 2018, 976쪽.
- 하워드 필릿 저, 대한내분비학회 역, 《임상의사를 위한 노화학》, 군자출판사, 2020, 123쪽.
- 대니얼 L. 하틀 저, 김성룡 등 역, 《유전체 전망대에서 바라본 필수유전학》 제7판, 월드사이언스, 2020, 83쪽.
- 네이버지식백과, 생화학백과, 후생유전학

텔로미어
- 제레미 M. 버그 등 저, 고문주 등 역, 《Stryer 생화학》 9판, 범문에듀케이션, 2020, 1121~1122쪽.
- 데이비드 넬슨·마이클 콕스 저, 윤경식·김호식 역, 《레닌저 생화학》 제7판, 월드사이언스, 2018, 962쪽.
- 발라크리슈난 나이르 저, 원장원·정은진 편역, 《증례 중심으로 배우는 노인의학》, 군자출판사, 2021, 24쪽.
- 대니얼 L. 하틀 저, 김성룡 등 역, 《유전체 전망대에서 바라본 필수유전학》 제7판, 월드사이언스, 2020, 88~91쪽.

돌연변이
- 조지 플로퍼 저, 김인선 등 역, 《Plopper 세포생물학》 2판, 범문에듀케이션, 2017, 51~59쪽.
- 로버트 F. 위버 저, 최준호 등 역, 《WEAVER 분자생물학》 5판, 교문사, 697~714쪽.
- 로버트 L. 누스바움 등 저, 박선화 등 역, 《의학유전학》 8판, 범문에듀케이션, 2017, 52쪽.
- 대니얼 L. 하틀 저, 김성룡 등 역, 《유전체 전망대에서 바라본 필수유전학》 제7판, 월드사이언스, 2020, 404쪽.
- 마크 E. 윌리엄스 저, 김성훈 역, 《늙어감의 기술》, 현암사, 2017, 80~82쪽.

조로증후군
- 하워드 필릿 저, 대한내분비학회 역, 《임상의사를 위한 노화학》, 군자출판사, 2020, 151~164쪽.
- 네이버지식백과, 희귀질환정보, 조로증, 워너증후군

암

- 대한임상노인의학회, 《노인의학》 개정2판, 닥터스북, 2018, 889~901쪽.
- 로렌 페코리노 저, 김우영 역, 《암의 분자생물학》 4판, 월드사이언스, 2021, 7~8쪽.

시르투인

- Rashmi Dahiya, Taj Mohammad, Mohamed F Alajmi, Md Tabish Rehman, Gulam Mustafa Hasan, Afzal Hussain, Md Imtaiyaz Hassan, Insights into the Conserved Regulatory Mechanisms of Human and Yeast Aging, Biomolecules 10(6), 2020, p.882.
- Son DH, Park WJ, Lee YJ, Recent Advances in Anti-Aging Medicine, Korean J Fam Med 40(5), 2019, pp.289~296.
- 대한임상노인의학회, 《노인의학》 개정2판, 닥터스북, 2018, 20~22쪽.
- Wikipedia, sir, sirtuin
- 네이버지식백과, 분자·세포생물학백과, 시르투인

25 세포

- Wikipedia, List of distinct cell types in the adult human body

세포소기관

- Adam Karoutas, Asifa Akhtar, Functional mechanisms and abnormalities of the nuclear lamina, Nat Cell Biol 23(2), 2021, pp.116~126.
- 조지 플로퍼 저, 김인선 등 역, 《Plopper 세포생물학》 2판, 범문에듀케이션, 2017, 77~78쪽, 245쪽.
- 데이비드 사다바 등 저, 정종우 등 역, 《생명 생물의 과학》12판, 라이프사이언스, 2021, 91~99쪽.
- 스튜어트 아이라 폭스 저, 박인국 역, 《생리학》 제15판, 라이프사이언스, 2020, 49쪽.
- 하워드 필릿 저, 대한내분비학회 역, 《임상의사를 위한 노화학》, 군자출판사, 2020, 136~137쪽.

미토콘드리아

- Ji Yong Jang, Arnon Blum, Jie Liu, Toren Finkel, The role of mitochondria in aging, J Clin Invest 128(9), 2018, pp.3662~3670.
- 데이비드 넬슨·마이클 콕스 저, 윤경식·김호식 역, 《레닌저 생화학》 제7판, 월드사이언스, 2018, 744~745쪽.

세포 종류

- Ron Sender, Shal Fuchs, Ron Milo, Revised estimates for the number of human and bacteria cells in the body, PLOS Biology 14(8), e1002533.

- 대한병리학회, 《병리학》 제8판, 고문사, 2017, 103~104쪽.
- T.W. 새들러 저, 박경한 역, 《사람발생학》 14판, 범문에듀케이션, 2021, 17,69
- 로렌 페코리노 저, 김우영 역, 《암의 분자생물학》 4판, 월드사이언스, 2021, 113쪽.
- 조지 플로퍼 저, 김인선 등 역, 《Plopper 세포생물학》 2판, 범문에듀케이션, 2017, 465~466쪽.

복제노화
- 로저 맥도널드 저, 장원구 역, 《노화의 생물학》, 2017, 81~95쪽.

줄기세포
- Meera Krishnan, Sahil Kumar, Luis Johnson Kangale, Eric Ghigo, Prasad Abnave, The Act of Controlling Adult Stem Cell Dynamics: Insights from Animal Models, Biomolecules 11(5), 2021, p.667.
- Jennifer Cable, Elaine Fuchs, Irving Weissman, Heinrich Jasper, David Glass, Thomas A Rando, Helen Blau, Shawon Debnath, Anthony Oliva, Sangbum Park, Emmanuelle Passegué, Carla Kim, Mark A Krasnow, Adult stem cells and regenerative medicine-a symposium report, Ann N Y Acad Sci 1462(1), 2020, pp.27~36.
- 도정태, 《줄기세포 생물학》, 라이프사이언스, 2019, 27~28쪽.
- 하워드 필릿 저, 대한내분비학회 역, 《임상의사를 위한 노화학》, 군자출판사, 2020, 138~140쪽.

세포사멸
- Sandro Argüelles, Angélica Guerrero-Castilla, Mercedes Cano, Mario F Muñoz, Antonio Ayala, Advantages and disadvantages of apoptosis in the aging process, Ann N Y Acad Sci 1443(1), 2019, pp.20~33.
- Szymon Kaczanowski, Apoptosis: its origin, history, maintenance and the medical implications for cancer and aging, Phys Biol 13(3), 2016, 031001.
- 조지 플로퍼 저, 김인선 등 역, 《Plopper 세포생물학》 2판, 범문에듀케이션, 2017, 487~489쪽.

26 조직
- Wikipedia, Composition of the human body, Organ

상피조직
- 스튜어트 아이라 폭스 저, 박인국 역, 《생리학》 제15판, 라이프사이언스, 2020, 10~11쪽.
- 조지 플로퍼 저, 김인선 등 역, 《Plopper 세포생물학》 2판, 범문에듀케이션, 2017, 503~506쪽.

• 앤서니 메셔 저, 송인환 역,《기초조직학》15판, 범문에듀케이션, 2021, 79~103쪽.

신경조직
• 앤서니 메셔 저, 송인환 역,《기초조직학》15판, 범문에듀케이션, 2021, 187~194쪽.
• 대한신경외과학회,《신경외과학》4판, 엠엘커뮤니케이션, 2012, 124쪽.
• 데일 퍼브스 저, 오세관 역,《신경과학》제5판, 월드사이언스, 2014, 51쪽.
• 조지 플로퍼 저, 김인선 등 역,《Plopper 세포생물학》2판, 범문에듀케이션, 2017, 41쪽.

결합조직
• 앤서니 메셔 저, 송인환 역,《기초조직학》15판, 범문에듀케이션, 2021, 107~133쪽.
• 스튜어트 아이라 폭스 저, 박인국 역,《생리학》제15판, 라이프사이언스, 2020, 13쪽.
• 조지 플로퍼 저, 김인선 등 역,《Plopper 세포생물학》2판, 범문에듀케이션, 2017, 528~531쪽.
• 하워드 필릿 저, 대한내분비학회 역,《임상의사를 위한 노화학》, 군자출판사, 2020, 316쪽.

지방조직
• Tae Nyun Kim, Diverse Abnormal Body Composition Phenotypes: Interaction Between Muscle, Fat, and Bone, Korean J Obes 24(1), 2015, pp.9~16.
• 데이비드 넬슨·마이클 콕스 저, 윤경식·김호식 역,《레닌저 생화학》제7판, 월드사이언스, 2018, 922~923쪽.

찾아보기

1잔(one drink) 50
1차 구조 297
1차 노화(primary ageing) 24
1차 림프기관 180
1차 방어선 179
1초간 노력성 호기량(forced expiratory volume at 1 second) 140
1초율 140
2차 구조 297
2차 노화(secondary ageing) 25
2차 림프기관 180
2차전령(second messenger) 352, 354
3'말단 377
3차 구조 298
4차 구조 298
5'말단 377
5-HT(5-하이드록시트립타민, 5-hydroxytryptamine) 69
5-HT수용체 70
5년 생존율 385
8-산화구아닌(8-oxoguanine) 381
aging 23

Akt 361
AMPK(AMP-activated protein kinase) 356, 358
ATP 335
ATP 합성효소 338
B세포 181, 183
C-C결합 335
CHS(Cardiovascular Health Study) 33
CPD(cyclobutane pyrimidine dimer) 380
DNA 손상 381
DNA 중합효소(DNA polymerase) 377
FAD(flavin adenine dinucleotide) 336
FOX 359
FOXO 359
G단백질 354
G단백질연계수용체(G-protein coupled receptor) 353
IGF(Insulin-like growth factor) 202, 361
IGF-1 361, 362
IIS(Insulin/IGF-1 Signalling) 활성 361, 362
IQ(Intelligence Quotient) 73
IQ 검사 73

mRNA(messenger RNA) 373

mTOR(mechanistic target of rapamycin) 356

mTORC1(mTOR complex1) 357

mTORC2(mTOR complex2) 357

NAD$^+$(nicotinamide adenine dinucleotide) 336

NMDA수용체 67

pH(산도) 261

POMC뉴런 363

R기(R group) 296

senescence 23

TCA(TriCarboxylic Acid)회로 341

TOR 356

T세포 180, 183

WHI(Women's Health Initiative) 34

X-선 46

[ㄱ]

가려움(pruritus) 109

가령(加齡, ageing, aging) 23

가바(GABA) 68

가성치매(假性癡呆, pseudodementia) 87

가소성(可塑性, plasticity) 55

가스교환 137

가시광선 44

가임기 218

가쪽고랑(lateral sulcus) 57

각성(覺醒, alert) 88

각질세포(keratinocyte) 114

각질층 115

간(肝, liver) 169

간극연접(gap junction) 406

간기능검사 169

간뇌(間腦, diencephalon) 53, 198

간상세포(桿狀細胞, 막대세포, rod cell) 93

간질(間質, stroma) 125, 403

간질액(interstitial fluid) 125

간청소율(hepatic clearance) 170

갈락토스(galactose) 349

갈색지방(brown fat) 412

감각 91

감각뉴런(sensory neuron) 54

감각수용체(sensory receptor) 91

감기(common cold) 146

감기약 30

감마-리놀렌산(γ-linolenic acid) 325

감마선(γ-ray) 46

감수분열(減數分裂, meiosis) 252, 396

감수성(sensitivity) 211

감염병/감염질환 194

갑상선(甲狀腺, thyroid gland) 203

갑상선결절 203

갑상선자극호르몬 203

갑상선호르몬 203

거동장애증후군(dysmobility syndrome) 36

거품세포(foam cell) 132

겉질(피질, cortex) 57

게놈(genome) 373

게이트(gate) 353

결실(deletion) 379

결장(結腸, 잘록창자, colon) 167

결정성지능(crystallized intelligence) 73

결합담즙산(conjugated bile acid) 331

결합조직(connective tissue) 409

경구당부하검사 213

경동맥소체(carotid body) 138

곁사슬(side chain) 296

계(系)/계통(系統, system) 404

고관절골절 37

고나트륨혈증 231

고랑(sulcus) 57

고령자고용법 24

고막(鼓膜, tympanic membrane) 99

고밀도지단백질(HDL) 343

고분자(macromolecule) 281

고열 환경 116

고위험음주 51

고유감각(proprioception) 103

고유결합조직(connective tissue proper) 411
고유판(lamina propria) 165, 412
고전경로(classical pathway) 186
고정관절(solid joint) 241
고지혈증(hyperlipidemia) 133
고칼륨혈증 232
고혈압 129
고환(睾丸, 정소, testis) 219
곧창자(직장, rectum) 167
골강도(bone strength) 238
골격근 243
골관절염(osteoarthritis) 242
골근감소 비만(osteosarcopenic obesity) 40
골다공증 39
골량(bone mass) 38, 237, 238
골밀도(bone density) 237
골반(骨盤, pelvis) 223
골반가로막(골반횡격막, pelvic diaphragm) 223
골반장기탈출증 224
골반저(骨盤底, 골반바닥, pelvic floor) 223
골세포(骨細胞, 뼈세포, osteocyte) 236
골소주(骨素柱, trabecula) 236
골수(骨髓, bone marrow) 173, 180, 236
골수계 전구세포(myeloid progenitor cell) 174
골재조립(bone remodeling) 237
골절 238
골지체(Golgi complex) 391
골질(bone quality) 238
골흡수(骨吸收, bone resorption) 275
공복혈당장애(impaired fasting glucose) 213
공생(symbiosis) 192
공유결합(covalent bond) 282
공장(空腸, 빈창자, jejunum) 165
과대반응(exaggerated effect) 29
과립(granule) 182
과민성방광(overactive bladder) 234
과산화물(過酸化物, peroxide) 267
과산화수소 268
과산화아질산염(peroxynitrite) 265

과활동형(hyperactive subtype) 89
관골(寬骨, 볼기뼈, hip bone) 223
관류(perfusion) 141
관절(關節, joint) 241
광노화(photoageing) 116
광물(mineral) 279
광생성물(photoproduct) 45
괴사(壞死, necrosis) 401
교근(咬筋, 깨물근, masseter) 156
교뇌(橋腦, pons) 53
교세포 407
교세포흉터(glial scar) 56
교원질(膠原質) 300
교질삼투압(colloid osmotic pressure) 230
교체율 302
교체주기 397
구(溝, 고랑, sulcus) 57
구강 157
구강건조증 153
구문(構文) 78
구심성신경(afferent nerve) 61
구아닌(G) 371
구연산(枸櫞酸) 291
구인두(口咽頭, oropharynx) 160
구취(口臭, 입냄새, halitosis) 157
구형낭(saccule) 102
구형단백질(globular protein) 296
국립노화연구소(NIA, National Institute on
    Aging) 22
궁상핵(활꼴핵, arcuate nucleus) 363
귀(ear) 98
귀두(glans) 221
귀소본능 174
귓바퀴 119
균 251
균형 101
그렐린(ghrelin) 202, 358
그물섬유(reticular fiber) 300
그물조직(reticular tissue) 412

그물층(reticular layer) 113
극성(polar) 284
극성 공유결합 284
근감소성 비만(sarcopenic obesity) 40
근감소증(sarcopenia) 39, 244
근-골다공증(sarco-osteoporosis) 40
근량(muscle mass) 38, 243
근력감소(dynapenia) 244
근위성세포(myosatellite cell) 243
근육동맥(muscular artery) 124
근육신경얼기(myenteric nervous plexus) 160, 167
글로빈(globin) 306
글루카곤(glucagon) 211
글루코사민(glucosamine) 318
글루코코티코이드(glucocorticoid) 205
글루쿠론산(glucuronic acid) 308, 318
글루타메이트(glutamate) 66, 67
글루타티온(glutathione) 273
글루타티온과산화효소 269
글루탐산(glutamic acid) 66
글루탐산탈카복실화효소(GAD, Glutamic Acid Decarboxylase) 68
글리세로인지질 327
글리세로지질(글리세리드, glyceride) 326
글리세롤(glycerol) 326
글리세르알데히드(glyceraldehyde) 317
글리세리드(glyceride) 326
글리세린(glycerin) 326
글리신(glycine) 331
글리칸(glycan) 318
글리코겐 340
글리코사미노글리칸(glycosaminoglycan) 410
글리코사이드(glycoside)결합 318
글리코실화 319
금단증상 51
금속단백질(metalloprotein) 295
금연 50
기계감각(mechanical sense) 105

기계수용체 138
기계자극-비민감성 C섬유(CMi-fiber, C-mechano-insensitive fiber) 110
기관(器官, organ) 403
기도(氣道, airway) 137, 143
기력저하 32
기류(airflow) 139
기름(오일, oil) 323
기립(성)저혈압 29, 104, 229
기면(drowsy) 88
기식성(氣息性, breathiness) 150
기아중추(hunger center) 363
기억(記憶, memory) 79
기억B세포 196
기억T세포 196
기억반응 185
기억세포(memory cell) 183
기저막(基底膜, basement membrane) 406
기저핵(基底核, 바닥핵, basal ganglia) 58
기질금속단백분해효소(matrix metalloproteinase) 302
기초대사 339
길먼(A. Gilman) 354
길포드(H. Gilford) 383
김민희 75
깊은샅공간(deep perineal pouch) 223
깨물근(교근, masseter) 156
꼬리근(coccygeus muscle) 223
꼬리뼈(미골, coccyx) 223
꼬리핵(미상핵, caudate nucleus) 58
꼬마선충 254, 255

[ㄴ]

나이관련 황반변성(age-related macular degeneration) 96
나트륨(natrium, sodium) 230
나트륨이온 408
낙상(fall) 36

난관 218
난모세포(卵母細胞, oocyte) 216
난소(卵巢, ovary) 216
난자(ovum) 217, 393
난청 100
난포(follicle) 216
난포기(follicular phase) 216
난포자극호르몬(follicle stimulating hormone)
  216
난형낭(utricle) 102
낮잠 85
내당능(耐糖能) 213
내막(intima) 124
내막계(endomembrane system) 303, 392
내배엽(endoderm) 395
내부단서 83
내부에너지 335
내부 재배열 반응 292
내부 환경 30
내요도괄약근(internal urethral sphincter) 232
내이(內耳, inner ear) 98, 99
내인성 노화 116
내장신경(visceral nerve) 61, 62
내포작용(endocytosis) 392
내피(endothelium) 127, 404
내피세포 127
내피유래이완인자(EDRF, endothelial-derived
  relaxing factor) 127
내항문괄약근 168
노년기 23
노년판(senile plaque) 314
노년폐기종(senile emphysema) 145
노랑초파리(Drosophila melanogaster) 253
노력성 폐활량(forced vital capacity) 140
노령연금법 24
노르아드레날린 69, 208
노르에피네프린(norepinephrine) 208
노쇠(frailty) 24, 32
노안(老眼, presbyopia) 95

노약 32
노인병학회 22
노인비만 38
노인 빈혈 176
노인성난청 100
노인성식도(presbyesophagus) 162
노인우울증 87
노인음성(presbyphonia) 149
노인증후군(geriatric syndrome) 26
노화(senescence) 21, 22, 23
노화의 자유라디칼 이론(free radical theory of
  aging) 294
노화피부 111
뇌간(腦幹, 뇌줄기, brain stem) 54, 363
뇌량(腦梁, corpus callosum) 56
뇌신경(cranial nerve) 62
뇌실주변고음영(periventricular hypertintensity)
  60
뇌출혈 37
뇌하수체(腦下垂體, pituitary gland) 199
뇌하수체전엽 199
뇌하수체후엽 199
뉴런(neuron) 54, 407
뉴클레오솜(nucleosome) 375, 386
뉴클레오시드(nucleoside) 371
뉴클레오티드 371
니코틴수용체(nicotinic receptor) 65

[ㄷ]

다당류(polysaccharide) 317
다발골수종(multiple myeloma) 186
다부착당단백질(multiadhesive glycoprotein)
  410, 411
다세포 생명체 351
다세포생물 403
다약제(多藥劑, multidrug, polypharmacy) 28,
  29
다이카복실산(dicarboxylic acid) 291

다이펩티드(dipeptide) 297
다중고리방향족 탄화수소(polycyclic aromatic hydrocarbon) 286
다중불포화지방산(polyunsaturated fatty acid) 323
다형성 유해수용체(polymodal nociceptor) 107
다형핵백혈구(polymorphonuclear leukocyte) 182
단구(단핵구, monocyte) 182
단기기억 79, 80
단백열량 영양실조(protein-energy malnutrition) 41
단백질 295
단백질가수분해효소 313
단백질복합체 337
단백질분해효소 313
단백질생합성 312
단백질 소화 345
단백질열량영양실조(protein-energy malnutrition) 194
단백질의 수명 311, 312
단백질인산화효소(protein kinase) 272, 354
단백질인산화효소B(PKB) 361
단백질항상성(proteostasis) 311, 313
단백체(蛋白體, proteome) 296
단순당(simple sugar) 316
단순상피(simple epithelia) 405
단위체(monomer) 282, 371
단일불포화지방산(monounsaturated fatty acid) 323
단핵구(monocyte) 182
단핵백혈구(mononuclear leukocyte) 182
달톤(Da, dalton) 281
달팽이관(cochlea) 99
남관(膽管, bile duct) 170
담낭(膽囊, 쓸개, gallbladder) 170
담도(膽道, biliary tract) 170
담석(膽石, cholelithiasis, gallstone) 171, 328
담즙(bile) 170

담즙산(bile acid) 170, 331
담즙염(bile salt) 170, 331
당뇨병(糖尿病, diabetes mellitus) 213
당단백질(glycoprotein) 295, 319
당산(糖酸, sugar acid) 291
당신합성(gluconeogenesis) 341, 346
당질코티코이드(glucocorticoid) 205
당합성(glycogenolysis) 341
당화(糖化) 319
당화단백질(glycated protein) 319
당화혈색소 213
대뇌 56
대뇌반구(cerebral hemisphere) 53
대뇌섬(insula) 58
대뇌피질 57
대동맥 129
대동맥소체(aortic body) 138
대사(代謝, metabolism) 333
대사증후군(metabolic syndrome) 212
대상피질(띠이랑, cingulate cortex) 58
대상회(帶狀回) 58
대식세포(macrophage) 183
대유행(pandemic) 147
대장(大腸, 큰창자, large intestine) 166
대장세포(colonocyte) 167
대체경로(alternative pathway) 186
데시벨(dB) 100
데일(H. Dale) 63
데카르트 279
도네페질(donepezil) 66
도메인(domain) 355
도파민 69, 71
독감(influenza) 146
독립영양생물(autotroph) 263
독서율 79
돌기 407
돌연변이(突然變異, mutation) 379, 381
돌연변이원(mutagen) 384
돌창자(회장, ileum) 165

동결절(sinus node) 134
동맥경화증(arteriosclerosis) 130, 275
동물성 단백질 346
동양인 116
동위원소(同位元素, isotope) 47, 259
동화작용(anabolism) 358
두정엽 57
두정엽경로 94
뒤뇌(metencephalon) 53
디네인(dynein) 304
디옥시리보스(deoxyribose) 317, 371
디옥시리보핵산(DNA, deoxyribonucleic acid)
 370
디옥시콜산(deoxycholic acid) 332
디폴트 모드 네트워크(default mode network)
 61
디하이드로테스토스테론(dihydrotestoterone)
 219
띠이랑(대상피질, cingulate cortex) 58

[ㄹ]

라돈(Rn) 48
라디칼(radical) 293
라마르크(Lamarck) 376
라미닌(laminin) 411
라민(lamin) 303, 383, 391
라부아지에(A. Lavoisier) 260
라파누이(Rapa Nui) 356
라파마이신(rapamycin) 356
락토스(lactose) 349
랑게르한스(P. Langerhans) 115, 209
랑게르한스섬 209
랑게르한스세포 115
랑비에결절(Ranvier's node) 409
랜슨(S. Ranson) 363
랫트(rat) 256
러더퍼드(E. Rutherford) 46
레닌(renin)-안지오텐신(angiotensin)-

알도스테론(aldosterone) 시스템 206
레우벤(D. Reuben) 26
레이디히(F. Leydig) 219
레이디히세포 219
렉, 헨리에타(Henrrietta Lack) 398
렉틴경로(lectin pathway) 186
렌즈핵(lenticular nucleus) 59
렘(REM, rapid eye movement) 84
렘수면장애 86
렙틴(leptin) 364, 413
로드벨(M. Rodbell) 354
로젠버그(I. Rosenberg) 244
로코모티브증후군(locomotive syndrome) 36
록우드(K. Rockwood) 33
롬버그(Romberg) 테스트 103
롭스타인(J. Lobstein) 130
뢰비(O. Loewi) 63
뢴트겐(W. Röntgen) 46
리간드(ligand) 353
리간드개폐 이온채널(ligand-gated ion
 channel) 353
리노바이러스(rhinovirus) 146
리놀레산(linoleic acid) 324
리보솜 299
리보솜 복합체 374
리보스(ribose) 317, 371
리보자임(ribozyme) 374
리보핵산(RNA, ribonucleic acid) 371
리셋(reset) 84
리소좀(lysosome) 313, 392
리토콜산(lithocholic acid) 332
리파아제(lipase) 342
림프(lymph) 126
림프계 전구세포(lymphoid progenitor cell)
 174
림프관(lymphatic vessel) 125, 126
림프구(lymphocyte) 183
림프기관(lymphoid organ) 180
림프모세관(lymphatic capillary) 125

림프절(lymph node) 181

[ㅁ]

마르그라프(A. Marggraf) 316
마르한트(F. Marchand) 130
마름뇌(rhombencephalon) 53
마우스(mouse) 256
마이야르(L. Maillard) 319
마이야르 반응(Maillard reaction) 319
마이크로바이옴(microbiome) 191
마찰력 120
막공격복합체(membrane attack complex) 187
막대세포(간상세포, rod cell) 93
막 성문(membranous glottis) 149
막수송단백질(membrane transport protein) 305
막전위(membrane potential) 407
막창자(맹장, cecum) 166
만성소모(chronic wasting) 41
만성질환 26
만성폐쇄성폐질환 144
말단소립 378
말단소체 378
말이집(myelin sheath) 408
말초신경 61
말초전정계 103
맛봉오리(미뢰, taste bud) 97
망막 93
매미 21
맥압(pulse pressure) 130
맥주효모균 252
맥파(pulse wave) 129
맹장(盲腸, 막창자, cecum) 166
멀티태스킹(multitasking) 72
메니에르병 104
메만틴(memantine) 68
메발론산(mevalonic acid) 290
메티오닌 366
멘델(G. Mendel) 369

멜라닌(melanin) 115
멜라닌세포 115
멜라토닌(melatonin) 84
면역계(免疫系, immune system) 179
면역글로불린(immunoglobulin) 185
면역노화(immunosenescence) 184, 189
명시기억(explicit memory) 80
모건(T. Morgan) 254, 369
모노, 자크(Jacques Monod) 249
모노아민(monoamine) 69
모델생물(model organism) 249
모세혈관 119, 124
모아이 석상 356
모티프(motif) 355
목격자 증언 81
목소리(voice) 148
무기물(無機物) 279
무기산(無機酸, inorganic acid) 289
무기인산염(inorganic phosphate) 271
무기질화(mineralization) 300
무성생식 252
무스카린수용체(muscarinic receptor) 65
무증상 흡인(silent aspiration) 162
무질서도 334
무형질(無形質, amorphous substance) 410
문맥순환(門脈循環, portal circulation) 169
물질(matter) 280
미각 96
미각상실 98
미각세포(taste cell) 97
미골(尾骨, 꼬리뼈, coccyx) 223
미국수면학회 85
미네랄로코티코이드(mineralocorticoid) 205
미래계획 기억 83
미뢰(味蕾, 맛봉오리, taste bud) 97
미상핵(尾狀核, 꼬리핵, caudate nucleus) 58
미생물 191, 192
미생물군집(마이크로바이옴, microbiome) 191
미세소관(microtubule) 303

미세원섬유(microfibril) 301
미세융모(microvilli) 165, 304
미세혈관 120, 125
미셔(F. Miescher) 369
미셀(micelle) 327
미엘린(myelin) 408
미오신(myosin) 304
미주신경(vagal nerve) 62
미즙(米汁, chyme) 164
미첼(P. Mitchell) 338
미토콘드리아 373, 393
밀착연접(tight junction) 115, 406

[ㅂ]

바닥막(basement membrane) 301, 406
바닥핵(기저핵, basal ganglia) 58
바소프레신(vasopressin) 200, 227
바움가트너(R. Baumgartner) 40
바탕질(ground substance) 410
박동조율기(pacemaker) 134
박테로이데테스(Bacteroidetes) 192
반고리관(semicircular canal) 102
반구(半球, hemisphere) 56
반데르발스 힘(van der Waals force) 285
반사파 129
반수체(haploid) 252
반추 83
반투과성(半透過性, semipermeability) 338,
394
반혼수(semicoma) 88
발기부전 221
발기시간 221
발기조직 220
발다이어-하르츠(H. Waldeyer-Hartz) 369
발달(發達, development) 21
발색단(chromophore) 45
발생(發生, development) 395
발암원(carcinogen) 384

발암유전자(oncogene) 384
발효(醱酵, fermentation) 349
발효소(ferment) 308
방광(膀胱, urinary bladder) 232
방사능(radioactivity) 46
방사선(radiation) 46
방사성 동위원소(radioisotope) 47
방사성물질(radioactive substance) 46
방사성 붕괴(radioactive decay) 47
방선균류(Actinobacteria) 192
방향족탄화수소(aromatic hydrocarbon) 286
방향족(aromatic compound) 화합물 286
배경방사선(background radiation) 47
배뇨(排尿, urination, micturition) 232
배뇨근(排尿筋, detrusor muscle) 232
배뇨증상 222
배뇨후증상 222
배세포(杯細胞, goblet cell) 166
배아(胚芽, embryo) 395
배아줄기세포 399
배측미주신경복합체(dorsal vagal complex)
363
백내장(白內障, cataract) 96
백색막(白色膜, tunica albuginea) 219
백색지방(white fat) 412
백신(vaccine) 195
백신항원 195
백악질 153
백인 116
백질(白質, white matter) 57
백혈구 182
밴팅(F. Banting) 211
버기즈(J. Verghese) 36
번역(translation) 299, 374
번역후변형(posttranslational modification) 299
법랑질(琺瑯質, 사기질, enamel) 151
베르나르(C. Bernard) 30
베르너(O. Werner) 382
베르너 증후군(Werner's syndrome) 382

베링(E. Behring) 185
베크렐(H. Becquerel) 46
베타(β)산화 344
베타선(β-ray) 46
베타판(β-sheet) 314
베타-히드록시부티르산(β-hydroxybutyrate)
  347
벤젠(benzene) 286
벤조디아제핀 68
변비 167
변성(變性, denaturation) 311
변성단백질 320
변실금(fecal incontinence) 168
변연계(limbic system) 58
변형(modification) 375
변형상피세포 91
변형지질 321
병적 노화 25
보조단(prosthetic group) 296
보청기 101
보체(補體, complement) 186
보체계(complement system) 186
보행 35
보행속도 35
보행장애(disorder of gait) 35
복구(復舊, repair) 190
복부비만 38
복제노화(replicative senescence) 399
복제수명 253
볼기뼈(관골, hip bone) 223
뵐러(Friedrich Wöhler) 280
부신(副腎, adrenal gland) 204, 207
부신멈춤(adrenopause) 207
부신수질 208, 209
부신피질 204
부작용 29
부전(不全, failure) 403
부종(浮腫, edema) 230
부착연접(anchoring junction) 406

부흐너(E. Buchner) 308
분변매복(fecal impaction) 167, 168
분자(分子, molecule) 281
분자기계 298
분자 내부의 힘(intramolecular force) 284
분자량 281
분자 모터(molecular motor) 303
분자 보호자 299
분자샤프롱(molecular chaperone) 298, 299
분할적 주의(divided attention) 72
분화(分化, differentiation) 395
분화표지분자군(cluster of differentiation) 183
불균화 반응 268
불면증 85
불수의신경(不隨意神經) 62
불임률 217
불포화화합물 287
브란트, 헤니히(Hennig Brand) 270
비극성(non-polar) 284
비극성 공유결합 284
비극성용매(nonpolar solvent) 321
비뇨생식가로막(요생식격막, urogenital
  diaphragm) 223
비대칭성 328
비렘(NREM, non-rapid eye movement) 84
비르효(Rudolf Virchow) 314, 389
비만(obesity) 38
비만세포(肥滿細胞, mast cell) 182
비만 패러독스(obesity paradox) 39
비스마르크(O. Bismarck) 24
비장(脾臟, spleen) 181
비타민D 116
비피도박테리아(Bifidobacterium) 193
비회전성 어지럼(non-rotatory dizziness) 104
비효소적 당화(glycation) 319
빈창자(공장, jejunum) 165
빈클리(N. Binkley) 36
빈혈 175, 277
빌리루빈(bilirubin) 307

빌리버딘(biliverdin) 307
빙초산 290
뼈 236
뼈모세포(조골세포, osteoblast) 236
뼈세포(골세포, osteocyte) 236
뼈파괴세포(파골세포, osteoclast) 236

[ㅅ]

사건기억(episodic memory) 80
사구체여과율(glomerular filtration rate) 226
사립체(絲粒體) 393
사상균(mold) 251
사이토카인(cytokine) 188
사이토카인 폭풍(cytokine storm) 189
사지골격근량(appendicular skeletal muscle
  mass) 245
사춘기 207
사회보장제도 24
산(acid) 261
산소(酸素, oxygen) 266
산염기평형(acid base balance) 262
산증(acidosis) 262
산화(oxidation) 293
산화대사물 381
산화물(酸化物, oxide) 266
산화상태(oxidation state) 266
산화스트레스(oxidative stress) 128, 144, 269
산화스트레스 이론 294
산화인(酸化燐, phosphorus oxide) 270
산화적 인산화(oxidative phosphorylation) 337,
  338
산화질소 127, 265
산화질소합성효소(nitric oxide synthase) 265
산화철(ferric iron) 276
산화환원반응(oxidation reduction reaction,
  redox reaction) 293
삼두근(triceps) 235
삼킴(연하, swallowing) 160

삼투(滲透, osmosis) 228
삼투수용체(osmoreceptor) 228
삼투압(osmotic pressure) 228
삼투질농도(osmolarity) 228
삽입(insertion) 379
상기도(upper airway) 137
상동염색체(homologous chromosome) 250
상동유전자 250
상부요로 225
상(常)염색체(autosome) 370
상피조직(上皮組織, epithelial tissue) 404
샅막(perineal membrane) 223
색소성 담석(pigment gallstone) 171
샘(선, gland) 197
샘꽈리(선포, acini) 171
샘창자(십이지장, duodenum) 165
생기론(生氣論, vitalism) 279
생리적 노화 24
생식(生殖, reproduction) 21, 215
생식기관(genital organ) 215
생식샘/생식선(生殖腺, 성선, gonad) 215, 395
생식선자극호르몬 215, 216
생식세포(germ cell) 395
생식세포 돌연변이(germ cell mutation) 380
생존율 385
생쥐(Mus musculus) 255, 256
생체막(biomembrane) 305, 328
생체분자/생분자(biomolecule) 280
생체아민(biogenic amine) 69
생화학(biochemistry) 281
서톨리(E. Sertoli) 219
서톨리세포 219
석유 344
석회화(石灰化, calcification) 275
선(腺, 샘, gland) 197
선암종(adenocarcinoma) 384
선조체(線條體, 줄무늬체, corpus striatum) 59
선천면역(innate immunity) 179
선천성림프세포(innate lymphoid cell) 183

선택적 이어 맞추기(alternative splicing) 299
선택적 주의(selective attention) 72
선포(腺胞, 샘꽈리, acini) 171
선형동물(線型動物, nematode) 254, 255
설(舌, 혀, tongue) 96
설유두(舌乳頭, 혀유두, lingual papilla) 97
설치류(齧齒類, rodent) 256
섬망(譫妄, delirium) 31, 88
섬모(cilia) 304
섬유(纖維, fiber) 300
섬유륜 240
섬유모세포(纖維母細胞, fibroblast) 135, 190,
   300, 409
섬유상단백질(fibrous protein) 296
섬유세포(fibrocyte) 410
섬유소(fibrin) 176
섬유소분해산물(fibrin degradation product)
   177
섬유소원(fibrinogen) 176
섬유아세포(纖維芽細胞, fibroblast) 410
섬유연골(fibrocartilage) 239
섬유죽상종(fibro-atheroma) 132
섭식(攝食, diet) 363
성(性, sex) 215
성공노화(successful aging) 24
성긴결합조직(loose connective tissue, areolar
   connective tissue) 411, 412
성대(聲帶, vocal cord) 148
성문(聲門, glottis) 149
성선(gonad) 215
성숙(maturation) 21
성(性)염색체 370
성장(成長, growth) 201
성장인자(growth factor) 360
성장호르몬(growth hormone) 201, 202, 362
성체(adult)줄기세포 399
세동맥 124
세로토닌(serotonin) 69
세정맥 124

세포(cell) 389
세포골격(cytoskeleton) 303
세포골격단백질 303
세포기억 376
세포독성T세포 184
세포배양 398
세포사멸 56, 401
세포소기관(organelle) 390, 391
세포소멸 401
세포액(cytosol) 389
세포예정사(programmed cell death) 401
세포외기질(extracellular matrix) 409
세포외소엽(exoplasmic leaflet) 328
세포자멸사 401
세포자살(apoptosis) 401
세포주기(cell cycle) 396
세포질(細胞質, cytoplasm) 389
세포질세망(endoplasmic reticulum) 391
세포질소엽(cytoplasmic leaflet) 328
세포호흡 137
소금 230
소뇌(小腦, cerebellum) 53
소동맥 124
소모(wasting) 41
소모증(marasmus) 41
소모증후군(wasting syndrome) 40, 41
소수성(疏水性, hydrophobic) 285
소장(小腸, 작은창자, small intestine) 165
소포(vesicle) 303, 327
소포체 391
소화(digestion) 159
소화관(digestive tract) 159
손상(damage) 189
손상조직 190
솔가장자리효소(brush border enzyme) 165
송과선 84
쇼그렌증후군 153
수동형(passive)운반체 305
수면(sleep) 84

수면각성주기 84
수면무호흡증 86
수명 21
수산화인산칼슘(calcium hydroxyapatite) 236
수산화인회석 274
수상돌기(dendrite) 407
수소(水素, hydrogen) 260
수소결합(hydrogen bond) 284, 311
수소화이온(hydride ion) 336
수용기(受容器) 91
수용체(receptor) 352
수용체 효소(receptor enzyme) 353
수의신경(隨意神經) 62
수정체(lens) 95
수정확률 217
수지상세포(dendritic cell) 183
수질(속질, medulla) 204
수초(髓鞘, sheath) 408
수축기심부전 135
수축기압 129
수축기혈압 129
수핵 240
순물질(pure substance) 280
슈반(T. Schwann) 408
슈반세포 408
스타틴(statin) 330
스탈링(Starling)장력 230
스테로이드(steroid) 329
스테롤(sterol) 329
스테아르산(stearic acid) 324
스테코빌린(stercobilin) 308
스트레스(stress) 31
스플라이싱(splicing) 298
스핑고지질(sphingolipid) 327
시각 93
시교차상핵(suprachiasmatic nucleus) 84
시그마(σ)결합 287
시냅스(synapse) 54, 67
시냅스가소성(synaptic plasticity) 55

시냅스연결 55
시력 93
시력저하 78
시르(SIR, silent information regulator) 386
시르투인(Sirtuin) 386
시상(thalamus) 198
시상상부(epithalamus) 198
시상하부(hypothalamus) 84, 198, 363
시세포(視細胞, visual cell) 93, 94
시스(cis) 323
시스테인(cysteine) 273
시스틴(cystine) 273
시신경(optic nerve) 94
시아노박테리아(cyanobacteria) 267
시야(視野, visual field) 94
시토신(C) 371
시토크롬(cytochrome) 306
시토크롬c 394
시토크롬P450 43, 307
시트르산(citric acid) 291
시트르산회로(citric acid cycle) 341
시험관 378
식도(食道, esophagus) 162
식물성 단백질 346
식욕 363
식욕부진(anorexia) 365
식욕억제(anorexigenic) 신경세포 363
식욕증진(orexigenic) 신경세포 363
식이제한(diet restriction) 357, 365, 366
신경교세포 407
신경근접합부(neuromuscular junction) 65
신경돌기판(neuritic plaque) 314
신경섬유통합성 60
신경성장인자(nerve growth factor) 360
신경세포(nerve cell) 54, 397
신경아교세포(neuroglia) 407
신경전달물질(neurotransmitter) 63
신경절(ganglion) 62
신경조직(神經組織, nervous tissue) 407

신경펩티드(neuropeptide) 63
신경펩티드Y 363
신배(calyx) 225
신우(腎盂, pelvis) 225
신장 226
신장결석 276
신체활동 339
신체활동능력(physical performance) 244
신혈류량(renal blood flow) 226
신호망(signaling network) 355
신호물질(signal) 351, 352
신호전달(signaling) 352
신호전달경로(signal transduction pathway) 352
신호전달 단백질(signaling protein) 352, 354
실신 전(presyncope) 104
실질(實質, parenchyma) 403
실행기능(executive function) 59
심근(myocardium) 134
심근세포 135, 397
심내막(endocardium) 134
심박수 128
심박출량(cardiac output) 128, 136
심방세동(atrial fibrillation) 136
심부백질고음영(deep white matter hyperintensity) 60
심부전 135
심부정맥혈전증(deep vein thrombosis) 177
심외막(epicardium) 134
심장 134
심폐기능 143
십이지장(十二指腸, 샘창자, duodenum) 165
쓸개(담낭, gallbladder) 170

[ㅇ]

아교세포 407
아교질(阿膠質) 300
아구티연관단백(agouti-related peptide) 363

아니치코프(N. Anichkov) 330
아데닌(A) 371
아데닐산 고리화효소(adenyl cyclase) 354
아드레날린(adrenaline) 69, 208
아디포넥틴(adiponectin) 358, 413
아디포카인(adipokine) 413
아라비노스(arabinose) 371
아라키돈산(arachidonic acid) 325
아리스토텔레스 279
아미노산(amino acid) 296, 312
아민기 296
아밀라아제 152
아밀로이드(amyloid) 314
아밀로이드판(amyloid plaque) 314
아세토아세트산(acetoacetate) 347
아세톤(acetone) 347
아세트산(acetic acid) 290
아세틸-CoA 290
아세틸콜린(acetylcholine) 65, 89
아세틸콜린에스테라아제(acetylcholinesterase) 65
아세틸콜린에스테라아제 억제제(acetylcholinesterase inhibitor) 66
아시아근감소증워킹그룹(AWGS, Asian Working Group for Sarcopenia) 244
아실기(acyl residue) 290
아이코사노이드(eicosanoid) 325
아포단백(apoprotein) 343
아포지단백(apolipoprotein) 343
악력(grip strength) 245
악액질(惡液質, cachexia) 41
안구(眼球, eyeball) 93
안드로겐(androgen) 206, 329
안와(眼窩, orbit) 94
알도스(aldose) 316
알도스테론(aldosterone) 205
알돌반응(aldol reaction) 292
알로스타시스(allostasis) 31
알부민(albumin) 295

알칸(alkane) 286
알칼리(alkali) 261
알칼리 토금속(alkaline earth metals) 274
알켄(alkene) 286
알코올 50
알코올 사용장애(alcohol use disorder) 52
알코올중독 51
알킨(alkyne) 286
알킬기(alkyl group) 288
알파-리놀렌산(α-linolenic acid) 324
알파선(α-ray) 46
암(癌, cancer) 383
암 검진 385
암모니아 264, 312
암묵기억(implicit memory) 80
암세포 350
암종(carcinoma) 383
암죽관(chyle duct) 343
암죽미립(chylomicron) 343
암죽미립 잔유물(chylomicron remnant) 343
압력 106, 121
압박궤양(pressure ulcer) 119
애니미즘(animism) 279
액틴필라멘트(actin filament) 303
약(drug) 28
약동학(藥動學, pharmacokinetics) 28
약력학(藥力學, pharmacodynamics) 28
약리학(藥理學, pharmacology) 28
약제(藥劑) 28
양성돌발두위현훈 104
양성자(proton) 259, 337
양성질소평형(positive nitrogen balance) 265
양이온(cation) 283
어지럼(dizziness) 103
억제성 신경전달물질 64
언어 78
언어능력 74
언어행위 78
엇갈리는(shear) 힘/엇갈림힘 120, 121

엉치뼈(천골, sacrum) 223
에너지(energy) 333, 339
에너지보존법칙 334
에너지소비 338
에너지운반체 335
에너지원 339
에를리히(P. Ehrlich) 182
에스터(ester) 289
에스테트롤(E4) 217
에스트라디올(E2) 217
에스트로겐(estrogen) 329
에스트론(E1) 217
에스트리올(E3) 217
에피네프린(epinephrine) 208
엔도솜(endosome) 392
엔자임(enzyme) 309
엔트로피(entropy) 334
역연령(曆年齡) 253
연결자(adaptor) 355
연골(軟骨, cartilage) 239, 242
연동운동(蠕動運動, peristalsis) 162
연쇄반응유도(cascade induction) 188
연수(medulla oblongata, myelencephaon) 53
연접(延接, junction) 54
연접구조 406
연하(嚥下, 삼킴, swallowing) 160
연하장애(dysphagia) 161
열발생(thermogenesis) 413
열발생단백질(uncoupling protein-1,
    thermogenin) 413
열에너지(heat energy) 334
열역학법칙 334
열충격단백질(heat shock protein) 299
염(鹽, salt) 261, 283
염기(鹽基, base) 261, 371
염기쌍(base pair) 372
염색질(chromatin) 370, 374
염색질 리모델링(chromatin remodeling) 375
염색체(chromosome) 369

염색체 재배열(chromosomal rearrangement) 379
염증(炎症, inflammation) 189
염증노화(inflammaging) 144, 189, 191
영구치(永久齒, permanent tooth) 151
영양불량(malnutrition) 41
영양소 355
영양소 감지(nutrient sensing) 355
영양실조(malnutrition) 41
예쁜꼬마선충 255
오르토인산(orthophosphoric acid) 271
오메가(ω)체계 324
오스미 요시노리(大隅良典) 393
오일(oil) 323
오탄당 371, 377
오토파지(autophagy) 314
옥살로아세트산(oxaloacetate) 347
온도감각 105
올레산(oleic acid) 324
올리고당(oligosaccharide) 317
올리고펩티드(oligopeptide) 297
옵소닌(opsonin) 187
옵소닌화(opsonization) 187
와우(蝸牛, 달팽이관, cochlea) 99
완충(buffer) 262
완충(cushion) 129
왓슨(J. Watson) 369
외막(externa) 124
외배엽(ectoderm) 395
외부단서 83
외분비췌장 172
외요도괄약근 233
외인성 노화 116
외포작용(exocytosis) 351, 392
외항문괄약근 168
요도(尿道, urethra) 232
요로(尿路, urinary tract) 225
요생식격막(urogenital diaphragm) 223
요소(urea) 264, 280

요실금(尿失禁, urinary incontinence) 233
요의(尿意) 233
요절박(urinary urgency) 234
욕창(褥瘡, bedsore) 119
용매(solvent) 227
용불용설(用不用說) 376
용액(solution) 227
용질(solute) 227
우라실(U) 371
우르소데옥시콜산(UDCA) 332
우울증 70, 86
우주방사선(cosmic ray) 47
운동뉴런(motor neuron) 54
운동단백질(motor protein) 303
운동 분자기계 304
운동에너지(kinetic energy) 334
운동인지위험증후군(motoric cognitive risk syndrome) 36
운반체(carrier) 305
원뿔세포(원추세포, cone cell) 93
원섬유(fibril) 301
원소(元素, element) 259, 280
원시생식선(primitive gonad) 395
원시종자세포(primordial germ cell) 395
원심성(遠心性, efferent) 61
원자(原子, atom) 259
원자량 281
원추세포(圓錐細胞, 원뿔세포, cone cell) 93
위 163
위궤양 164
위배출시간 164
위선(gastric gland) 163
위식도역류질환(GERD, gastroesophageal reflux disease) 163
위장관(gastrointestinal tract) 159
위축(atrophy) 59
위축성위염 164
위치에너지(potential energy) 334
위험음주 51

유기산(有機酸, organic acid) 289
유기인산염(organic phosphate) 271
유기체(有機體) 279
유기화학 281
유기화합물 282
유동성(fluid) 73
유동성지능(fluid intelligence) 73
유두(乳頭, papilla) 97
유두층(papillary layer) 113, 412
유럽노인근감소증워킹그룹(EWGSOP,
　European Working Group on Sarcopenia in
　Older People) 244
유로빌리노겐(urobilinogen) 308
유로빌린(urobilin) 308
유리연골(hyaline cartilage) 239
유리체(vitreous body) 318
유리 콜레스테롤(free cholesterol) 330
유모세포(有毛細胞, hair cell) 99, 102
유비퀴틴(ubiquitine) 313
유사분열(有絲分裂, mitosis) 396
유산균(Lactobacillus) 193
유성생식 252
유전자(遺傳子, gene) 369, 373
유전자 불안정성(genetic instability) 382
유전자 재편성(genetic reassortment) 147
유전체(genome) 373
유전형질 369
유지(油脂) 323
유해수용체(침해수용체, nociceptor) 107
유해자극(noxious stimulus) 105
유화(乳化, emulsification) 342
유효순환혈액량(effective circulating volume)
　228
유효시야 95
육아조직(肉芽組織, granulation tissue) 191
윤상근(circular muscle) 167
윤상인두근(cricopharyngeus) 162
윤활관절(synovial joint) 241
윤활액(潤滑液, synovial fluid) 241

음경(陰莖, penis) 220
음경발기 221
음경해면체 220
음도(音度, pitch) 99
음량(音量, loudness) 99
음성(音聲, voice) 78, 148
음성장애 149
음성질소평형(negative nitrogen balance) 265
음이온(anion) 283
음주 50, 51
음주율 51
음질(音質, tone quality) 99
응집체(aggregate) 311
의미기억 81
의식(意識, consciousness) 88
이당류(disaccharide) 317
이두근(biceps) 235
이랑(gyrus) 57
이배체(diploid) 252
이상지혈증/이상지질혈증(dyslipidemia) 133
이석(耳石, otoconia) 102
이석기관(otolith organ) 102
이성질화반응 292
이스터섬 356
이온(ion_ 283
이온결합(ionic bond) 283
이온채널(ion channel) 353
이완기심부전 135
이완기혈압 129
이자(췌장, pancreas) 171
이종상동유전자 250
이종원자(異種原子) 287
이중나선(double helix) 372
이중에너지 X-선흡수계측법(dual energy
　X-ray absorptiometry) 237
이중층(bilayer) 327
이질통(異質痛, allodynia) 108
이케다 키쿠나에(池田菊苗) 66
이화작용(catabolism) 358

이환(morbidity) 25
이황화결합(disulfide bond) 273
인(燐) 270
인간게놈프로젝트(human genome project) 373
인공방사선 47
인두(咽頭, pharynx) 160
인산(燐酸, phosphoric acid) 270, 371
인산글리세리드(phosphoglyceride) 327
인산기 271
인산염(phosphate) 271
인산오탄당(pentose phosphate)경로 317
인산이에스터결합(phosphodiester bond) 377
인산화효소(kinase) 271
인생 경험 76
인슐린(insulin) 211
인슐린유사성장인자(IGF, Insulin-like growth factor) 361
인슐린저항성(insulin resistance) 211
인지질(phospholipid) 327
인지질분해효소(phospholipase) 342
인터루킨(interleukin) 188
인트론(intron) 373
인플루엔자 바이러스 146
일(work) 333
일주기리듬 84
일회박출량(stroke volume) 128
입냄새(halitosis) 157
입안 157
잇몸 153, 154

[ㅈ]

자가면역질환(autoimmune disease) 191
자가소화(autodigestion) 172
자가포식(autophagy) 360, 387, 393
자가포식리소좀(autophagolysosome) 392
자가포식소체(autophagosome) 392
자가항체(自家抗體, autoantibody) 186

자극 91
자극수용체(irritant receptor) 138
자서전적 기억 81
자연면역(natural immunity) 179
자연방사선 47
자연보습인자 115
자외선 44
자외선A 44
자외선B 44
자외선C 44
자유담즙산 331
자유라디칼 381
자유신경종말 105
자유에너지(free energy) 335
자율신경 62
작동세포(effector cell) 183
작업기억(working memory) 80
작용기(作用基, functional group) 287, 288
작은창자(소장, small intestine) 165
작은침샘 152
잔기량(residual volume) 141
잔뇨(residual urine) 222
잘록창자(결장, colon) 167
장간순환(enterohepatic circulation) 332
장기(臟器) 403
장기기억 79
장내분비세포(enteroendocrine cell) 166, 209
장내세균(Enterobacteriaceae) 192, 193
장력 302
장벽(barrier) 405
장선(腸線, 창자샘, intestinal gland, crypt) 166, 167
장세포(창자세포, enterocyte) 165
장신경계(enteric nervous system) 160
장애(disorder) 25
장액성(serous) 405
저나트륨혈증 231
저밀도지단백질(LDL) 343
저분자(small molecule) 281

저분자 신경전달물질(small-molecule neurotransmitter) 63

저작근(咀嚼筋, masticatory muscle) 156

저장증상 222

저칼륨혈증 232

저활동형(hypoactive subtype) 89

적색골수 174

적외선 44, 116

적응면역(adaptive immunity) 179

전구세포(progenitor cell) 399

전기(電氣, electricity) 338

전기음성도(electronegativity) 283

전기화학적 전위(electrochemical potential) 338

전뇌(前腦, forebrain, prosencephalon) 53

전두엽 57

전두엽-선조체 위축 59

전리방사선(ionizing radiation) 46

전립선(前立腺, prostate) 222

전립선비대증 222

전사(轉寫, transcription) 374

전사과정 359

전사인자(transcription factor) 359, 372

전염병 22

전자운반체 336

전자전달계(electron transport system) 337

전전두엽(prefrontal lobe) 58

전정(前庭, vestibule) 102

전정계(vestibular system) 102

전정기관(前庭器官, vestibule) 99

전정신경염 104

전지(battery) 338

전해질(電解質, electrolyte) 284

절연체(insulator) 338

점 돌연변이(point mutation) 379

점막(mucosa, mucous membrane) 405

점막면역조직(mucosa-associated lymphoid tissue) 181

점막하신경얼기(submucosal nervous plexus) 160

점액다당류(mucopolysaccharide) 410

점액성(mucous) 405

점액세포 164

접합단백질(conjugated protein) 295

접합자(zygote) 217

접힘(folding) 299

정보전달 351

정상적 노화 24

정세관(精細管, seminiferous tubule) 219

정수압차(hydrostatic pressure) 230

정자 393

정조세포(精祖細胞, spermatogonia) 219

젖산(lactic acid) 290, 349

젖산발효 349, 350

제거반응 292

제지방량(lean body mass) 245

조가비핵(putamen) 58, 59

조골세포(造骨細胞, 뼈모세포, osteoblast) 236

조기치매 52

조력T세포 184

조로증(早老症, progeria) 383

조로증후군(progeroid syndrome) 382

조롱박영역(piriform area) 92

조면소포체(rough ER) 391

조절(accommodation) 95

조직(組織, tissue) 403

조혈모세포(造血母細胞, hematopoietic stem cell) 173, 174

조효소(助酵素, coenzyme) 290, 309

종뇌(終腦, 끝뇌, telencephalon) 53

종속영양생물(heterotroph) 263

종양억제유전자(tumor suppressor gene) 384

종주근(longitudinal muscle) 167

주름(wrinkle) 117

주변시력 93

주의(注意, attention) 71

주조직적합체(major histocompatibility complex) 183

주형(template) 377
죽상경화증(atherosclerosis) 130, 131, 330
죽상경화판(atherosclerotic plaque) 132
죽상판(atheromatous plaque) 132
죽음 리간드(death ligand) 402
죽음수용체(death receptor) 402
죽종(粥腫, atheroma) 132
줄기세포(stem cell) 399
줄기세포 적소(stem-cell niche) 400
중간뉴런(interneuron) 54
중간밀도지단백질(IDL) 343
중간필라멘트(intermediate filament) 114, 303
중뇌(中腦, midbrain, mesencephalon) 53
중막(media) 124
중배엽(mesoderm) 395
중성자(neutron) 259
중성지방(neutral fat) 326
중심고랑(central sulcus) 57
중심시력 93
중추전정계 103
중층상피(stratified epithelia) 405
중합체(重合體, polymer) 282
증상(symptom) 25
지능(知能, intelligence) 73
지단백(lipoprotein) 343
지방(fat) 323
지방량(fat mass) 38
지방방울(droplet) 335
지방분해효소 342
지방산(fatty acid) 322, 335, 344
지방산연장계(fatty acid elongation system)
  324
지방선조(fatty streak) 132
지방세포(adipocyte) 412
지방인산화효소(lipid kinase) 354
지방조직(adipose tissue) 412
지방족사슬(alipathic chain) 291
지방족탄화수소(alipathic hydrocarbon) 286
지속적 주의(sustained attention) 71

지적기억(semantic memory) 80
지질(脂質, lipid) 321
지질단백질(lipoprotein) 295
지질분해효소 342, 344
지질체(脂質體, lipidome) 322
지혈(止血, hemostasis) 176
지혜(知慧, wisdom) 75
직장(直腸, 곧창자, rectum) 167
진균(fungus) 251
진통소염제 30
진피(眞皮, dermis) 113
진핵생물 251
질병(disease) 25
질산염 264
질소(窒素) 264
질소고정(nitrogen fixation) 264
질환(disease) 25
집쥐(Rattus norvegicus) 256
징후(sign) 25
짠맛 98
짧은 지방산(Short-chain fatty acid) 192

[ㅊ]

착상(implantation) 395
창백핵(globus pallidus) 58, 59
창의성(創意性, creativity) 76
창자샘(intestinal gland, crypt) 166, 167
창자세포(enterocyte) 165
창조성(創造性, creativity) 76
채널(channel) 305
척수배뇨중추 233
척수신경(spinal nerve) 62
천골(薦骨, 엉치뼈, sacrum) 223
천식 144
철(iron) 276
철 보유량 277
청각 98
청력감소 100

청력검사 99
청력소실 100
청력장애 100
청력저하 78
청색광 116
청신경(聽神經, auditory nerve) 99
체성감각계(somatosensory system) 103
체성신경(體性神經, somatic nerve) 61
체세포(somatic cell) 395
체세포 돌연변이(somatic mutation) 380
체세포분열(mitosis) 252
체액(body fluid, body water) 227
체액량 결핍 229
체중감소(unintentional weight loss) 40
체질량지수(BMI, body mass index) 38
초과산화물(superoxide, hyperoxide) 267
초과산화물불균화효소(superoxide dismutase)
  268
초저밀도지단백질(VLDL) 343
초파리 253
촉각 106
촉감 105
촉매(catalyst) 309
총폐용량(total lung capacity) 141
최대산소섭취량 143
최종 급강하(terminal drop) 74
최종당화산물(advanced glycation end products)
  320
추간판(intervertebral disc) 240
추간판탈출증(hernia of intervertebral disc)
  240
축(axis) 200
축삭(axon) 407
출산 22
출혈(出血, bleeding) 176
출혈 성향 178
췌도(膵島, 랑게르한스섬) 209
췌장(膵臟, 이자, pancreas) 171
췌장암 172

췌장액 172
췌장액효소 345
취약 32
측두엽 57
측두엽경로 94
치관(齒冠, crown) 151
치근(齒根, tooth root) 151
치매 93
치면세균막(biofilm) 155
치밀결합조직(dense connective tissue) 411
치밀골(피질골, compact bone) 236
치석(齒石, calculus) 155
치수(齒髓, dental pulp) 152
치아결손 155
치아우식(齒牙齲蝕, dental caries) 155
치은(齒齦, 잇몸, gingiva) 154
치은열구(gingival sulcus) 154
치은염(gingivitis) 154
치조골(齒槽骨, alveolar bone) 153
치주낭(periodontal pocket) 155
치주염(periodontitis) 154
치주인대(齒周靭帶, periodontal ligament) 153
치주조직(齒周組織, periodontium) 153
치주질환 154
치질 168
치태(齒苔, dental plaque) 155
치환(substitution) 379
친수성(親水性, hydrophilic) 285
친전자체(electrophile) 287, 380
친핵체(nucleophile) 287
침 152
침샘(타액선, salivary gland) 152
침해수용체(유해수용체, nociceptor) 107

[ㅋ]

카렐(A. Carrel) 397
카보닐기(carbonyl group) 289
카복실산 289, 296

카스파아제(caspase) 402
카탈라아제(catalase) 392
카테콜아민 208
칵테일파티 효과(cocktail party effect) 72
칼로리 333, 365
칼로리제한(caloric restriction) 365, 366
칼륨(kalium, potassium) 231
칼슘(calcium) 274
캐논(W. Cannon) 30
커넥톰(connectome) 255
케노데옥시콜산(chenodeoxycholic acid) 331
케토산(keto acid) 291
케토스(ketose) 316
케톤(ketone) 347
케톤생성(ketogenesis) 346
케톤생성 식이(ketogenic diet) 348
케톤체(ketone body) 347
케틀레(A. Quetelet) 23
코돈(codon) 373
코리, 거티(Gerty Cori) 349
코리, 칼(Carl Cori) 349
코리회로(Cori cycle) 349
코지마 마사야스(児島将康) 202
코티손(cortisone) 205
코티솔(cortisol) 205
콜라겐 117
콜라겐섬유(collagen fiber) 300
콜레스테롤(cholesterol) 131, 328, 329
콜레스테롤 담석(cholesterol gallstone) 171
콜레스테롤 에스터(cholesteryl ester) 330
콜레스테롤에스터분해효소(cholesterol esterase) 342
콜레시스토키닌(cholecystokinin) 170
콜린성(cholinergic) 63
콜린성 뉴런(cholinergic neuron) 65
콜산(cholic acid) 331
콰시오코르(kwashiokor) 41
퀴네(F. Kühne) 309
퀴리 부인(M. Curie) 46

크레아티닌(creatinine) 226
크레아티닌청소율(Creatinine clearance rate) 226
크렙스(H. Krebs) 341
크렙스회로 341
크리스테(cristae) 394
크릭(F. Crick) 369
큰창자(대장, large intestine) 166
큰침샘 152
클로스트리듐(Clostridium) 193
키네신(kinesin) 304
킬로미크론(chylomicron) 343
킬로칼로리(Cal) 333

[ㅌ]

타액(唾液, saliva) 152
타우린(taurine) 331
타이틴(titin) 297
탄력동맥(elastic artery) 124
탄력반동(elastic recoil) 139, 145
탄력섬유(elastic fiber) 300, 301
탄력성(elasticity) 55
탄력소(彈力素) 300
탄력연골(elastic cartilage) 239
탄력적 반동 129
탄력층판(elastic lamella) 124
탄소(carbon) 262
탄소고정(carbon fixation) 263
탄소골격 312
탄소화합물 263
탄수화물(炭水化物, carbohydrate) 315, 316, 340
탄화수소(炭化水素, hydrocarbon) 285
탈수(dehydration) 229
태깅(tagging) 376
태아 53
태양광선 44
태양주기 84

테스토스테론(testosterone) 219, 220
텔로머라제(telomerase) 378
텔로미어(telomere) 377, 378
통각과민(hyperalgesia) 108
통증 107
통증 매트릭스(pain matrix) 108
통증신호 107
통증억제시스템 109
퇴행성관절염(degenerative arthritis) 242
퇴행성질환 25
투과성 193
트랜스(trans) 323
트리글리세리드(triglyceride) 326, 342
트리아실글리세롤(triacylglycerol) 326
트리아실글리세리드(triacylglyceride) 326
트리카복실산(tricarboxylic acid) 291, 341
트리펩티드(tripeptide) 297
특수결합조직(specialized connective tissue)
   411, 412
틀니 157
티록신(thyroxine) 203
티민(T) 371
티올기(thiol group) 272

[ㅍ]

파골세포(破骨細胞, 뼈파괴세포, osteoclast)
   236
파네트세포(Paneth cell) 166
파수파티(M. Pasupathi) 75
파스퇴르(L. Pasteur) 252, 308
파이(π)결합 287
파킨슨(J. Parkinson) 71
파킨슨병(Parkinson's disease) 71, 93
판막(瓣膜, valve) 125, 134
팔미트산(palmitic acid) 324
팔자주름 119
패러데이(M. Faraday) 283
팽창수용체(stretch receptor) 138

퍼옥시좀(peroxisome) 392
퍼진신경내분비계통(diffuse neuroendocrine
   system) 210
퍼흐고트(R. Furchgott) 127
펌프기능 128
펌프단백질 305
펜톤반응(Fenton reaction) 268, 276
펩신(pepsin) 345
펩티드(peptide)결합 297
편모(flagella) 304
평형감각(平衡感覺, sense of equilibrium) 101
평형반(macula) 102
평형이상(dysequilibrium) 104
폐경(肺經, menopause) 218
폐기능검사(pulmonary function test) 141
폐내압(intrapulmonary pressure) 139
폐동맥 142
폐색전증(pulmonary embolism) 177
폐암 49
폐포(alveoli) 138, 145
폐포관(alveolar duct) 138
폐호흡 138
폐확산능(diffusion capacity) 141
폐활량(vital capacity) 140
포도당 340
포르피린(porphyrin) 307
포만중추(satiety center) 363
포식소체(phagosome) 393
포피리아(porphyria) 307
포합(conjugation) 43, 331
포합담즙산(결합담즙산, conjugated bile acid)
   331
포합빌리루빈(conjugated bilirubin) 308
포화지방산 323
폴리펩티드(polypeptide) 297
폴링(L. Pauling) 283
폼산(formic acid) 290
표면활성물질(surfactant) 145
표적기관(target organ) 200

표준인/표준인간(standard man) 257
표피(表皮, epidermis) 113, 114
퓨린(purine) 371
프라이머(primer) 377
프레그네놀론(pregnenolone) 329
프로게스토겐(progestogen) 329
프로오피오멜라노코틴(POMC) 363
프로작(Prozac) 70
프로테아제 313
프로테아좀(proteasome) 313
프로테오글리칸(proteoglycan) 410
프로토포르피린 Ⅸ(protoporphyrin Ⅸ) 306
프리드(L. Fried) 33
플라크(plaque) 155
피드백(feedback) 197
피드백시스템 197
피루브산(pyruvic acid) 291, 341, 348
피리미딘(pyrimidine) 371
피리미딘 이합체(pyrimidine dimer) 380
피미큐테스(Firmicutes) 192
피부감각 105
피부감각 수용체 105
피부노화 116
피부부속기 113
피부장벽 115
피브로넥틴(fibronectin) 411
피브릴린(fibrillin) 301
피접종자 195
피질(皮質, 겉질, cortex) 57
피질골(치밀골, compact bone) 236
피폭량 48
피하지방 118
필라멘트(filament) 303
필수아미노산 346

[ㅎ]

하기도(lower airway) 137
하면, 데넘(Denham Harman) 294

하부식도괄약근(lower esophageal sphincter) 162
하부요로 225
하인두(下咽頭, hypopharynx) 160
하지불안증후군 86
하행성통증억제 108
항문(肛門, anus) 167
항문관(anal canal) 167
항문올림근(levator ani muscle) 168, 223
항산화(antioxidant)체계 269
항상성(homeostasis) 30
항상성경직(homeostenosis) 31
항상성협착 30
항염증반응 190
항원대변이(antigenic shift) 147
항원변이(antigenic change) 147
항원소변이(antigenic drift) 147
항원제시(antigen presentation) 183
항원특이항체 195
항이뇨호르몬(antidiuretic hormone) 200
항체(抗體, antibody) 184, 185
해당(解糖, glycolysis)과정 341, 349
해면골(cancellous bone, spongy bone) 236
핵공(nuclear pore) 390
핵공복합체(nuclear pore complex) 390
핵막(nuclear envelope) 390
핵산(nucleic acid) 370
핵수용체(nuclear receptor) 353
핵질(nucleoplasm) 390
허약 32
허친슨(J. Hutchinson) 383
허친슨-길포드 증후군(Hutchinson-Gilford syndrome) 382
헤모글로빈(hemoglobin) 175, 306
헤이플릭(L. Hayflick) 398
헤이플릭 분열한계(Hayflick limit) 398
헤테로원자(heteroatom) 287
헤테링톤(A. Hetherington) 363
헬리카제(helicase) 382

헬리코박터균 164
헴(heme) 306
헴단백질(hemeprotein) 306
헵(D. Hebb) 55
혀(tongue) 96
현기증(giddiness, vertigo) 103, 104
현훈(현기증, vertigo) 104
혈관 123
혈관변성 60
혈관 석회화 275
혈관성우울증 87
혈관항상성 127
혈당(blood sugar) 212, 317
혈압 128
혈액량 128
혈액순환 128
혈액응고(blood coagulation) 176
혈액응고인자 176
혈장(血漿, plasma) 173
혈장 청소율 197
혈전(血栓, thrombus) 176, 177
혈전 성향 178
혈전증(thrombosis) 177
혈청(血淸, serum) 173
형광(fluorescence) 45
형성력(形成力) 55
형질세포(plasma cell) 185
호기(呼氣, exhalation) 139
호르몬(hormone) 351
호산구(好酸球, eosinophil) 182
호염구(好鹽球, basophil) 182
호중구(好中球, neutrophil) 182
호흡(呼吸, respiration) 137
호흡근 138
호흡근육운동 139
호흡사슬(respiratory chain) 336, 337, 338
호흡세기관지(respiratory bronchiole) 138
혼돈(confusion) 88
혼미(stupor) 88

혼수(昏睡, coma) 88
혼합형(mixed subtype) 89
홀전자(unpaired electron) 293
화학반응(chemical reaction) 292
화학삼투(chemiosmosis) 338
화학수용체 138
화학에너지 334
화학연료 340
화합물(compound) 280
확산(diffusion) 141
확산적 사고(divergent thinking) 77
확산텐서영상(diffusion tensor imaging) 60
확인지점(check point) 396
환기(ventilation) 141
환기/관류 불일치 142
환기/관류 일치(V/Q match) 142
환원(reduction) 293
환원철(ferrous iron) 276
활꼴핵(arcuate nucleus) 363
활동전위(action potential) 408
활면소포체(smooth ER) 391
활성산소(reactive oxygen) 267
활성산소종(reactive oxygen species) 269, 381
활성산소질소종(reactive oxygen and nitrogen species) 269
활성질소종(reactive nitrogen species) 265, 269
활성화 경로(activating pathway) 186
황(sulfur) 272
황달(jaundice) 308
황반(黃斑, macula) 93
황반변성(macular degeneration) 96
황산염(sulfate) 272
황색골수 174
황체(黃體, corpus luteum) 217
황체기(luteal phase) 217
황체형성호르몬(luteinizing hormone) 216
황화수소 272
회(回, 이랑, gyrus) 57

회맹판(ileocecal valve) 166
회상 82
회장(回腸, 돌창자, ileum) 165
회전성 어지럼(rotatory dizziness) 104
회질(灰質, gray matter) 57
횡격막 140
효과기(effector) 352
효모(yeast) 251, 386
효소(酵素, enzyme) 308, 309
효소원(zymogen) 172
효소적 당화(glycosylation) 319
후각 92
후각기능 92
후각뉴런(olfactory neuron) 92
후각상피(olfactory epithelium) 92
후각중추 92
후뇌(後腦, hindbrain, rhombencephalon) 53
후두(喉頭, larynx) 148
후두엽 57
후성유전학(epigenetics) 375
후성조절(epigenetic regulation) 374, 375
후천면역(acquired immunity) 179
후크(Robert Hooke) 389
흉관(thoracic duct) 126
흉막(胸膜, pleural membrane) 139
흉막강(pleural cavity) 139
흉벽(chest wall) 140
흉선(胸線, thymus) 180
흑인 116
흡기(吸氣, inhalation) 139
흡연 49
흡연가의 얼굴(smoker's face) 117
흡연율 50
흡인(빠귀, aspiration) 161
흡인성폐렴 162
흥분독성(excitotoxity) 67
흥분성 신경전달물질 64
히드록시라디칼(hydroxy radical) 268
히드록실화(hydroxylation) 307

히스타민 69, 110
히스톤(histone) 374
히스톤 꼬리(histone tail) 375
히스톤 변이체(variants) 376
히알루로난(hyaluronan) 318
히알루론산(hyaluronic acid) 318
힘줄(tendon) 301